ERKE JIBING ZHENLIAO
YU LINCHUANG SHIJIAN

主编 梁霞 邢娜 陈洋 张亚昱 王兴翠

儿科疾病诊疗与临床实践

黑龙江科学技术出版社

图书在版编目（ＣＩＰ）数据

儿科疾病诊疗与临床实践 / 梁霞等主编. --哈尔滨：
黑龙江科学技术出版社, 2018.2
ISBN 978-7-5388-9752-4

Ⅰ.①儿… Ⅱ.①梁… Ⅲ.①小儿疾病—诊疗 Ⅳ.
①R72

中国版本图书馆CIP数据核字(2018)第115012号

儿科疾病诊疗与临床实践
ERKE JIBING ZHENLIAO YU LINCHUANG SHIJIAN

主　　编	梁　霞　邢　娜　陈　洋　张亚昱　王兴翠
副 主 编	严瑞红　肖慧玲　郑媛媛　白凤芝
责任编辑	李欣育
装帧设计	雅卓图书
出　　版	黑龙江科学技术出版社
	地址：哈尔滨市南岗区公安街70-2号　邮编：150001
	电话：（0451）53642106 传真：（0451）53642143
	网址：www.lkcbs.cn www.lkpub.cn
发　　行	全国新华书店
印　　刷	济南大地图文快印有限公司
开　　本	880 mm × 1 230 mm　1/16
印　　张	12
字　　数	380 千字
版　　次	2018年2月第1版
印　　次	2018年2月第1次印刷
书　　号	ISBN 978-7-5388-9752-4
定　　价	88.00元

前　言

　　进入 21 世纪以来，科学技术高速发展推动了医学技术不断进步，儿科学在新世纪也取得了跨越式的进步，越来越科学化，细致化，专业化。随着疾病诊疗的新技术及新理论不断更新，我们结合近几年在临床一线儿科专家的实践经验以及参考大量文献编写了本书。

　　本书重点介绍了儿科基础理论、儿科用药特点、儿科常见症状及儿科常见疾病的临床诊治等内容，针对儿科常见疾病的中医治疗和护理也做了相应讲述。本书内容丰富，资料新颖，紧扣临床，实用性强，是一本对医疗、教学和研究工作者有价值的参考书，有助于解决在儿科临床中遇到的实际问题。

　　参编本书的作者，多系从事临床儿科专业多年，具有丰富的经验和深厚的理论知识的专家、教授及年轻的骨干医师。在编写的过程中他们付出了辛勤的劳动，在此表示衷心的感谢。由于参编人员较多，文笔不尽一致，加上篇幅及编者时间有限，书中难免有不足和疏漏之处，敬请广大读者给与批评指正，以便日臻完善。

编　者

2018 年 2 月

目　录

第一章　儿科疾病的诊断步骤与思路 ……………………………………………… 1

第一节　收集临床资料 …………………………………………………………… 1

第二节　临床资料的整理和分析 ………………………………………………… 2

第三节　临床观察验证诊断 ……………………………………………………… 4

第二章　儿科用药特点 …………………………………………………………… 5

第一节　儿科药理学的基本知识 ………………………………………………… 5

第二节　小儿药物剂量的计算 …………………………………………………… 7

第三节　小儿药物治疗的影响因素 ……………………………………………… 8

第四节　小儿药物体内过程和治疗特点 ………………………………………… 9

第五节　儿科药物选择 …………………………………………………………… 11

第六节　其他方面 ………………………………………………………………… 11

第三章　儿科常见症状和体征 …………………………………………………… 13

第一节　发热 ……………………………………………………………………… 13

第二节　青紫 ……………………………………………………………………… 16

第三节　呕吐 ……………………………………………………………………… 17

第四节　腹痛 ……………………………………………………………………… 19

第五节　便秘 ……………………………………………………………………… 21

第六节　紫癜、紫斑和出血倾向 ………………………………………………… 22

第七节　婴儿哭闹 ………………………………………………………………… 24

第四章　新生儿疾病 ……………………………………………………………… 26

第一节　新生儿窒息与复苏 ……………………………………………………… 26

第二节　新生儿肺炎 ……………………………………………………………… 28

第三节　新生儿胎粪吸入综合征 ………………………………………………… 34

第四节　新生儿呼吸窘迫综合征 ………………………………………………… 36

第五节　新生儿持续肺动脉高压 ………………………………………………… 39

第六节　新生儿惊厥 ……………………………………………………………… 41

第五章　呼吸系统疾病 …………………………………………………………… 45

第一节　急性上呼吸道感染 ……………………………………………………… 45

第二节　急性感染性喉炎 ………………………………………………………… 47

第三节　毛细支气管炎 …………………………………………………………… 49

第四节　支气管哮喘 ……………………………………………………………… 54

第五节　细菌性肺炎 ……………………………………………………………… 59

第六节　病毒性肺炎 ……………………………………………………………… 62

第七节　支原体肺炎 ……………………………………………………………… 65

第八节　儿童间质性肺疾病 ……………………………………………………… 66
第九节　儿童阻塞性睡眠呼吸暂停综合征 ……………………………………… 78
第十节　气胸与脓气胸 …………………………………………………………… 81
第十一节　胸膜炎 ………………………………………………………………… 82
第十二节　呼吸衰竭 ……………………………………………………………… 86
第十三节　急性呼吸窘迫综合征 ………………………………………………… 92
第六章　循环系统疾病 ……………………………………………………………… 98
第一节　感染性心内膜炎 ………………………………………………………… 98
第二节　病毒性心肌炎 …………………………………………………………… 102
第三节　扩张性心肌病 …………………………………………………………… 108
第四节　肥厚性心肌病 …………………………………………………………… 110
第五节　心律失常 ………………………………………………………………… 112
第六节　心力衰竭 ………………………………………………………………… 120
第七节　高血压危象 ……………………………………………………………… 128
第八节　心源性休克 ……………………………………………………………… 132
第七章　消化系统疾病 ……………………………………………………………… 136
第一节　感染性口炎 ……………………………………………………………… 136
第二节　非感染性口炎 …………………………………………………………… 138
第三节　急性胃炎 ………………………………………………………………… 138
第四节　慢性胃炎 ………………………………………………………………… 140
第五节　功能性消化不良 ………………………………………………………… 142
第六节　小儿腹泻 ………………………………………………………………… 147
第八章　泌尿系统疾病 ……………………………………………………………… 154
第一节　急性肾小球肾炎 ………………………………………………………… 154
第二节　急进性肾小球肾炎 ……………………………………………………… 157
第三节　原发性肾病综合征 ……………………………………………………… 158
第四节　尿路感染 ………………………………………………………………… 162
第五节　肾衰竭 …………………………………………………………………… 168
第九章　血液系统疾病 ……………………………………………………………… 177
第一节　营养性贫血 ……………………………………………………………… 177
第二节　再生障碍性贫血 ………………………………………………………… 179
第三节　原发性血小板减少性紫癜 ……………………………………………… 181
第四节　急性白血病 ……………………………………………………………… 183
第五节　骨髓增生异常综合征 …………………………………………………… 188
参考文献 ……………………………………………………………………………… 192

第一章

儿科疾病的诊断步骤与思路

疾病治疗的效果，主要取决于诊断的正确性和及时性。诊断错误或时间上的延误均可导致不可逆的严重后果。虽然有些疾病尚无有效的治疗手段，但正确的诊断仍很重要，因为它是判断预后的根据。与成人相同，儿科疾病的诊断包括收集临床资料；整理分析资料，提出初步诊断；进一步临床观察验证诊断三个步骤。由于儿科学涉及内容多、范围广，儿童在解剖、生理、生化、病理、免疫、营养代谢等方面都与成人有很大的不同，且各不同年龄期的儿童又存在较大的差异，其疾病的种类以及临床表现均有其特殊性，故作为儿科医生应具备较全面系统的医学知识、正确的逻辑思维方法和高度负责的工作态度。

第一节　收集临床资料

临床资料包括病史、体格检查和辅助检查三个方面。在收集临床资料的过程中，必须做到全面、客观、详细和准确。资料片面不完整常导致漏诊，而带有主观性的或错误的临床信息常使临床思维误入歧途，造成误诊。住院患者要求全面的病史和体检资料，而对门诊患者可针对主诉突出重点进行体格检查。

一、采集病史

病史是疾病发生发展过程中一系列主观和客观感觉的表述，是临床资料中最基础、最根本的部分。小儿大多数不能正确叙述病情，多由其监护人代述，这与成人自述的感觉有所不同。由于监护人的身份、文化程度、与患儿之间的关系以及对疾病的关心程度不同，使得病史的客观性与可靠性均与实际情况存在一定的差距，这在诊断过程中必须有所考虑。医生除全面系统的听取供史者的叙述外，还应巧妙地从正面、侧面不同角度提出各种问题，尽可能详细地了解每一临床现象发生的细节，必要时可反复询问，或向不同的接触者多方面询问。其次，询问应讲究方式方法，如对一个小婴儿要了解是否有腹痛，应询问患儿是否有食欲不佳、突然发作性哭闹伴双腿屈向腹部，或家长触其腹部是否有啼哭等情况。又如1~2岁婴儿咽炎时常不会叙述咽痛，但家长可能会观察到患儿有流涎、拒绝进食固体食物并有口腔异味。另外，家长表述的症状或体征并不一定准确，要注意引证核实。如主诉为发热，一定要询问具体温度及测量部位。又如家长表述其1岁的婴儿有气促，要询问每分钟呼吸频率，是否伴有喘鸣声。有时症状的核实有一定的困难，需要医生亲自观察才能确定，如新生儿轻微型惊厥。

二、体格检查

体格检查应全面，不要遗漏体征，但要有重点。可根据病史问诊的线索对涉及的器官系统详细检查，同时还应注意重要的阴性体征。如患儿主诉为咳嗽，则胸部的望、触、叩、听检查应为重点，要注意观察是否有气促、呼吸困难，两肺呼吸音是否对称，是否有啰音或哮鸣音等。体格检查的准确性和完整性与医生的临床经验和负责精神密切相关。小儿在医院与医护人员接触时，多带有恐惧心理，往往不合作，使体格检查不能按正常顺序进行，容易遗忘体检项目。剧烈的哭闹直接妨碍心肺听诊和腹部触诊的进行，这要求儿科医生有一定的耐心，根据患儿的状态必要时应再次重复，如趁患儿睡眠或哺乳时检查。另外，在小儿体检时要考虑年龄及发育因素而采取不同的方法，如新生儿的视敏度低、视力弱、注视距离近，如欲检查光视觉反应，光源刺激的距离就应比幼儿近，这样才可能得出正确的结论。体格检查结果的判断标准也因年龄而异，如觅食反射阳性在 1 个月的婴儿属正常，但出现在 1 岁的婴儿属异常，提示中枢神经系统存在病变。

作为儿科医生还应特别强调望诊。在一见到患者的瞬间还未正式接触交谈时就应注意患儿的总体情况，如精神、面色、眼神等，这对判断病情程度有很大帮助，可对病史起补充作用。

三、辅助检查

辅助检查包括实验室检查和器械检查。现代医学诊断技术的发展已使临床各项辅助检查项目日趋多样和完善，使之成为临床诊断不可或缺的重要手段。但任何病例都应根据病史和体格检查结果进行初步分析，然后有目的、针对性地提出必要的检查项目。辅助检查主要用于支持诊断假设或因鉴别诊断需要而排除某些疾病。应避免盲目筛查式的进行过多的实验室检查，以减轻患儿的痛苦及家庭经济负担。检查项目的选择应遵循从一般到特殊，从简单到复杂，从主要到次要的顺序逐步进行。尤其是一些创伤性或可能给病儿带来痛苦的项目，应采取慎重态度，事先统筹安排。如多次重复抽血会增加患儿痛苦，并易使患儿产生恐惧、抵触性情绪，不利于治疗措施的实施及疾病的康复。对一些创伤较大或可能发生并发症的检查项目在万不得已时才选用，应事先征得家属的同意并书面签字。

（梁　霞）

第二节　临床资料的整理和分析

一、资料归纳

将病史问诊、体格检查和各项辅助检查的结果进行整理，去粗存精，有条理、系统地进行归类并列出条目。要求有高度的概括性，围绕主诉、突出重点，将主要症状的特点、体格检查阳性发现及重要的阴性体征、实验室检查的异常结果列出条目。以下是一病例临床归纳的特点：

（1）男性，1 岁。

（2）持续发热 2 周伴不规则皮疹。

（3）咽充血，双侧扁桃体Ⅱ度肿大。

（4）颈部浅表淋巴结轻度肿大。

（5）肝中度肿大，脾轻度肿大。

（6）外周血常规白细胞总数正常，以淋巴细胞为主，轻度贫血，血小板计数正常，尿常规正常。

（7）一般情况，无头痛呕吐，无咳嗽气急，无腹痛、腹泻，无尿频、尿急、尿痛。

二、资料分析与提出初步诊断

在对临床资料进行归纳的基础上，结合病例特点进行分析判断，提出能解释临床问题的假设，即初步诊断。临床资料的分析是一个鉴别诊断的过程，属临床逻辑思维的范畴。实际上，临床逻辑思维贯穿于疾病诊断的全过程。一个有经验的儿科医生在听到主诉后，有时甚至刚看见病儿还没开始问诊前，就可能有一个初步的印象，大致是什么方面的问题，这就是临床思维的开始。而这个初步印象会在接下来的问诊、体格检查过程中起一定的导向作用。提出诊断结论所需时间可长可短，有些病例病程短、临床表现典型、资料齐全，很快即可做出诊断；而有些病例病程长、反复多、临床表现不典型、涉及多个系统、病情复杂，短期内不一定能得出诊断结论。

　　无论是简单还是复杂病例，都必须严格进行鉴别诊断，可以说临床思维的中心问题即为鉴别诊断。对复杂病例常选取一至两条最重要、最客观又最便于进行类比判别的临床表现，逐步对照病因进行分析，列举相似点，不支持或不明确之处，最后提出可能的诊断。以此为基础，进一步收集临床资料如辅助检查，尤其是一些具有特异性诊断价值的项目，以确诊或排除。在儿科疾病诊断的临床思维过程中，具体还应注意下列问题：

　　1. 首先考虑　常见病儿科疾病谱中，先天性、遗传性和感染性疾病占较大比例，在诊断时应首先考虑。如遇发热待查患儿，病因有很多，如感染、结缔组织病、恶性肿瘤及血液病、变态反应性疾病、体温中枢病变或调节失常、组织破坏与吸收、代谢和内分泌失调等。但婴幼儿由于免疫功能低下，以感染性疾病最为常见，故诊断思路应首先想到感染性疾病。在病原方面，也应多考虑常见的细菌或病毒，其次再考虑支原体、衣原体、真菌、寄生虫。然后通过一系列的实验室检查，如外周血常规、C－反应蛋白、血培养、血清学检查、分子生物学等方法来证实推断。如有关感染的检查均不支持感染可能，再考虑其他非感染性原因。

　　2. 考虑年龄特点　不同年龄阶段诊断的侧重面也不同。如惊厥是儿科的常见症状之一，如果发生于新生儿，首先考虑围生期因素或代谢异常，如缺氧缺血性脑病、颅内出血、低血糖、低血钙等。如果发生于小婴儿，首先考虑颅内感染、热性惊厥等。如果是较大儿童，多考虑脑炎、癫痫等。

　　3. 切忌生搬硬套　有些疾病缺乏特异性的实验室检查，而依靠一些非特异性的临床及辅助检查指标来进行诊断。一定要排除相关的疾病后才能诊断，如仅仅看有几条符合诊断标准很容易造成误诊。

　　4. 重视典型临床表现的积累　有些疾病凭外观直觉就立即能做出诊断，如21－三体综合征有特殊的面容，过敏性紫癜有典型的皮肤表现；另外可以通过关联思维来获得诊断，如新生儿有阴茎短小并伴有低血糖，很容易想到先天性垂体功能低下的诊断。但前提是对这些特征非常熟悉，故在平时的工作中要重视典型临床表现的积累。

　　5. 运用临床逻辑运算　所谓的临床逻辑运算是一种计算机科学的产物。它将关键的临床表现和辅助检查按顺序及逻辑关系进行排列，形成流程表。对每个步骤进行"是"或"非"判别后再进入下一个步骤，最后得出诊断结论。一些症状或体征已被编制成逻辑运算表，但并非所有的疾病都可采用此方法，因为临床上有时往往不能明确地以"是"或"非"来回答一些问题，所以它不能完全取代临床思维。

　　6. 注意诊断的全面性及完整性　诊断必须全面完整的，诊断应包括主要诊断：系统器官定位（肺、肝）、性质（炎症、出血）、病程（如急性、慢性）、可能的病原（细菌性、支原体）、病理（如支气管肺炎、大叶性肺炎）、病情程度（轻、重）以及并发症（脓胸、气胸）、功能诊断（如呼吸衰竭）等。有时还有次要诊断如贫血、血小板减少症等，都应完整列出。

　　7. 重视专业会诊　现代临床医学的发展，使分支专业越来越多，就是儿科学下面也有许多分支专业，各学科专业知识信息量的增加也相当惊人。医生的临床知识往往有不同的侧重面，由于时间限制，也不可能面面俱到。故对一些长时间没能明确诊断的疑难病例，可请其他相关专业的医生会诊，共同讨论，有助于开阔诊断思路、明确诊断。图1－1为发绀的鉴别诊断。

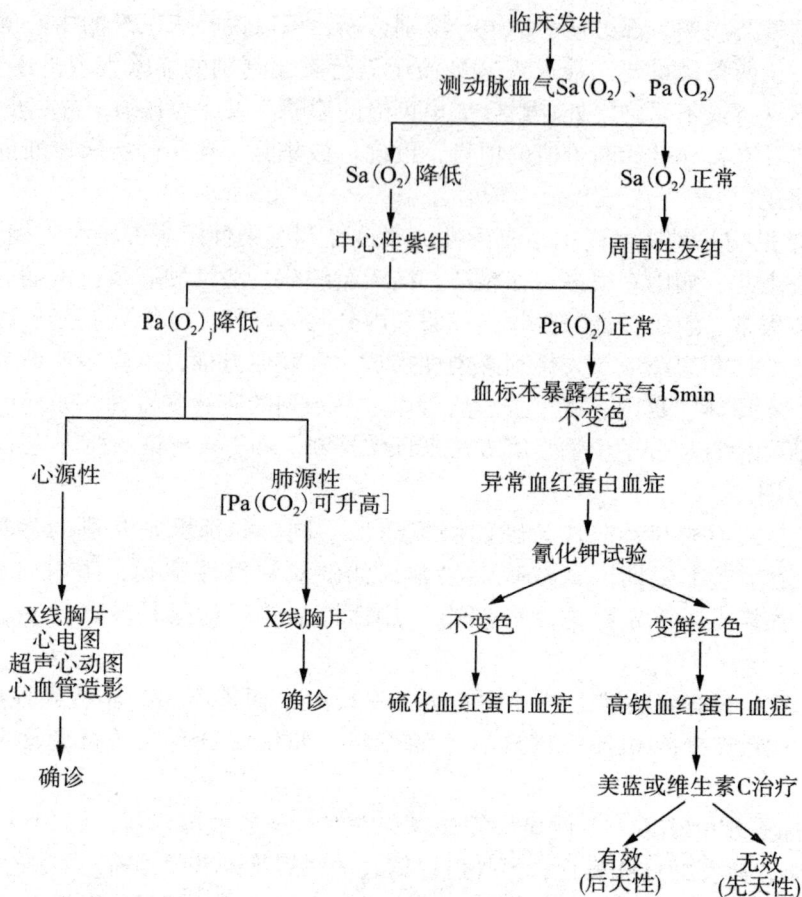

图1-1　发绀的鉴别诊断

（梁　霞）

第三节　临床观察验证诊断

　　通过资料收集、归纳、临床思维分析得出诊断结论后，并不一定意味着诊断确立，有时还需经临床观察验证才能最后确认。根据诊断开始治疗后，仍然要考虑有没有其他可能性存在，要根据实际情况随时对诊断进行修正，而不是认定初步诊断不放。因为疾病的发生发展与典型临床表现的出现有一个过程，如一些急性传染病的早期临床表现常与普通上呼吸道感染相似，以后才出现典型表现。有些情况下，虽然做了许多检查，但仍得不出确切诊断，只能根据可能性大小排列出几种可能诊断，这些更应通过临床观察（包括治疗效果）来验证当初诊断的正确性。

　　总之，临床情况千变万化、错综复杂，儿科作为一个特殊的专业，诊断过程有其特殊性，但关键是要有正确的临床思维能力。作为一个儿科医生，必须具有宽广的基础理论知识、扎实的临床专业技能、良好的临床思维和很强的责任心，才能尽可能地减少临床误诊。

（梁　霞）

第二章

儿科用药特点

药物是治疗儿科疾病的很重要手段，而其副反应、变态反应和毒性作用则常会对机体产生不良影响。药物作用的结果，不仅取决于药物本身的性质，且与患者的身体状态密切相关。儿童在体格发育和器官功能成熟方面都处于不断的变化过程中，具有独特的生理特点，对药物有特殊的反应性。因此，对小儿不同年龄的药物代谢动力学和药物效应动力学的深入了解，并用以指导临床合理用药是十分必要的。在胎儿期，药物通过胎盘进入体内，故药物对胎儿的影响不但与药物本身的药理、毒理作用有关，还与母亲、胎盘 - 胎儿的生理状态有关。在新生儿期，生理和代谢处在迅速变化阶段，药代动力学随之发生变化。新生儿用药除考虑体重外，还应考虑胎龄和实足年龄所反映的成熟度与用药的关系，有时需采用孕周龄（post - conceptional age）来计算用药量。此外，新生儿期体液占体重的比例较大、肝脏酶系统发育不成熟、肾清除率低、血浆清蛋白含量低等均可影响药物的分布与代谢。在婴儿期，生长发育显著加快，肝脏代谢药物的主要酶系统活性已成熟；肾小球滤过率和肾血流量在6~12个月可达到成人水平。由于这一时期生长迅速，要密切注意药物通过不同的机制影响小儿的发育，如长期类固醇激素的应用可影响生长发育，中枢抑制性药物对智力有损害等。在儿童期，患儿常能主动服药，此时对药物用量的准确性和防止用药意外应引起重视。对年长儿，有时体重已接近成人，如用药量仍按每千克体重计算剂量可能会偏大，应使总剂量不超过成人用量。此外，小儿疾病大多危重而多变，选择药物需慎重、确切，更要求剂量恰当，因此必须了解小儿药物治疗的特殊性，掌握药物性质、作用机制、不良反应、适应证和禁忌证，以及精确的剂量计算和适当的用药方法。

第一节 儿科药理学的基本知识

了解药理学的基本知识对正确指导儿科用药是非常重要的。临床药理学涉及药动学（pharmacokinetics）和药效学（pharmacodynamics），以便合理用药。

一、药动学和药效学

药动学主要研究体内药物的量（或浓度）及其代谢物随时间变化的动态规律，并用一定的数学模型来阐明药物在体内的位置、数量（或浓度）和时间关系的一门学科。体内药物量的动态变化主要受药物的吸收、分布、代谢和排泄等药物体内处置过程的影响。根据体内药物浓度测定数据，得到药时曲线，推得适当数学模型，求得各项动力学参数，不仅可阐明药物在体内的动态过程，即吸收、分布和消除的规律；还可研究这些规律与药物的药理或毒性作用的关系。药物的作用取决于药物在受体部位的浓度及维持时间的长短，而受体部位的药物浓度在体内药物分布平衡时一般与血药浓度平行，因此，研究血药浓度随时间而变化的规律，获得药动学参数，在临床药物治疗上可根据这种参数制定合理给药方案，使血药浓度保持在安全有效的范围内，提高药物治疗效果。药动学对药物治疗和毒性的估计、药物剂量的选择和调整等方面均具有重大意义。

药效学主要研究药物与受体（效应器官、组织或细胞）相互作用及与各种影响因素的关系。一种药物可改变另一药物效应的发挥，而该药血浆浓度并无明显影响；不同作用性质的药物，可分别对不同受体起激动或阻断（拮抗）作用。药效学的相互作用可发生于受体部位，两种作用相同的药物联合应用时可使效应得到加强，这类相互作用称为协同或相加。作用相反的药物合用，结果使原有的效应减弱，称为拮抗。

儿科合理给药取决于对基础药动学和药效学知识的理解。与成年人用药完全不同，由于儿童发育是连续的、非线性过程，年龄因素引起的生理差异在很大程度上影响药物的吸收、分布、代谢和排泄。发育药理学（developmental pharmacology）是近年来发展较快的一门研究儿童用药的学科，其主要研究内容也强调了儿童随年龄变化而显示的用药分布、作用机制和治疗特点。因此，儿童用药必须掌握年龄的影响因素以保证药物治疗安全、有效。

药动学只有与药效学相结合时才有其临床实用价值。由于大多数药物的药理效应是可逆的，药物起效时间、强度和持续时间与体内药物量成比例，因此，以药动学为基础来预测用药后任何时间的药物浓度，并为达到特定药物浓度制定所需药物剂量的计算成为可能。根据临床药动学原理，多数药物的药理效应、毒性作用与生物体液（主要是血液）中的浓度相关性最好，而与应用剂量并不一定相关。如给药后药物立即均匀地分布于全身体液和组织中，称为"一室模型"。此模型简单，但符合这一情况的药物不多。假如把身体划分为两部分，药物进入体内后首先迅速地分布于血液及血流供应充分的组织，如心、肝、肾、肺等，然后再由这些部位向血流不足的组织如肌肉、脂肪、皮肤等组织转运，达到平衡，这种模型称为"二室模型"。有的药物代谢动力学需用多室模型描述。临床上使用的多数药物的动力学过程可以用一级动力学或零级动力学过程来描述，即血清浓度，或体内药物的浓度直接与应用剂量成比例，这些药物用量加倍，稳态血浓度则加倍。这一成比例的特性，结合对患者的监测，常被临床上用于调整药物的剂量；相反，某些药物如奥美拉唑、西咪替丁、水杨酸盐、茶碱、卡马西平、苯妥英钠等血液中药物浓度的变化与使用剂量不成比例，即呈非线性动力学特征。在通常情况下，这些药物在低剂量时遵循一级动力学过程，但随剂量增加由于与吸收有关的转运蛋白被饱和、血浆/组织蛋白结合过程被饱和、药物代谢酶被饱和、肾小管主动重吸收等任何过程被饱和都可以导致体内药物浓度增加，这时剂量稍有增加，常可导致血药浓度不成比例地增高，引起不良反应甚至中毒，并且由于半衰期延长，清除率明显降低，由非线性动力学而导致的血药浓度过高，可能产生严重的后果。因此，这些药物的剂量调整应特别慎重，最好在血药浓度的监测下进行。

二、表观分布容积（volume of distribution，V_d）

药物进入体内后，实际上分布于各组织器官的浓度是不同的，在进行药动学研究时引入 V_d 以描述药物在体内的分布状况。V_d 是指在药物充分分布的假设前提下，体内全部药物按血中同样浓度溶解时所需的体液总容积，它是一个比例常数，没有生理学意义，但能够反映出药物在体内分布的某些特点和程度。对于某一具体药物来说，V_d 是个确定的值。V_d 可用公式：$V_d = X/C$ 表示，X 是体内药物量，C 是血药浓度。V_d 可用于计算需达到所需血清浓度的初始或负荷剂量（loading dose，LD）。如果选择了一个特定的 CO，且已知患儿年龄的平均 V_d（常可从文献中查得），则为达到此 CO 需要的负荷剂量可通过下列方程计算：

$$LD（mg）= CO（mg/L）\times V_d（L/kg）\times 患者体重（kg）$$

从上述方程可见体内排泄或清除药物的能力并不影响初始或负荷剂量。例如，虽然某种药物只能通过肾排泄，但对正常肾功能，或肾功能受损，甚至无功能的患者来说，初始剂量可以相同，而给药间隔则需适当调整。

三、药物吸收和生物利用度

为达到临床疗效，药物必须从给药部位被吸收入体循环，并由此分布至作用部位和排出体外；药物的吸收是指药物由用药部位进入血液循环的过程。药物的吸收和分布受一系列生物膜的阻挡，因此生物膜的转运机制与药物的体内转运密切相关，亦与周围环境有关。

生物利用度是衡量制剂疗效差异的重要指标，通常指药物制剂中主药成分进入血液循环的程度及速率，一般用百分数表示。静脉用药生物利用度为100%。生物利用度常用来描述血管外用药后吸收进入体内循环的药量与用药量的比例：可通过计算血管外用药后血药浓度，时间曲线下面积（AUC）与静脉用药后AUC之比，即口服AUC/静脉AUC而得出。生物利用度受多种生理、病理因素的影响，例如胃、十二指肠中存在食物可降低口服药物进入体循环的速率，从而推迟药物达到高峰血清浓度的时间，但大多数口服药物的吸收总量一般不影响。评价药物生物利用度对预计药物过量和毒性症状的出现也有重要意义。

四、半衰期

药物半衰期（$t_{1/2}$）是指血或其他体液中某一药物浓度下降一半所需的时间，即体液中一半的药物被清除所需要的时间。由于$t_{1/2}$在实际工作中容易计算，临床上常被用来调整用药间隔。一种药物的$t_{1/2}$也可用于估计其达到稳态浓度所需的时间。当给药间隔为半衰期时，按一定剂量多次给药后，体内药物浓度达到稳态水平，经3个半衰期后，可达到药物稳态浓度的87.5%，4个半衰期后达到93.8%，5个半衰期后达到96.9%，7个半衰期后达到99.2%。

五、清除率（clearance，Cl）

清除率指单位时间内从体内清除的表观分布容积分数，即单位时间内有多少毫升血中的药物被清除，单位为ml/min或ml/（min·kg）。按清除途径的不同而有肾、肝和肺等清除率，如肾清除率仅反映单位时间内肾清除的药量。总清除率是所有清除率机制的总和，常用公式：$Cl = 0.693V_d/t_{1/2}$表示。在特定给药强度下清除率是决定稳态血浓度最重要的药动学参数，因此，为达到特定药物血清浓度，必须掌握该药物的体内清除率。此外，与药物排泄有关的器官功能状态如脏器的血流和完整性也可影响药物的体内清除率。

（梁 霞）

第二节　小儿药物剂量的计算

儿童用药剂量较成人更需准确。可按以下方法计算：

一、按儿童体重计算

按儿童体重计算是最常用、最基本的计算方法，可算出每日或每次需用量。每日（次）剂量＝患儿体重（kg）×每日（次）每千克体重所需药量。将总剂量单次或分多次给予，常根据药物的半衰期、疾病的性质、药物的协同或拮抗、肝肾功能、患儿的年龄等确定。如对于半衰期长的药物，用药间隔常延长；而对于半衰期较短的药物，用药间隔缩短；半衰期极短的药物常需用静脉持续给药维持。一般感染与严重感染、中枢感染与其他感染用药剂量常不同；肝肾功能不全时药物剂量常需减少。对于新生儿或早产儿，常以生后日龄决定用药量与间隔，有时还需结合孕周龄（post-conceptional age）来计算。患儿体重应以实际测得值为准，年长儿按体重计算如已超过成人量则以成人量为上限。

二、按体表面积计算

体表面积因其与基础代谢、肾小球滤过率等生理活动的关系密切，用此法计算用药量较按年龄、体重计算更为准确、科学。小儿体表面积计算公式为：①体重小于30kg：小儿体表面积（m²）＝体重（g）×0.035＋0.1。②体重大于30kg：小儿体表面积（m²）＝［体重（g）－30］×0.02＋1.05。

上述用药量计算方法的准确性与体表面积计算正确与否有关。在较大体重的儿童，以体重折算体表面积的意义有限。因为随着体重增加，其体表面积的增加是非线性的，在应用时应当注意。

三、按年龄计算

对剂量幅度大、不需十分精确计算的药物，如营养类药物和非处方药等可按年龄计算，比较简单易行。

四、从成人剂量折算

小儿剂量＝成人剂量×小儿体重（kg）/50，此法仅用于未提供小儿剂量的药物。因小儿体液占体重的比例较大，用此方法所得剂量一般都偏小，故不常用。

总之，不管采用上述任何方法计算剂量，都必须与患儿具体情况相结合，才能得出比较确切的药物用量。如新生儿、小婴儿或营养不良儿因肝、肾功能较差，一般药物剂量宜偏小；用药目的、对象不同，剂量也不同；不同的剂量，其药理作用也有差异，这些都是儿科用药确定剂量应考虑的问题。

（邢　娜）

第三节　小儿药物治疗的影响因素

小儿药物治疗的特点受体液的 pH、细胞膜的通透性、药物与蛋白质的结合程度、药物在肝脏内的代谢和肾脏排泄等多种因素的影响。

一、年龄对药物胃肠道吸收的影响

血管外使用的药物在进入全身循环并分布到作用部位前，必须穿过许多生理膜从而影响其吸收率。虽然一些益生菌不被吸收，一些营养成分可通过主动转运和促进扩散（facilitated diffusion）而吸收，但大多数药物在胃肠道经过被动扩散而吸收。患者的一些重要因素可影响胃肠道吸收药物的速率和吸收量，如消化道 pH、有无胃内容物及其种类、胃排空时间、胃肠动力情况等。这些过程均与儿童的年龄因素有关，而且具有高度变异性。在口服用药时应考虑下列因素：新生儿的胃液分泌、肠蠕动和胆汁分泌功能均较婴儿或儿童低下，胃排空时间较短；婴儿和儿童胃液分泌、肠蠕动和胆汁分泌功能正常，胃排空时间增加。尽管这些脏器的功能、容量有一个逐渐成熟过程，新生儿与小婴儿对大多数口服用药的生物利用度还是很好的。因此，不论什么时间，如有可能均应首选口服途径。口服法是最常用的给药方法，幼儿一般用液体制剂如糖浆剂、合剂、冲剂等较合适，也可将药片捣碎后加糖水吞服，年长儿可用片剂、药丸或胶囊剂。小婴儿喂药时最好将小儿抱起或头略抬高，以免呛咳将药吐出。病情需要时可采用鼻饲给药。

二、肌肉注射和经皮给药及影响因素

除口服外，另一种血管外用药途径是肌肉注射。肌肉注射法一般比口服法奏效快，对有明显呕吐等胃肠道用药不耐受者尤其适用。肌肉注射的药物一般应当是水溶性、生理性 pH，以防沉淀并减少及减慢注射部位药物的吸收，避免吸收不规则。药物的脂溶性有利于药物向毛细血管扩散，为确保吸收入体循环，应保证有适当的局部血液灌流。在重危患儿，由于心输出量下降和呼吸道疾病，局部灌注不良，可影响药物的吸收。但肌肉注射药物对小儿刺激大，常引起局部疼痛，肌肉注射次数过多还可造成硬结，以及注射部位不当会引起局部臀肌挛缩、影响下肢功能等，临床应考虑这些问题。

皮肤是各种治疗药物和环境化学物质吸收的另一种重要器官。一种药物经皮肤吸收量直接与皮肤水化程度相关，而与角化层的厚度呈负相关。足月新生儿的皮肤作为一种功能性屏障虽比早产儿皮肤更有效，但其体表面积和体重之比比成人大3倍。因此，同样一种药物经皮肤应用，吸收入体循环的药物量（生物利用度），在新生儿比成人大三倍。如皮肤灌注良好，表面用药可成为新生儿用药的一种重要途径。皮肤外用药以软膏为多，也可用水剂、混悬剂、粉剂、贴剂或贴片等。要注意小儿用手抓摸药物，误经皮肤或入眼、口吸收引起意外。

三、静脉给药及影响因素

静脉给药是肠道外给药的最常用方法，能迅速达到有效血药浓度，对半衰期短的药物（如血管活性药物）可进行较灵活的剂量调节。尤其适用于需迅速给药、昏迷或呕吐不能服药、消化道疾病不易吸收药物的病情严重的患儿。一般认为静脉给药迅速、完全，但并不一定恰当。静脉输入有效剂量所需时间取决于若干因素：静脉输入液体速度、药物注入的系统无效腔、药物稀释容量、静脉输液系统对药物的吸附等。由于大多数标准静脉输液系统包括延伸管都是为成人设计的，长度较长且容量较大，因此，相对来说，无效腔较大。如婴儿、儿童输液速度较慢，可引起明显的输入滞后。可采取几个步骤来减少婴儿、儿童的静脉给药问题，包括：标准化并记录总给药时间；记录用于输液管道和静脉给药的液体的容量与成分；间歇静脉注射药物的稀释和输注容量标准化；避免将输液管与其他同时输注但不同速度的液体混合连接；优先使用较大内径的静脉内置管；将液体挂在相对特定高度；应用低容量延伸管等。

四、其他方法

新生儿应用肺表面活性物质需通过气管内给药。小儿雾化吸入药物在临床较常用。灌肠法小儿采用不多，可用缓释栓剂。含剂、漱剂则很少采用。

（邢　娜）

第四节　小儿药物体内过程和治疗特点

一、药物吸收特点

小儿生长发育和成熟的变化使药物的生物利用度出现相应的变化。儿童成熟变化对药物吸收的影响程度取决于给药途径，并与所用药物的剂型有关。婴儿和年长儿大多数使用的液体剂型都是溶液剂，也有一些是混悬剂。一般来说，口服剂型生物利用度高低的顺序为溶液剂＞混悬液＞颗粒剂＞胶囊剂＞片剂＞包衣片。药物静脉注射或滴注时，由于直接进入体循环，所以没有吸收过程。新生儿和婴幼儿心率较快，血液循环比成人快，静脉给药能更快地进入全身循环。肌肉注射、皮下注射等血管外给药时，药物在吸收部位扩散，进入周围毛细血管或淋巴管，再进入血液循环。新生儿、婴幼儿因肌肉组织相对较少，低于年长儿，更低于成人，故肌肉注射或皮下注射给药吸收不恒定。

二、药物分布

在选择起始负荷剂量或确定一种理想的药物剂量方案以达到要求的靶组织浓度时，需要了解药物的 V_d。一些药物的 V_d 在早产儿和足月儿之间或新生儿与婴儿、儿童、成人之间存在明显差异。这些差异与年龄因素相关，如体内水的含量与分布、蛋白结合特征、血流动力学因素（如心输出量、局部血流、膜通透性等）。体内水分的含量和分布的差异是不同年龄组之间 V_d 差异的主要原因。

药物与循环血浆蛋白结合的程度直接影响药物的分布特征。只有游离的药物才可能从血管内分布至其他体液和组织，并与受体结合、发挥作用。药物蛋白结合率显著影响 V_d 清除率和药理效应的强度，这种结合能力与年龄相关，表现在与血浆蛋白水平和相应结合位点的数量、亲和力常数、病理生理状况、内源性物质竞争结合血浆蛋白的存在与否相关。

清蛋白、α_1 酸性糖蛋白是血浆中重要的药物结合蛋白质。这些蛋白质的浓度受年龄、营养状况和疾病的影响。碱性药物和中性药物主要与 α_1 酸性糖蛋白、脂蛋白结合，而大多数酸性药物主要与清蛋白结合。婴儿期血清清蛋白、总蛋白浓度均较低，至 $10 \sim 12$ 个月达成人水平。α_1 酸性糖蛋白也有类似的成熟过程，新生儿血浆中的浓度比母体血浆约低 3 倍，在 12 个月龄达到与成人相应的水平。

除年龄外，一些内源性物质存在于血浆中，可与血浆蛋白结合，并竞争药物结合位点。在新生儿时期，游离脂肪酸、胆红素等可竞争清蛋白结合位点，并影响游离与结合型药物浓度之间的平衡，可产生严重后果。临床上如药物蛋白结合率为 80% ~90%、药物清除率有限而 V_d 又较小时（常小于 0.15L/kg），发生蛋白结合位点的竞争替换，可导致游离血药浓度过高而引起不良反应。对早产儿和新生儿用药前先评价药物与胆红素竞争蛋白结合位点的能力，对预防胆红素脑病有一定的意义。

三、药物代谢

一旦药物分子存在于体内，就已开始清除。药物的清除率常用一些药动学参数描述，如清除率（clearance）或总清除率（body clearance）。药物的总清除率涉及体内所有清除机制。药物代谢的主要器官是肝脏，肾、小肠、肺、肾上腺、血液（磷酸酶、酯酶）和皮肤也可能代谢某些药物。生物转化使其成为极性更大的水溶性复合物，以利于药物从机体清除。虽然大多数药物的生物转化导致原药药理作用减弱或失活，但也有药物可转化成活性代谢产物或中间产物（如茶碱转化成为咖啡因）。另一方面，一些没有药理活性的原药可通过生物转化在清除前转化成为活性组分，即前体药物。

药物代谢酶通常可分为微粒体酶系和非微粒体酶系两大类，其中最重要的一族氧化酶被称为单加氧酶（monooxygenase）或细胞色素 P450（cytochrome P450，CYP），它是一个基因超家族，由一系列同工酶组成。根据所涉及的化学反应药物代谢可分为两类，Ⅰ相反应：主要参与氧化、还原、水解等过程；Ⅱ相反应：结合反应，如在葡萄糖醛酸转移酶的作用下，药物或经氧化、还原、水解代谢后的产物与葡萄糖醛酸结合，使其成为水溶性代谢产物，以便排出体外。在这些氧化酶系统中，对细胞色素 P450 系统已进行了大量深入的研究。不同的 CYP 亚型在生后不同发育期表达不同。例如，CYP 2E1 活性在生后数小时内即大量增加，接着 CYP 2D6 迅速能够被测出，CYP 3A4 和 CYP 2C（CYP 2C9 和 CYP 2C19）在第一周出现，而 CYP 1A2 是肝脏最后出现的 CYP，在生后 1~3 个月才出现。某些药物，如卡马西平的清除取决于 CYP 3A4，儿童期此酶活性可高于成人。某些水解酶，如血液酯酶的活性在新生儿期也较低。血液酯酶对可卡因的代谢清除很重要，因而新生儿血浆酯酶活性的低下是新生儿可卡因代谢缓慢的原因。由于代谢产物的排泄在早产和足月儿相对较慢，对大婴儿、儿童或成人临床上并不重要的代谢产物积蓄现象在早产和足月儿就可能发生。如茶碱 N – 甲基化成为咖啡因，后者在成人较易经代谢或通过肾脏排泄，但在早产儿因肝酶不成熟，不易使其代谢；同时肾脏排泄又较缓慢，结果易引起咖啡因明显蓄积和毒性反应。

临床上可通过了解药物体内过程来设计个体化给药方案。如早产儿、新生儿用常规剂量（每 24h 75~100mg/kg）氯霉素可引起致死性灰婴综合征，当调整剂量至每 24h 15~50mg/kg 以代偿肝葡萄糖醛酸转移酶活性不足，则可取得较好的临床效果，避免毒性作用的产生。

儿童代谢药物的最终能力可能受遗传调节，如肝脏的 UGT 1A1 基因突变可引起药物代谢减慢，药物遗传倾向性可能为药物中毒高危患者提出重要的线索。

四、药物排泄

每个单位时间内肾小球滤过的药物量取决于肾小球的滤过率、肾血流量和血浆蛋白结合率。药物滤过量与蛋白结合率呈负相关，只有游离药物可能由肾小球滤过和排泄，肾血流量变异很大，出生时平均 12ml/min，5~12 月龄时达成人水平。足月婴儿 GFR 出生时为 2~4ml/min，2~3d 时增加至 8~20ml/min，3~5 月龄时达成人水平。在 34 周胎龄前，肾小球滤过明显低下并增加缓慢。

（邢　娜）

第五节　儿科药物选择

选择用药的主要依据是小儿年龄、病种和病情，同时要考虑小儿对药物的特殊反应和药物的远期影响。

一、抗生素

小儿容易患感染性疾病，故常用抗生素等抗感染药物。儿科工作者既要掌握抗生素的药理作用和适应证，更要重视其有害的一面。长期抗生素应用容易引起菌群失衡、体内微生态紊乱，引起真菌或耐药菌感染，造成医疗资源浪费及不良反应增加。

二、肾上腺皮质激素

肾上腺皮质激素具有抗炎、免疫抑制、抗过敏等效应，以及对心血管、血液、神经及内分泌系统的作用。短疗程常用于过敏性疾病、重症感染性疾病等；长疗程则用于治疗肾病综合征、血液病、自身免疫性疾病等。儿童在使用肾上腺皮质激素中必须重视的不良反应有：①短期大量用药可掩盖病情，诱发和加重溃疡病，故诊断未明确时不用。②较长期使用可抑制骨骼生长，影响水、电解质、蛋白质、脂肪代谢，引起血压增高和库欣综合征、肾上腺萎缩等。③可降低免疫力使病灶扩散。④水痘患儿在激素应用后可出现出血性水痘或细菌感染，导致病情加重或死亡，故禁用。

（邢　娜）

第六节　其他方面

一、药物相互作用

如果同一患者应用两种或两种以上药物，其药动学和药效学特征可能因其相互作用而改变。药物之间可通过若干不同机制发生相互作用，可根据体外药物相互作用、药动学和药效学分类。这些相互作用可能造成难以预料的临床效果或毒性反应。体外药物相互作用包括两种药物在注射针筒、输液管或肠道外液体制剂等应用前混合时被灭活。

如果一种药物的分布特性（吸收、分布、代谢、排泄或结合）受另一种影响，可发生药动学相互作用。这种相互作用可影响一个或多个方面，一种药物可能会减少吸收速率，但不减少总吸收量，或一种药物可竞争蛋白结合位点，但同时可延缓其从体内的排泄。如果两种药物竞争同一代谢位点，可发生代谢性药物间相互作用。

药物也可在药效学方面相互作用，竞争同一受体或同一生理系统，因而改变对药物治疗的反应。因儿科临床上产生药物相互作用的药物种类及数量及其不断增加，在多种药物同时应用时，应认真地评价它们的相互作用存在与否及其可能性，使药物达到最佳疗效，同时避免不良反应。

二、人乳中的药物

几乎所有药物在母亲应用后均可不同程度地分泌到乳汁中，并被乳婴摄取。一般来说，哺乳期应尽可能少用药，一些药物已被报道可对乳婴产生不良影响。但是，要求乳母停止一切需要的用药是不可能的或不合适的，如果对乳婴接受药物的剂量，或对婴儿可能的影响有疑问，可采母乳标本进行分析。

三、儿科处方

儿童因其处于不断的生长发育之中，与成人相比存在更多的不可预见因素影响药物的体内过程，因此，对儿科患者进行药物治疗时，不能简单地把儿童当成"缩微版"的成人，医师开具处方时必须确定使用最适合的药物、选择的剂量、给药间隔和给药途径正确，并注意药物的不良反应和相互作用。由于儿科患者可能无法准确描述身体不适，因此，需要医师具备更多的知识以正确地评价患者接受治疗的有效性与安全性，例如经验性的"两个三原则"指医师应当了解所使用药物的三种常见的不良反应和三种严重的不良反应，新开具一种药物时要知道该药物相互作用的发生率和严重程度等。

四、依从性

诸如口味、气味、颜色、黏稠度、给药间隔、不良反应、疗程、价格、患者或父母的受教育程度以及与医师、药师的交流效果等因素均可能影响患者对治疗方案的依从性。所谓治疗方案的依从性已越来越受到了儿科医生的重视，这与现代医学模式从生物－医学模式向生物－社会－心理模式转变有关。儿科医生在开出处方时，不但要考虑药物本身的疗效，还应考虑该治疗方案是否能被家长或患儿接受或实施。许多患者常不能持久服药，或故意或由于处方原因不服药，而且患者在家时并不按推荐治疗方案执行。儿童对治疗方案的依从性受其父母影响，只能通过教育其家人使其认识有关儿童疾病的本质、处方药物的作用及按医嘱执行的重要性，才可能最大程度地提高依从性。常常只有在使其家人详细了解了治疗的重要性，而且治疗对日常作息（尤其是睡眠习惯）影响轻微情况下，才会使依从性有所改善。

（陈　洋）

第三章

儿科常见症状和体征

第一节　发热

体温升高是小儿疾病常见的一种临床表现。正常小儿的肛温在 36.9~37.5℃，舌下温度较肛温低 0.3~0.5℃，腋下温度为 36~37℃。不同个体的正常体温虽稍有差异，但一般认为体温超过其基础体温 1℃ 以上时，则认为是"发热"。

一、病因

引起发热的病因可分为感染性和非感染性两大类，小儿期以前者多见。

1. 感染性发热　由各种病原体，如细菌、病毒、肺炎支原体、立克次体、螺旋体、真菌、原虫、寄生虫所引起的感染，均可导致发热。

2. 非感染性发热　①恶性肿瘤（包括白血病）。②结缔组织病：如风湿热、幼年型类风湿关节炎、川崎病等。③内分泌疾病：如甲状腺功能亢进。④由于应用药物或血清制品引起的发热。⑤大手术后由组织损伤、内出血、大血肿等导致分解产物增加而引起的发热。⑥散热障碍：如广泛性皮炎、鱼鳞病、先天性外胚层发育不良或大面积烫烧伤造成的汗腺缺乏，严重失水、失血等。⑦癫痫大发作，使产热增多。⑧中枢性发热：如大脑发育不全、脑出血等使体温调节中枢受损引起发热，以及暑热症等。

二、诊断要点

1. 详细询问病史　包括年龄、发热规律和热型、发热持续时间、居住条件、居住地区的疾病（如疟疾、血吸虫病、钩端螺旋体病、伤寒等传染病）流行情况；有无提示系统性疾病的症状，如咳嗽、气促、腹泻、腹痛、尿频、尿急、尿痛等；有无结核接触史、动物接触史；详细询问预防接种史。

2. 仔细全面的体格检查　对全身各系统都应仔细检查，还要注意有无淋巴结肿大、肝脾大、皮疹和贫血等。

3. 实验室及其他特殊检查　对急性发热的病儿应常规查血、尿常规，必要时拍胸部 X 线透视或摄片。对较长期发热的病儿，可选择必要的实验室检查或其他特殊检查（表 3-1）。

表 3-1　长期发热鉴别诊断时的临床检查项目

常规检查	选择检查
血、尿、粪常规检查	细菌涂片镜检、培养
红细胞沉降率	脑脊液常规检查、培养
CRP、ASO、RF	骨髓穿刺、涂片及培养
血清蛋白电泳	其他穿刺液的常规检查涂片、培养
AST、ALT、LDH	血清抗体检查
胸部 X 线摄片	免疫补体系统检查

常规检查	选择检查
血压测定	血清 Na^+、K^+、Cl^-、BUN 测定
	心电图
	X 线检查（必要部位）
	B 超检查
	CT 检查

注：CRP：C 反应蛋白；ASO：抗链球菌溶血素 O；RF：类风湿因子（罗氏试验）；LDH：乳酸脱氢酶。

三、鉴别诊断

发热可由病儿年龄、热型、持续天数、所伴有的症状和（或）体征结合临床检查结果予以鉴别诊断（表 3-2~表 3-6）。

表 3-2　由病儿年龄鉴别发热病因

婴儿期	幼儿期	学龄期
上呼吸道感染综合征	上呼吸道感染综合征	上呼吸道感染综合征
急性呼吸道感染	急性呼吸道感染	急性胃肠炎
肠道感染	急性胃肠炎	沙门菌感染
幼儿急疹	中耳炎	尿路感染
中耳炎	尿路感染	其他急性感染
尿路感染	沙门菌感染	结核
败血症、骨髓炎	其他急性感染（如手足口病）	恶性肿瘤（包括白血病）
化脓性脑膜炎	结核病	结缔组织病
其他急性感染症	肝炎	内分泌疾病（如甲状腺功能亢进症）
川崎病	川崎病	体质性高体温症
结核病	恶性肿瘤（包括白血病）	
脱水热		
中枢性发热		
暑热症		
免疫不全综合征		

表 3-3　由热型鉴别发热病因

稽留热	弛张热	间歇热
幼儿急疹	中耳炎	结缔组织病
沙门菌感染	尿路感染	恶性肿瘤（包括白血病）
肺炎	败血症、骨髓炎	疟疾
化脓性脑膜炎	脓肿	自身免疫性疾病
脑炎	细菌性心内膜炎	
尿路感染	结核病	
中耳炎	沙门菌感染	
败血症	川崎病	
	结缔组织病	
	恶性肿瘤（包括白血病）	

表3-4 由发热持续时间鉴别发热病因

3~4月	5~6月	7日以上
上呼吸道感染综合征	上呼吸道感染综合征	下呼吸道感染
幼儿急疹	中耳炎	败血症、骨髓炎
肠道感染症	尿路感染	尿路感染
中耳炎	沙门菌感染	沙门菌感染
尿路感染	化脓性脑膜炎	结核病
化脓性脑膜炎	其他感染症	传染性单核细胞增多症
败血症	川崎病	其他感染症
其他急性感染		川崎病
川崎病		结缔组织病
脱水热		恶性肿瘤（包括白血病）
		中枢神经系统功能障碍
		药物热
		免疫不全综合征
		感染后发热
		体质性发热
		心理性发热
		不明原因发热

表3-5 由发热所伴随的症状鉴别发热病因

1. 呼吸系统症状	5. 风湿免疫系统症状	腮腺炎
呼吸道感染	自主神经功能异常	传染性单核细胞增多症
中耳炎	脱水热	结核
鼻窦炎	精神性发热	少年型类风湿关节炎
免疫不全综合征	幼儿急疹	恶性肿瘤（包括白血病）
2. 消化系统症状	猩红热	8. 肝脾大
肠道感染	病毒性感染（如手足口病）	败血症
口腔炎	沙门菌感染	沙门菌感染
脑膜炎	败血症	结核
病毒性肝炎	风湿热	传染性单核细胞增多症
尿路感染	少年型类风湿关节炎	恶性肿瘤（包括白血病）
阑尾炎	全身性红斑狼疮	9. 贫血
急性腹膜炎	川崎病	恶性肿瘤（包括白血病）
急性胰腺炎	免疫不全综合征	溶血性贫血
恶性肿瘤	6. 循环系统症状	10. 肌肉、关节症状
脱水热	细菌性心内膜炎	化脓性关节炎
精神性发热	心肌炎	败血症、骨髓炎
3. 泌尿系统症状	风湿热	肌炎
尿路感染	少年型类风湿关节炎	病毒性感染症
4. 神经系统症状	川崎病	风湿热
脑膜炎	7. 淋巴结肿大	少年型类风湿关节炎
脑炎	扁桃体炎	恶性肿瘤（包括白血病）
中枢神经功能障碍	风疹	所谓"生长热"

表 3 - 6　由临床检查鉴别发热病因

检查项目	病因
末梢血白细胞计数增加	细菌感染
末梢血白细胞计数降低	病毒感染症、沙门菌感染、结缔组织病、粒细胞减少症
嗜酸性粒细胞计数增加	寄生虫病、药物过敏、结核、白血病、结缔组织病
淋巴细胞比例增高	病毒性感染、恶性肿瘤（包括白血病）
贫血相关检查提示贫血	恶性肿瘤、慢性感染
红细胞沉降率增加、CRP（＋）	感染、风湿病、恶性肿瘤、川崎病
红细胞沉降率增加、CRP（－）	感染恢复期
ASO↑、CRP（＋）	风湿热
RA（＋）	风湿病、肝脏病、结核病、恶性肿瘤
血清蛋白电泳γ球蛋白↑	风湿病、慢性感染、恶性肿瘤、肝脏疾病
ALT、AST、LDH↑	肝脏疾病、肌炎、恶性肿瘤
血培养（＋）	败血症、骨髓炎
尿沉渣白细胞计数↑	尿路感染
脑脊液蛋白、细胞数增加	脑膜炎
胸部 X 线片阳性征象	肺炎、肺结核
骨髓穿刺提示恶性肿瘤骨髓象	恶性肿瘤（包括白血病）
鼓膜充血	中耳炎

（陈　洋）

第二节　青紫

因血液中还原血红蛋白或异常血红蛋白增高，并达到一定程度时，使皮肤和黏膜呈青紫色，称为青紫（发绀）。青紫一般在口唇、颊黏膜、鼻尖、鼻唇间区、耳郭、甲床、指尖等毛细血管丰富的部位，皮肤、黏膜较薄的部位尤为明显。

一、病因

1. 还原性血红蛋白增多　具体如下。

1）中心性青紫：系心肺疾病所致，动脉血 Sa（O_2）、Pa（O_2）降低。

（1）肺源性青紫：①各种原因引起的呼吸道梗阻：如分娩时羊水吸入、先天性呼吸道畸形、咽后壁脓肿和各种原因的喉梗阻、急性末梢细支气管炎等。②肺和胸腔疾病：如肺炎、肺水肿、先天性肺囊肿、膈疝、脓胸、呼吸肌麻痹等。③肺血管疾病：如先天性肺静 - 动脉瘘等。

（2）心源性青紫：伴有右向左分流的先天性心脏病，如法洛三联症及大血管易位、艾森门格综合征、法洛四联症、单心房、单心室等。

2）周围性青紫：可见于全身性或局部性病变，动脉血 Sa（O_2）、Pa（O_2）均正常。

（1）全身性疾病：如心功能不全、慢性缩窄性心包炎、休克等。

（2）局部血流障碍：如上腔静脉梗阻、肢端动脉痉挛症（雷诺综合征）及肢端动脉痉挛现象。

2. 异常血红蛋白增多　如先天性高铁血红蛋白血症、血红蛋白 M 病、后天性高铁血红蛋白血症（药物或食物所致）。

二、诊断

1. 病史　仔细询问病儿有可能引起青紫的常见疾病史，如心血管或呼吸系统疾病，青紫出现的年龄及伴随情况，药物及食物史。

2. 体征　注意病儿面容，面颊颜色，青紫分布特征，坐卧姿态，颈静脉是否充盈，有无胸廓畸形、杵状指（趾），应仔细检查心肺特征性体征。

3. 辅助检查　①动脉血气分析〔pH、Pa（O_2）、Pa（CO_2）、Sa（O_2）〕，新生儿应做血糖、血钙测定和血培养检查。②疑有心源性青紫，应做心脏 X 线摄片、心电图、超声心动图检查，必要时做心导管及选择性心血管造影予以确诊。③疑为肺源性青紫，应行胸部 X 线摄片，必要时做支气管镜或支气管造影检查。④疑为血红蛋白异常引起的青紫，可抽静脉血，装于容器内振荡，使之与空气接触。正常者变红色，异常者则不变色，进一步可做血液光谱分析及血红蛋白电泳检查。

三、鉴别诊断

如图 3 - 1 所示。

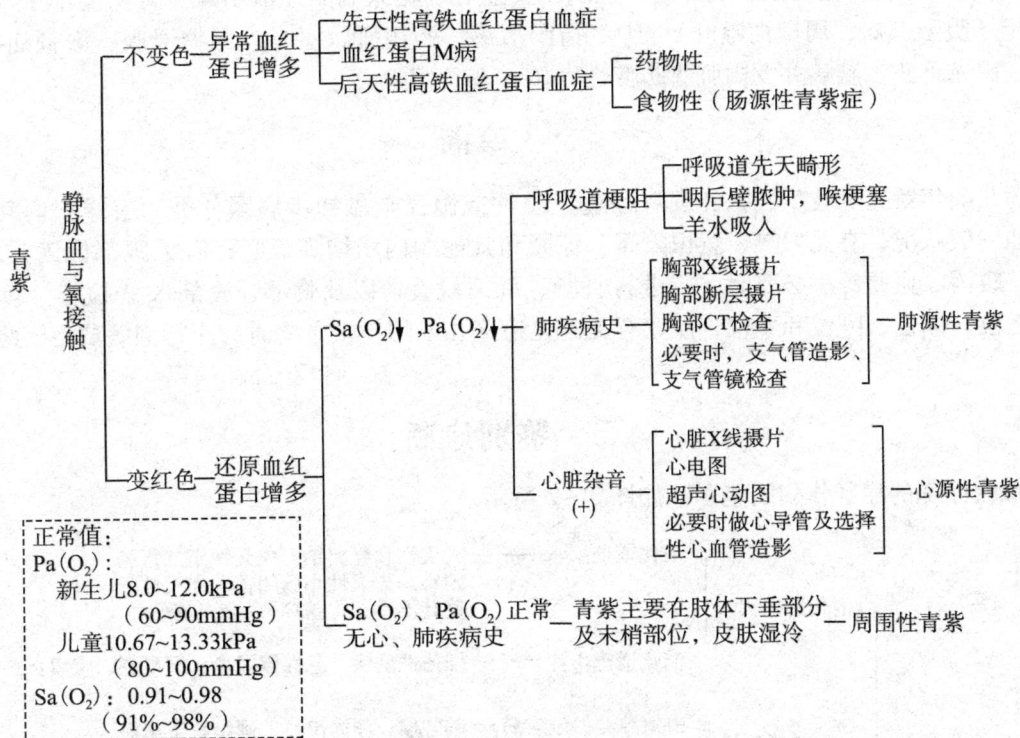

图 3 - 1　青紫的分类和鉴别

（陈　洋）

第三节　呕吐

呕吐是小儿常见症状之一，虽可单独发生，但常随原发病而伴有其他症状及体征。引起呕吐的病因很多，故对呕吐病儿应仔细分析病史，尤其需注意呕吐与饮食的关系、起病的急缓、发病年龄，以及伴随的症状与体征。必要时，应进行 X 线等进一步检查，以明确诊断。

一、病因

1. 新生儿期　具体如下。

（1）非器质性疾病：早期贲门发育不成熟、空气咽下症、新生儿假性肠梗阻、溢乳等。

（2）器质性疾病：消化道梗阻（食管闭锁、肠狭窄、肠梗阻、肠旋转不良、胎粪性肠梗阻）、感染（败血症、脑膜炎等）、中枢神经系统疾病（硬膜下血肿、颅内出血、脑水肿）、胆红素脑病、代谢性疾病（苯丙酮尿症、肾上腺 – 性腺综合征、乳糖不耐受综合征、高氨血症）、肾脏疾病（肾积水、尿路畸形）、贲门食管弛缓症、特发性胃穿孔等。

2. 婴儿期　具体如下。

（1）非器质性疾病：见于溢乳、空气咽下症等。

（2）器质性疾病：见于先天性肥厚性幽门狭窄、肠套叠、感染（尤其是尿路感染及胃肠道感染）、裂孔疝、贲门食管弛缓症、代谢性疾病（高氨血症、肾上腺 – 性腺综合征）、阑尾炎、腹膜炎、心脏病、肾脏病（急性肾功能不全、溶血尿毒症综合征）、颅内出血、药物中毒、嵌顿疝、脑病并发内脏脂肪变性（Reye 综合征）等。

3. 幼儿 – 学龄期儿童　具体如下。

（1）非器质性疾病：周期性呕吐，神经精神性呕吐等。

（2）器质性疾病：感染症（扁桃体炎、中耳炎、脑膜炎、脑炎、胃肠道感染、阑尾炎、肠系膜淋巴结炎）、肠梗阻、肠寄生虫症、脑肿瘤、硬脑膜下血肿、糖尿病酮性酸中毒、肾功能不全、自主神经发作性呕吐（腹型癫痫、周期性呕吐）、十二指肠溃疡；药物所致呕吐、毒物误服、嵌顿疝、裂孔疝、代谢异常、屈光不正、脑病并发内脏脂肪变性（Reye 综合征）等。

二、诊断

可从病儿的年龄、呕吐物性状和发病经过（急性或慢性）做初步病因分类。应详细询问呕吐以外的症状，如一般状况；有无发热、意识障碍、惊厥和其他颅内压增高症状；有无腹部饱满、腹部肿块；有无腹痛、腹泻、血便等。必要时，应进行直肠、肛门检查，以及胸部、腹部 X 线检查。腹部 X 线检查应包括正位、侧位、卧位和立位，注意有无消化道穿孔或闭锁。必要时，应行钡餐或空气灌肠胃肠道造影检查。

三、鉴别诊断

1. 由呕吐伴随的症状作病因鉴别　如图 3 – 2 所示。

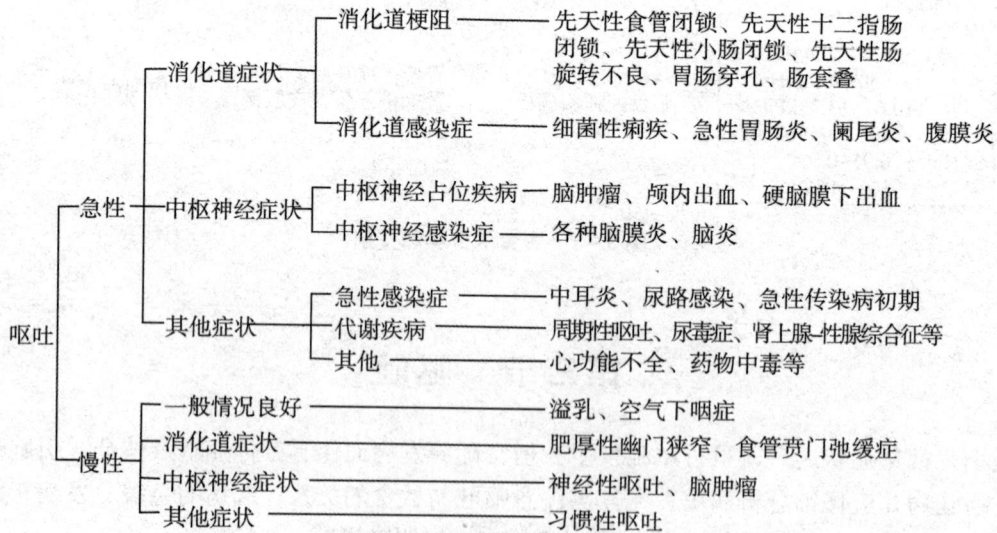

图 3 – 2　呕吐的鉴别

2. 呕吐的诊断步骤　如图 3 - 3 所示。

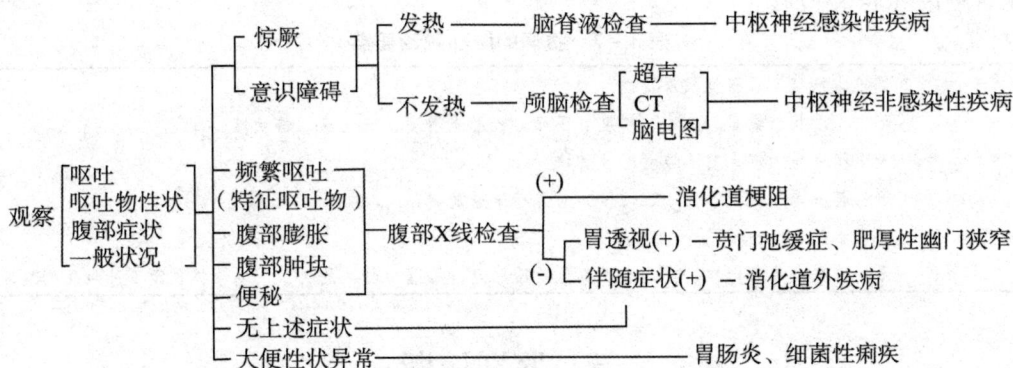

观察 〔呕吐、呕吐物性状、腹部症状、一般状况〕

- 惊厥、意识障碍
  - 发热 —— 脑脊液检查 —— 中枢神经感染性疾病
  - 不发热 —— 颅脑检查〔超声、CT、脑电图〕—— 中枢神经非感染性疾病
- 频繁呕吐（特征呕吐物）、腹部膨胀、腹部肿块、便秘
  - 腹部X线检查
    - (+) 消化道梗阻
    - 胃透视(+) – 贲门弛缓症、肥厚性幽门狭窄
    - (-) 伴随症状(+) – 消化道外疾病
- 无上述症状
- 大便性状异常 —— 胃肠炎、细菌性痢疾

图 3 - 3　呕吐诊断步骤

四、处理

伴呕吐的婴幼儿期疾病，不论急性或慢性，常伴有脱水和电解质紊乱，故应输液和纠正电解质紊乱。消化道梗阻性疾病，应力求及早诊断和外科紧急处理。伴呕吐的消化道感染或其他感染，除应及时纠正水、电解质紊乱外，应及早选用有效抗生素。对中枢神经系统感染，呕吐多因颅内压增高所致，故除应用抗生素外，还需使用脱水剂，以降低颅内压。对食物中毒、药物中毒等中毒性呕吐，应洗胃并输液，以促进毒物排出和减少毒物吸收。

（陈　洋）

第四节　腹痛

腹痛是小儿常见症状之一，引起腹痛的原因很多，因幼儿多数不能准确地表达疼痛的感觉、性质及部位，常仅能以哭闹来表示，造成诊断上的困难。

一、病因

1. 急性腹痛　具体如下。

（1）婴儿期：①多见的病因：如肠绞痛、急性胃肠炎。②常见的病因：如肠套叠、急性阑尾炎、肠管闭锁或狭窄（多见于小肠）、裂孔疝、睾丸或卵巢扭转、肠扭转、外伤等。③较少见的病因：如牛乳蛋白过敏症、消化性溃疡、中毒（铅、铁）、肿瘤等。

（2）幼儿期及学龄前期：①常见的病因：如急性胃肠炎、肠寄生虫病、肾盂肾炎、外伤、急性阑尾炎、Meckel 憩室等。②较常见病因：如肺炎、风湿热、中毒、急性或慢性胰腺炎、胆囊炎、肝炎等。③少见的病因：如肝脓肿、肿瘤、结核病（腹腔或肠道）等。

（3）学龄期（6~14岁）：①常见的病因：如急性胃肠炎、外伤、肾盂肾炎、急性阑尾炎、肠寄生虫病等。②较常见的病因：如肠道炎症性疾病、消化性溃疡、肺炎、风湿热、胆囊炎、中毒等。③少见的病因：如结缔组织病、盆腔内炎症性疾病等。

2. 反复性腹痛　具体如下。

（1）腹部疾病：①消化道疾病：见于胃或十二指肠溃疡、溃疡性结肠炎、慢性便秘、过敏性紫癜、结核病、肠套叠、肿瘤等。②肾、尿路疾病：如肾盂肾炎、肾积水、尿路结石等。

（2）腹外疾病：如癫痫、风湿病、心源性腹痛。

二、诊断

应注意发病年龄，并详细询问腹痛发作情况、性质、部位和伴发症状（如呕吐、便秘、便血、皮疹、尿痛、血尿、咳嗽及大便性状等）。由于引起腹痛的病因不一定在腹部，故应做全面体检。腹部体检时尤应注意触诊（表3-7）。

表3-7 腹痛的腹部触诊要点

腹部柔软度	部位、抵抗、紧张度及反跳痛
肿块	部位、形状、数量、大小、硬度、压痛、表面光滑度、波动感、移动性
腹部胀满	是全腹还是局部，有无波动感及肿块
腹部脏器	肝、脾、肾的位置、大小、硬度，有无膀胱尿潴留
腹股沟部肿块	精索水肿、疝
压痛	最后检查，注意部位、最痛点及其他处压痛点，压痛与肿块的关系，由于体位改变所致压痛的变化

三、鉴别诊断

如表3-8所述。

表3-8 小儿急性腹痛的鉴别

病名	症状	腹部表现	其他检查
急性阑尾炎	上腹痛转移至右下腹痛，呕吐，有时发热	麦氏点压痛、反跳痛、局部肌紧张	白细胞增多
胃、十二指肠溃疡	有时上腹痛，有时吐血、便血	上腹部压痛点，穿孔时上腹部胀满	大便隐血试验阳性，缺铁性贫血，消化道钡餐造影及消化内镜检查阳性，穿孔时膈下游离气体
细菌性胃肠炎	发热、呕吐、腹痛、腹泻	沿结肠压痛	大便中查见脓血，大便培养阳性
蛔虫性肠梗阻	腹痛、呕吐、便秘，持续腹痛、阵发加剧	腹部多柔软，可触及条索状团块，多位于脐周，一般无压痛	X线腹部检查可见部分性肠梗阻
急性肠系膜淋巴结炎	常有呼吸道感染，腹痛在右下腹、脐周，偶有呕吐、腹泻	无腹肌紧张，压痛部位不固定，反跳痛不明显	常有末梢血白细胞增多
胆道蛔虫症	有肠道蛔虫病史，右上腹痛，甚至可吐出蛔虫及胆汁	右上腹有局限性压痛，上腹部轻度肌紧张	大便蛔虫卵阳性
急性胆囊炎	较少见，起病急，伴恶心、呕吐	右上腹压痛、肌紧张	末梢血白细胞增多
胆石症	发热、腹胀，腹痛以右上腹为主		
急性肝炎	发热、食欲不振、恶心、呕吐，部分可有黄疸	肝大	ALT、LDH升高，甲型肝炎TTT、IgM升高，乙型肝炎HBsAg阳性
尿路感染	伴发热、呕吐等症状，2岁以下男孩多，年长儿女性多，并有膀胱刺激征尿频、尿急	腹部无定位体征	尿检白细胞增多，尿培养阳性，菌落大于1×10⁵/ml
尿路结石	输尿管结石有绞痛，肾盂结石为钝痛或无痛，膀胱结石有膀胱刺激征，尿道结石除排尿困难外常有血尿	肾区肌紧张及压痛	尿检查有血尿，部分病例X线摄片可见结石阴影，静脉肾盂造影可确诊
过敏性紫癜	腹部剧痛、血便，皮肤尤其四肢末端及臀部对称性紫癜	腹部无定位压痛	血便，出凝血时间及血小板正常
急性胰腺炎	上、中腹部剧痛，恶心、呕吐、发热	上腹、周压痛及肌紧张	血、尿中淀粉酶上升

（张亚昱）

第五节　便秘

在儿科临床实践中，以便秘为主诉来诊者较常见，多数虽不是病态，但应妥善处理。母乳喂养儿，在新生儿期排便每日2~4次。出生2个月后，逐渐减少为每日1~2次。但以牛乳或其他代乳品喂养者，大便次数较少，每日1次或2~3d1次。母乳不足可使婴儿大便次数减少而被误认为便秘，对此应添加母乳，而不是灌肠通便。

对便秘儿童，应首先区分是否应立即给予处理。若进食、全身状态以及体重的增加等均无异常，则一般不予处理，继续观察。但若大便干燥、量少又难排出，虽1d排便2~3次，但其总量比平时1次的量还少，则仍应视为便秘。特别是同时伴有食欲减退、腹部胀满，尤其伴腹痛、呕吐、血便者，则应立即寻找原因，妥善处理。

一、病因

病因可分为食物性便秘、习惯性便秘、肠管功能紊乱性便秘，以及由肠管、肛门器质性病变所引起的便秘四类。

1. 食物性便秘　①食物摄入不足。②摄入食物纤维素及水分不足。③偏食。
2. 习惯性便秘　①不规则排便习惯。②滥用泻剂或灌肠。
3. 肠管功能紊乱性便秘　①先天性巨结肠。②由各种慢性疾病引起的生活能力低下。③肌肉神经疾病。④脊髓病变（脊柱裂或隐性脊柱裂、脊髓髓膜瘤、脊髓肿瘤、脊髓炎）。
4. 肠管、肛门器质性病变引起的便秘　①肛门、直肠畸形（闭锁或狭窄）。②肛裂。③结肠过长。④肠梗阻、肠套叠。

二、诊断

绝大多数新生儿在生后24~36h内就应有胎粪排出。若无排便，就应检查有无肠道梗阻，包括肛门闭锁及狭窄。因为在梗阻以下的肠段仍可排出少量胎粪，所以即使有胎粪，也不能完全排除肠道梗阻。若便秘而同时体重不增，且常因饥饿而啼哭，则应怀疑食物摄入不足。应详细了解饮食情况、排便习惯和是否伴发其他症状，如腹痛、呕吐、腹胀等。对某些找不出便秘原因或经适当处理后仍不见效者，需用X线钡餐或钡灌肠检查，以助诊断。

三、鉴别诊断

如图3-4所示。

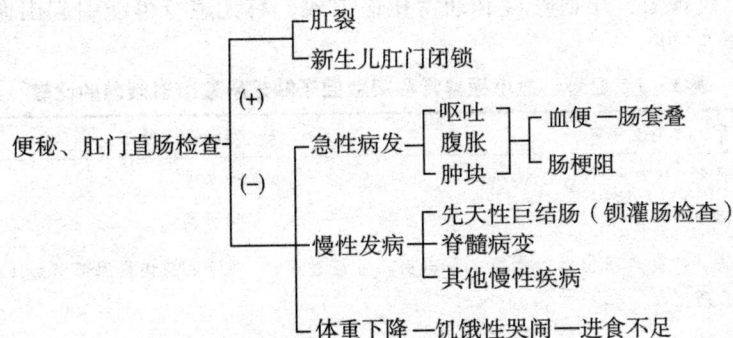

图3-4　便秘的诊断

（张亚昱）

第六节　紫癜、紫斑和出血倾向

紫癜、紫斑和出血倾向大多因为血管结构或功能异常，出凝血机制障碍所引起，其轻重表现差异可以很大，轻者仅见皮肤有少量紫癜、紫斑；重者则可发生很难控制的黏膜大量渗血，甚至可因内脏出血而危及生命。

一、病因

1. 血管异常症　由血管结构或功能异常所致。

（1）过敏性紫癜：常见于幼儿、学龄儿。伴有腹痛、关节痛，可伴发紫癜性肾炎和其他并发症。

（2）小儿单纯性紫癜：紫癜仅发生于下肢，各项出凝血检查均正常，不伴其他症状。

（3）维生素 C 缺乏症：可伴牙龈、黏膜和肌肉内出血，婴儿并可伴骨膜下出血。

（4）症状性血小板不减少性紫癜：由感染性疾病（如流行性脑脊髓膜炎、亚急性细菌性心内膜炎等）、药物（抗生素或化学性药物）、肾上腺皮质功能亢进症等引起。

（5）遗传性疾病：如皮肤弹性过度症（Ehlers Danlos 综合征）、遗传性毛细血管扩张症（Osler病）等。

2. 血小板异常性疾病　具体如下。

（1）血小板量的异常：特发性血小板减少性紫癜、多种原因引起的继发性血小板减少症、原发性及继发性血小板增多症等。

（2）血小板功能缺陷性疾病：如血小板无力症、血小板第Ⅲ因子活性异常症、继发性血小板功能异常（如继发于药物、肝脏疾病）等。

（3）其他：如血小板减少症伴巨大海绵状血管瘤（Kasabach Merrit 综合征），湿疹-血小板减少性免疫缺陷病（Wiskott Aldrich 综合征）。

3. 凝血、抗凝血功能异常　具体如下。

（1）先天性：如血友病 A（因子Ⅷ缺乏）、血友病 B（因子Ⅸ缺乏）、血友病 C（因子Ⅺ缺乏）、纤维蛋白原缺乏症等。

（2）后天性：如维生素 K 依赖性凝血因子缺乏症、新生儿出血症、各种病因引起的弥散性血管内凝血（DIC）、抗凝剂的使用、肝脏疾病等。

二、诊断

1. 病史、体征　应仔细询问发病年龄、家族史、紫癜及紫斑的出现部位、特征，有无皮下、肌肉深部出血或关节腔内出血现象，出血程度和通常止血方式，有无患有可能引起出血的原发疾病，发病前有无药物使用史等（表3-9）。

表3-9　血管、血小板异常和凝血因子缺乏所致出血倾向的比较

	血管、血小板异常	凝血因子缺乏
家族史	一般无	通常有
性别	女性多	男性多
多发部位和症状	皮肤、黏膜点状出血、紫斑、鼻出血、月经过多、消化道出血	皮下、肌肉内深部出血（血肿）、关节腔内出血
出血始发状况	突发性	迟发性
出血持续状况	短	迁延性（易再出血）
局部处理状况	压迫止血有效	止血困难，多数再发

2. 实验室检查 实验室检查对出血性疾病的诊断有重要意义，一般先做一些简易的检查项目以进行初步鉴别，包括出血时间、凝血时间、血块退缩试验、血小板计数及毛细血管脆性试验。如仅有毛细血管脆性增加，其余4项均正常，提示毛细血管异常；如出血时间延长，毛细血管脆性正常或增加，血块收缩完全或不良，提示血小板异常，其中血小板数减少者可能为血小板减少性紫癜，血小板数正常者则可能为血小板功能异常；如出血时间正常、凝血时间延长或正常，毛细血管脆性试验正常，血小板计数正常，血块退缩完全，则可能为凝血障碍或抗凝物质增多，应进一步检测白陶土部分凝血活酶时间（KPTT）、凝血酶原时间（PT）、凝血时间（TT），以做凝血性疾病的过筛试验，进一步明确诊断（图3-5）。

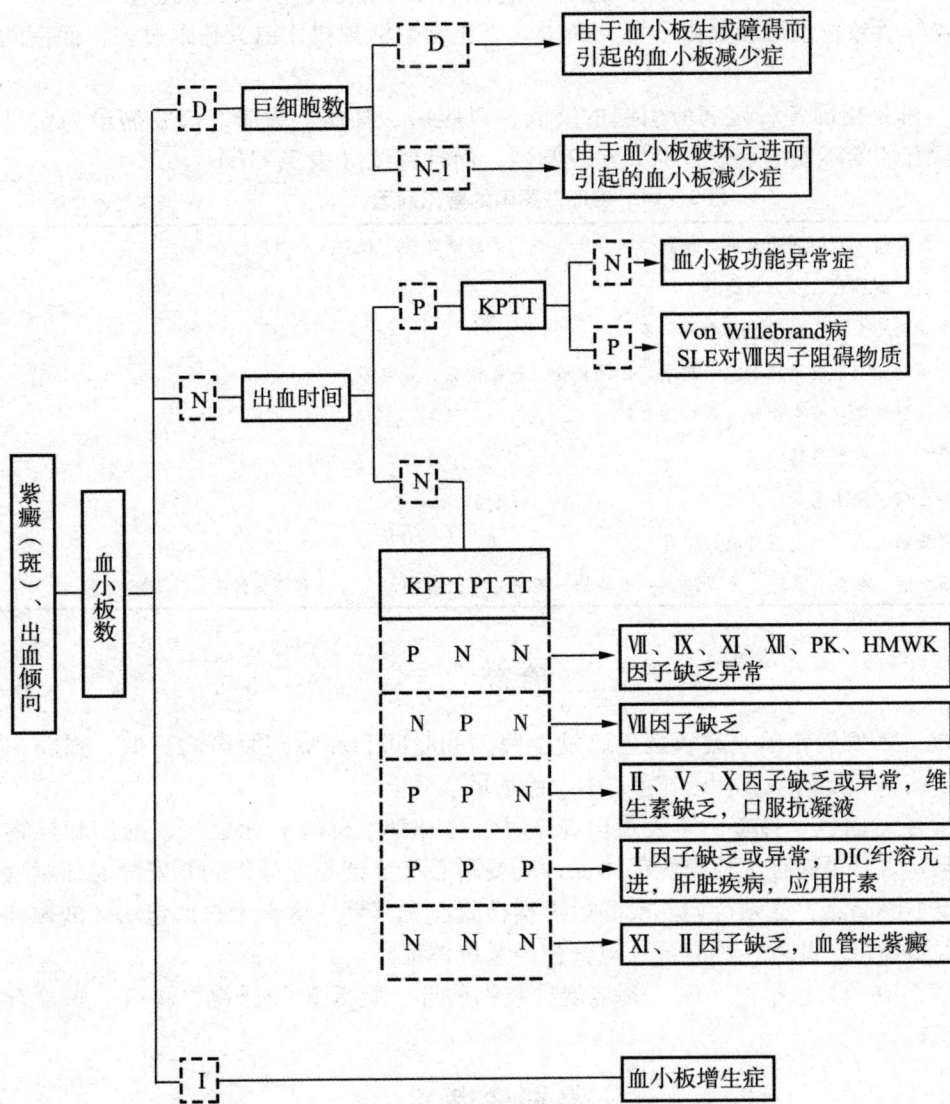

图3-5 出血倾向主要病因的鉴别诊断
D：减少；N：正常；I：增加；P：延长

（张亚昱）

第七节 婴儿哭闹

哭闹是婴儿对体内或体外刺激不适的一种反应，也就是婴儿表达要求和痛苦的一种方式。

一、病因

哭闹可分为非病理性和病理性两类。

1. 非病理性哭闹 哭声有力，除哭闹外无其他异常表现。主要原因为饥饿、口渴、鼻塞、哺乳不当致使咽下气体过多、欲排大小便等；亦可因过冷、过热、尿布潮湿、衣服过紧、被褥过量、光线过强、痛、痒、虫叮咬等所致；也可能是由于婴儿尚未建立正常生活规律，白天睡眠过多，而夜间啼哭不眠的夜啼哭。

2. 病理性哭闹 其是指因各种疾病所引起的哭闹，以腹痛、耳痛、头痛、口腔痛最为常见。病理性哭闹在发生前期常有烦躁不安的表现，啼哭常较剧烈，而且持续（表 3 – 10）。

表 3 – 10 病理性哭闹的常见病因

头、面部疾病	颅骨骨折、硬脑膜下血肿、角膜擦伤、中耳炎、外耳道疖肿、口腔炎或口腔溃疡等
神经系统疾病	脑炎、脑膜炎、颅内出血等
心血管疾病	心功能不全、心动过速或心律失常等
胃肠道疾病	胃肠道积气、肠道感染或功能紊乱、肠套叠、嵌顿性疝、肛裂等
泌尿系统疾病	泌尿道感染、睾丸扭转、尿路结石等
骨骼、关节损伤	骨折、关节脱位等
肠寄生虫病	蛔虫病、蛲虫病等
药物中毒	误服药品或药物过量造成的中毒
其他	眼、咽、喉部、鼻腔、外耳道或阴道异物，新生儿甲状腺功能亢进，婴儿脚气病、高钙血症等

二、诊断

1. 注意发病情况 如发病年龄，起病缓急，发生哭闹的时间和环境，哭声的高低、强弱、发作特点（持续或反复发作或持续加阵发），哭闹前、中及停后的表现。

2. 体格检查 要注意面色、神态、体表及口腔、耳、鼻和咽喉部等有无炎症、损伤和异物；囟门有无膨隆；心肺有无异常。更应仔细检查腹部体征，既要耐心又要细心地等待病儿安静时抓紧检查。若因病儿哭闹一时检查不够满意，必须待病儿安静后再次检查。尤其要注意有无腹部包块、嵌顿疝、明显压痛点，必要时做直肠指检。此外，还应认真检查神经系统体征。

3. 实验室及其他检查 其包括血、尿、粪常规检查；胸部、腹部 X 线透视、肠道造影检查等。必要时进行头颅 CT 检查。

三、鉴别诊断

如图 3 – 6 所示。

哭闹
- 哭声有力，除哭闹不伴其他症状和体征，食欲、大小便正常，体检无异常 —— 非病理性哭闹
  - 饥饿性哭闹 — 哺乳量不足或方法不当，喂食后哭闹
  - 要挟性哭闹 — 常伴有自暴行为，不予理睬自行停止
  - 鼻塞 —— 尤其发生于幼婴，对症状处理后哭闹
  - 夜啼症 —— 白天过度睡眠，夜间啼哭不眠
  - 外界刺激 —— 如衣服过多、过少、穿着不适，声、光刺激等环境影响，尿布潮湿等
- 病理性哭闹
  - 腹痛
    - 婴儿性腹痛 —— 为功能性疾病，多见于生后1~3个月，可于傍晚发作，阵发性哭闹，肠鸣音亢进，可能系更换食物所致
    - 肠道寄生虫病 —— 尤其常见蛔虫所致腹痛，哭闹时体态不定，绞痛着辗转不宁，并反复发作，腹软喜按
    - 胃肠道感染或功能障碍 —— 如消化不良、痢疾、急性出血性坏死性肠炎等，常发热并伴有消化道症状和粪检异常
    - 肠套叠 —— 突发剧烈而持久哭闹，可呈阵发性发作，伴呕吐、血便，腹部以扪及包块为特征，X线空气或钡剂灌肠可确诊
    - 嵌顿疝 —— 以腹股沟疝嵌顿最多见
    - 尿路感染或尿路结石 — 尿常规检查、中段尿培养、腹部X线摄片或尿路造影可确诊
  - 神经系统疾病
    - 颅内感染
    - 颅内占位性疾病 — 颅内高压征 — 囟门膨胀、脑膜刺激征或定位损害症、头颅CT检查，必要时行脑脊液检查，有助诊断
    - 颅内出血
    - 婴儿癫痫
  - 其他疾病
    - 心肺疾病 —— 伴心、肺体征
    - 皮肤疾病 —— 婴儿湿疹、荨麻疹、痱子或炎症等
    - 维生素B_1缺乏症 — 多为夜间哭闹、哭声嘶哑、腱反射减弱或消失
    - 维生素B_6缺乏症 — 以生后两周内多见，可有惊叫、惊跳或局部肌肉抽搐

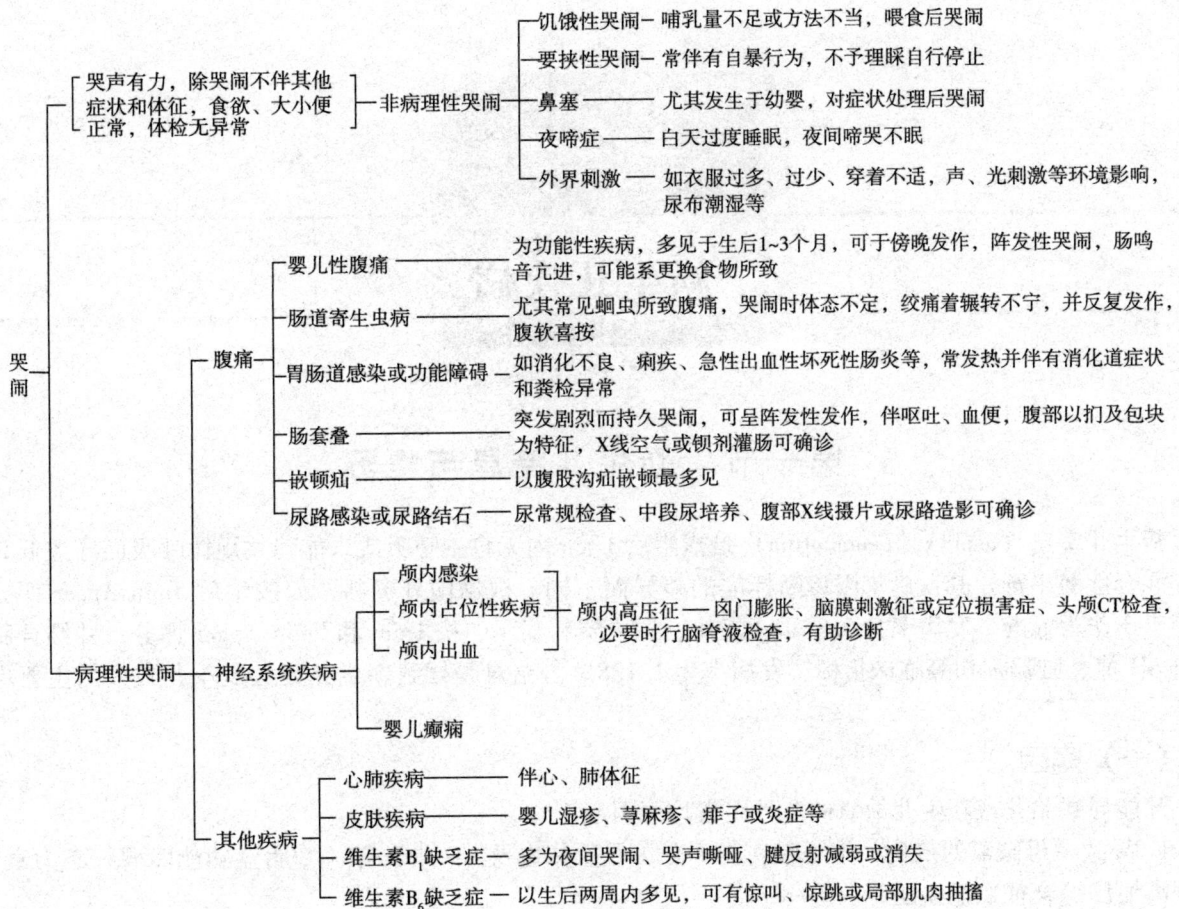

图 3-6 婴儿哭闹的鉴别

（张亚昱）

第四章

新生儿疾病

第一节　新生儿窒息与复苏

新生儿窒息（asphyxia neonatorum）是指生后 1min 内无自主呼吸或未能建立规律呼吸而导致低氧血症和混合性酸中毒。其发病率因诊断标准的差异而不同。根据国外资料，如按生后 5min Apgar 评分小于等于 3 作为标准，发病率为 0.3% ~ 0.9%；国内资料显示：按 1min 和 5min Apgar 评分，并结合脐动脉血 pH 值、脏器损伤等临床指标，发病率为 1.128%。窒息是导致新生儿死亡及小儿致残的主要疾病之一。

（一）病因

凡能导致胎儿或新生儿缺氧的各种因素均可引起窒息。

1. 导致孕母缺氧的疾病　①呼吸功能不全、严重贫血及 CO 中毒等。②胎盘功能障碍、心力衰竭、妊娠高血压综合征、低血压等。

2. 胎盘异常　前置胎盘、胎盘早剥和胎盘老化等。

3. 脐带异常　脐带受压、脱垂、绕颈、打结、过短和牵拉等。

4. 胎儿因素　贫血、宫内感染、心肌病、胎儿水肿、严重的心脏和循环功能不全等。

5. 分娩因素　难产、高位产钳、胎头吸引、臀位；产程中麻醉药、镇痛药及药使用不当等。

（二）病理生理

1. 窒息的发展过程

（1）原发性呼吸暂停（primary apnea）：缺氧初期，机体出现代偿性血液重新分配。由于儿茶酚胺分泌增加和其选择性血管收缩作用，使肺、肾、消化道、肌肉及皮肤等血流量减少，而脑、心及肾上腺的血流量增加。此时由于缺氧而导致的呼吸停止，即原发性呼吸暂停。表现为肌张力存在，心率先增快后减慢，血压升高，伴有发绀。若病因解除，经清理呼吸道和物理刺激即可恢复自主呼吸。

（2）继发性呼吸暂停（secondary apnea）：若缺氧持续存在，在原发性呼吸暂停后出现几次喘息样呼吸，继而出现呼吸停止，即继发性呼吸暂停。此时表现为肌张力消失，周身皮肤苍白，心率和血压持续下降，此阶段已对清理呼吸道和物理刺激无反应，需正压通气方可恢复自主呼吸。

2. 病理生理变化　由于脑血流自动调节功能的丧失，脑血流灌注随血压而被动变化；缺氧首先是线粒体内氧化磷酸化发生障碍，ATP 产生减少甚至停止，从而使葡萄糖无氧酵解增强、细胞毒性水肿及细胞内钙超载发生。由于氧化磷酸化和 ATP 产生减少，影响离子泵功能，使细胞内 Na^+、Cl^-，Ca^{2+} 和水潴留，细胞外 K^+ 和兴奋性氨基酸积聚。氧化磷酸化损伤可发生在窒息初期，也可发生在窒息后 6 ~ 24h；细胞损伤可以在急性期，也可呈迟发性，其损伤形式可以坏死，也可以是凋亡。

（三）临床表现

1. 胎儿宫内窘迫　早期有胎动增加，胎心率大于等于 160/min；晚期则胎动减少（小于 20/12h），甚至消失，胎心率 < 100/min；羊水混有胎粪。

2. **窒息程度判定** Apgar 评分是临床评价出生窒息程度的经典而简易方法是 20 世纪 50 年代美国人 Virginia Apgar 发明的，故称 Apgar 评分。评价标准：每项 0~2 分，总共 10 分。1min Apgar 评分 8~10 为正常（国外将 7~10 分视为正常）；Apgar 评分除反映窒息严重程度外，还可反映窒息复苏的效果及帮助判断预后。应客观、快速及准确进行 Apgar 评估；胎龄小的早产儿成熟度低，虽无窒息，但评分较低；孕母应用镇静药等，评分可较实际的低；故单纯依靠 Apgar 评分作为新生儿窒息诊断是不够全面的。

3. **并发症** 由于窒息程度不同，发生器官损害的种类及严重程度各异。常见并发症有如下几种：①中枢神经系统：缺氧缺血性脑病和颅内出血。②呼吸系统：胎粪吸入综合征、呼吸窘迫综合征及肺出血等。③心血管系统：缺氧缺血性心肌损害、持续性肺动脉高压等。④泌尿系统：急性肾小管坏死（ATN），肾功能不全及肾静脉血栓形成等；⑤代谢方面：低血糖或高血糖，低钙及低钠血症等。⑥消化系统：应激性溃疡和坏死性小肠结肠炎等。

（四）辅助检查

对宫内缺氧胎儿，胎头露出宫口时取头皮血进行血气分析，或在生后测定脐动脉血 pH 值可以估计宫内缺氧或窒息的程度；检测血糖、电解质、肝肾功能等指标有助于对代谢和脏器损害程度的判断。

（五）治疗与预防

复苏（resuscitation）必须分秒必争，由产、儿科医生合作进行。

1. **复苏方案** 采用国际公认的 ABCDE 复苏方案。①A（airway）清理呼吸道。②B（breathing）建立呼吸。③C（circulation）恢复循环。④D（drugs）药物治疗。⑤E（evaluation and environment）评估和环境（保温）。其中评估和保温（E）贯穿于整个复苏过程中。

新生儿窒息复苏可分为 4 个步骤：

（1）基本步骤：包括快速评估、初步复苏及评估。

（2）人工呼吸：包括面罩或气管插管正压人工呼吸。

（3）胸外按压。

（4）给予药物或扩容输液。

2. **具体复苏步骤** 复苏时将新生儿放在辐射保暖台上或因地制宜采取保温措施，如用预热的毯子裹住新生儿以减少热量散失等。

1）清理呼吸道（A）

（1）体位：置新生儿头轻度仰伸位（鼻吸气位）。

（2）吸引：在肩娩出前助产者用手将新生儿的口咽、鼻中的分泌物挤出。娩出后，用吸球或吸管先口咽后鼻清理分泌物。

（3）羊水胎粪污染时的处理：当羊水有胎粪污染时，无论胎粪是稠是稀，初生儿一娩出先评估新生儿有无活力。新生儿有活力时，继续初步复苏；如无活力，采用胎粪吸引管进行气管内吸引。

2）建立呼吸（B）

（1）擦干：快速擦干全身。

（2）刺激：用手拍打或手指轻弹患儿的足底或摩擦背部 2 次以诱发自主呼吸，如这些努力无效表明新生儿处于继发性呼吸暂停，需要正压人工呼吸。有关用氧的推荐：一般采用 100% 氧进行复苏。近年来有临床或实验资料显示采用空气（21% 氧浓度）复苏；其结果与 100% 氧同样有效，甚至更为安全或有效。采用空－氧混合器混合后的不同氧浓度或空气（21% 氧浓度）可能是今后新生儿复苏的趋势。

（3）气囊－面罩正压人工呼吸：指征为呼吸暂停或抽泣样呼吸；心率小于 100/min 和持续的中心性发绀。方法：正压呼吸需要 20~25cmH_2O（1.96~2.45kPa），少数病情严重的患儿用 30~40cmH_2O（2.94~3.92kPa）压力，频率 40~60/min（胸外按压时为 30/min）；以心率迅速增快、胸廓起伏、呼吸音及肤色来评价；经 30s 后有自主呼吸，且心率大于等于 100/min，可逐步减少并停止正压人工呼吸。如自主呼吸不充分，或心率小于 100/min，须继续用气囊面罩或气管导管施行人工呼吸。如心率小于 60/min，继续正压人工呼吸并开始胸外按压。

3）恢复循环（C）

恢复循环胸外心脏按压。如气管插管正压通气30s后，心率小于60/min，应在继续正压通气的条件下，同时进行胸外心脏按压。通常采用双拇指或中、示指按压胸骨体下1/3处，按压深度为胸廓前后径的1/3；胸外按压和人工呼吸的比例应为3∶1，即90/min按压和30/min呼吸，达到每分钟约120个动作，3次胸外按压1次正压呼吸。30s后重新评估心率，如心率仍小于60/min，除继续胸外按压外，考虑使用肾上腺素。

4）药物治疗（D）

在新生儿窒息复苏时，很少需要用药。

（1）肾上腺素：①指征：心搏停止或在30s正压人工呼吸和胸外按压后，心率持续小于60/min。②剂量：静脉或气管0.1～0.3ml/kg的1∶10 000溶液；气管注入0.3～1.0ml/kg的1∶10 000溶液，需要时3～5min重复1次。③用药方法：首选脐静脉导管或脐静脉注入；脐静脉插管操作过程尚未完成时，可气管内注入肾上腺素。

（2）扩容剂：①指征：有低血容量，怀疑失血或休克的新生儿在对其他复苏措施无反应时考虑扩充血容量。②扩容剂的选择：可选择等渗晶体溶液，推荐生理盐水。③方法：首次剂量为10ml/kg，经外周静脉或脐静脉（大于10min）缓慢推入。

5）复苏后监护（E）

复苏后的新生儿可能有多器官损害的危险，应继续监护，包括以下几点。

（1）体温管理。

（2）生命体征监测。

（3）早期发现并发症：继续监测维持内环境稳定，包括：氧饱和度、心率、血压、血细胞比容、血糖、血气分析及血电解质等。复苏后立即进行血气分析有助于评估窒息的程度。及时对脑、心、肺、肾及胃肠等器官功能进行监测，早期发现异常并适当干预，以减少窒息导致的死亡和伤残。

（王兴翠）

第二节　新生儿肺炎

一、概述

新生儿肺炎（neonatal pneumonia）是新生儿期最常见的疾病之一，也是新生儿死亡的重要原因。新生儿肺炎可分吸入性和感染性肺炎两大类。吸入性肺炎又可分为羊水、胎粪和乳汁吸入性肺炎，其中尤以胎粪吸入性肺炎为重，病死率高达25%以上。胎粪吸入性肺炎多见于严重宫内窘迫的婴儿，胎儿因缺氧排出胎粪，污染羊水，吸入后而发生肺炎。以足月小样儿和过期产儿多见。临床上常见为出生后不久或复苏后立即出现呼吸困难，表现为气促、呻吟、发绀和三凹征。重者可引起多种并发症包括呼吸衰竭、持续性肺动脉高压、急性呼吸窘迫综合征、气漏等。感染性肺炎可分为出生前、出生时和出生后感染，由细菌、病毒或其他病原体引起的肺部感染性疾病。出生前、出生时感染是通过血行传播或羊水感染所致。出生后感染是通过呼吸道途径或医源性传播所致。NICU中肺炎的发生率常高达10%。

二、诊断思路

（一）病史要点

1. 胎粪吸入性肺炎

（1）病史：常见于足月儿和过期产儿，多有胎儿宫内窘迫、羊水胎粪污染及出生窒息史。

（2）发病情况和症状：因产前或产时发生缺氧，刺激副交感神经引起胎儿排便，污染羊水，缺氧又刺激胎儿呼吸中枢，诱发喘息，胎儿吸入胎粪污染的羊水。临床表现主要为患儿出生后不久或复苏后即出现呼吸困难、呼吸急促，伴呻吟、三凹征，青紫明显，重者发展至呼吸衰竭。重症患儿因严重缺氧酸中毒发生肺动脉高压，持续胎儿循环，吸氧不能改善。如病情突然恶化、呼吸困难和青紫加重，提示并发气漏。本病常继发细菌感染。

2. 感染性肺炎

1）病史

出生前感染可有孕妇妊娠晚期感染或胎膜早破史；出生时感染可有产程中吸入被病原菌污染的产道分泌物或断脐不洁史；出生后感染多因密切接触者有呼吸道感染史，或患儿有其他部位感染史及接受过侵入性操作史。

2）致病因素

（1）出生前感染性肺炎：病毒为最常见的病原体，如TORCH感染，细菌感染中以大肠埃希菌、克雷白菌、利斯特菌感染、B族链球菌、金黄色葡萄球菌等常见。肺炎常为宫内全身感染表现的一部分。

（2）出生时感染性肺炎：病原体与宫内吸入污染羊水所致肺炎相仿，细菌感染以革兰阴性杆菌多见，其他还有B族链球菌、巨细胞病毒、沙眼衣原体、解脲衣原体等。多见于发热、患绒毛膜羊膜炎孕妇娩出的新生儿。

（3）出生后感染性肺炎：病原体以细菌为主，致病菌种类多，以金黄色葡萄球菌、大肠埃希菌、深部真菌感染多见，但如克雷白菌、假单胞菌、表皮葡萄球菌等机会致病菌感染增多，呼吸道合胞病毒、流感病毒、肠道病毒等病毒感染也常见。

3）发病情况和症状

宫内感染性肺炎通常在生后3d内起病，而分娩时或出生后感染要有一定潜伏期才出现症状。临床表现有体温不升或发热、反应低下、拒奶、气急、呻吟、发绀、呼吸暂停及进行性呼吸困难等。宫内感染患儿同时伴有全身感染症状，肺部体征出现较晚。产后感染性肺炎多以呼吸道症状首发。

（二）查体要点

1. 胎粪吸入性肺炎　患儿可有气促、呻吟、鼻翼扇动、皮肤发绀和三凹征现象，胸廓隆起，两肺呼吸音减低，可闻及湿啰音。脐带、皮肤、指趾甲被胎粪所黄染。重者可并发气漏或持续性肺动脉高压（PPHN）。

2. 感染性肺炎　患儿可有呼吸频率增快、呼吸困难或呼吸暂停、鼻扇、面色青紫、口吐白沫、严重者伴有吸气三凹征、黄疸、肝脾大、抽搐、昏迷等。听诊两肺呼吸音改变，可闻及干啰音、水泡音。

（三）辅助检查

1. 常规检查

1）胎粪吸入性肺炎

（1）血常规中白细胞增高提示并发细菌感染。

（2）血生化及电解质紊乱提示病情严重。

（3）血气分析可有不同程度的低氧血症、酸中毒（呼吸性、代谢性或混合性）。

（4）X线检查表现多样化，肺野密度增高，可见粗颗粒或片状、团块状、云絮状阴影，或呈节段性肺不张，伴肺气肿。重者可发生纵隔积气或气胸。

2）感染性肺炎

（1）外周血白细胞计数升高，中性粒细胞比例升高，血沉增快提示细菌感染，沙眼衣原体感染者嗜酸粒细胞增多，弓形虫、部分巨细胞病毒感染者红细胞与血小板可降低。

（2）C反应蛋白（CRP）升高提示细菌感染。

（3）有时气道吸出物涂片及培养或血培养可明确病原菌。

（4）严重病例血气分析血pH值下降、$Pa(O_2)$降低、$Pa(CO_2)$升高。

（5）血生化和电解质可异常。

（6）血中可检出病原体特异性IgM或抗原。

（7）细菌性肺炎者胸部X线片以支气管肺炎为主，可见两肺纹理增粗，边缘模糊，有斑片状或斑点状阴影，以两下肺多见。病毒性肺炎者胸片以间质性肺炎为主，肺纹理增多增粗，有网状阴影与小结节状阴影，可伴有肺气肿等。

2. 其他检查

（1）超声波检查：心脏彩色多普勒超声可确定 PPHN 的存在。

（2）有条件时可作病毒或病原体分离、用对流免疫电泳、乳胶凝集试验、酶联免疫吸附测定、放射免疫测定、聚合酶链反应等等方法快速正确做出病原学诊断。

（四）诊断标准

1. 胎粪吸入性肺炎

（1）病史中多有宫内窘迫史和羊水胎粪污染史，常为足月产儿或过期产儿。

（2）皮肤、指（趾）甲常被胎粪所污染，出生后不久或复苏后立即出现呼吸困难，表现为气促、呻吟、发绀和三凹征。重者发展至呼吸衰竭。

（3）体检胸廓隆起，呼吸音减低或有湿啰音，重者可并发气漏或持续性肺动脉高压（PPHN）。

（4）X 线表现为肺气肿、肺不张和斑片状的实变阴影或弥散性渗出影，10% ~20% 可出现气胸、纵隔积气。

（5）血气分析可有低氧血症、酸中毒（呼吸性、代谢性或混合性）。

2. 感染性肺炎

（1）母亲有妊娠晚期感染史和（或）有羊膜早破史，患儿有吸入污染羊水、脐带或皮肤等感染史，或有感染接触史。

（2）体温不升或发热、反应低下、拒奶、气急、口吐白沫、鼻翼扇动、呻吟、发绀、呼吸暂停及进行性呼吸困难等。

（3）肺部闻及干、湿啰音，这在疾病早期可以阴性，常生后 12 ~48h 后开始出现。

（4）宫内和分娩过程中感染发生的肺炎，胸部 X 线检查在出生后第 1 天表现可不明显，第 2 天或第 3 天才出现明显改变。X 线表现以支气管肺炎为主，呈点状或斑片状渗出阴影，大小不等，以两下肺、心膈角、左心后区多见。少数严重病例 X 线表现的小片状阴影可融合成大片状阴影，并可并发肺不张及肺气肿。

（5）白细胞计数和分类、血沉、CRP 等对评价新生儿感染性肺炎病原学有参考价值，如沙眼衣原体感染可有嗜酸粒细胞升高，细菌感染者白细胞、中性粒细胞、CRP 升高。

（6）气道吸出物培养或血培养阳性，病原体抗原或特异性 IgM 阳性。

3. 分型诊断

（1）产前感染性肺炎：出生后 24h 内发病，多有窒息史，窒息复苏后可见呼吸快、呻吟、反应差、体温不稳定，逐渐出现肺部湿啰音等表现。血行感染者缺乏肺部体征。血白细胞计数多正常。母有产前发热、胎膜早破等史。

（2）产时感染性肺炎：出生后数日至数周后发病，临床表现因感染的病原体不同而差别较大，且容易发生全身感染。脐血特异性 IgM 增高，或胃液及气管分泌物涂片、培养可阳性。

（3）产后感染性肺炎：起病较缓慢，常先有上呼吸道感染症状，继之出现呼吸急促、鼻扇、口吐白沫、发热、肺部湿啰音等表现。鼻咽分泌物培养、病毒分离或抗原检查可阳性，血特异性 IgM 可阳性。胸部 X 线表现为局灶性或弥漫性炎症。

（五）诊断步骤

诊断步骤见图 4 - 1。

```
┌─────────────────┐
│   病史和临床表现   │
└─────────────────┘
         │
         ▼
┌──────────────────────────┐
│ 胸部X线检查和血常规及其他辅助检查 │
└──────────────────────────┘
         │
         ▼
┌─────────────────┐
│  排除呼吸系统其他疾病  │
└─────────────────┘
         │
         ▼
┌───────────┐
│   分型诊断   │
└───────────┘
```

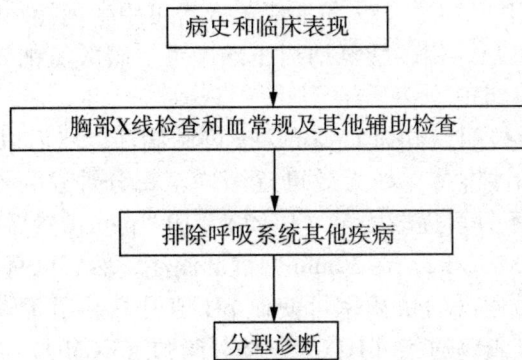

图4-1 新生儿肺炎诊断流程图

（六）鉴别诊断

1. **新生儿呼吸窘迫综合征** 以早产儿多见，无明显的羊水或胎粪污染史及吸入史。胸部 X 线呈肺野透亮度减低及支气管充气征象，无肺气肿表现。

2. **新生儿湿肺** 无羊水污染史及吸入史。症状轻，胸部 X 线片显示肺泡、叶间或胸膜腔积液。

3. **胎粪吸入综合征** 常与产时感染性肺炎合并存在，两者不易严格区别。前者有宫内窘迫、羊水污染史，出生后即出现呼吸困难。胸部 X 线片表现肺纹理增粗、斑点状阴影或肺气肿。后者可有体温波动，气道分泌物培养阳性，胸部 X 线呈小灶性或斑片状阴影。

4. **先天性心脏病** 孕母常有妊娠期病毒感染史。体检心前区可闻及收缩期或（和）舒张期杂音。二维超声心动图可明确诊断。

5. **膈疝** 出生后即出现阵发性呼吸急促及发绀。但腹部凹陷，患侧胸部呼吸音减弱甚至消失，闻及肠鸣音，胸部 X 线见患侧胸部有充气的肠曲或胃泡影及肺不张时明确诊断。

三、治疗措施

（一）经典治疗

1. 胎粪吸入性肺炎

1）清理呼吸道，保持气道通畅

见到胎粪污染羊水时，应在胎头刚娩出而肩尚未娩出时，迅速吸净口腔、鼻咽部分泌物，并立即评价新生儿有无活力，有活力（心率 >100 次/min、哭声响亮、肤色红润、肌张力好）者先观察，必要时复苏，若无活力者，胎儿娩出后不要急于刺激呼吸，助手应双手限制胸廓，不使之呼吸，抢救者迅速行直接喉镜行气管内吸引，深入地吸出气管内分泌物，直到吸清为止。在气道未吸清之前，切勿做正压通气，以免将胎粪污染物压向肺内。

2）氧疗及机械通气

根据血气分析供氧，轻症者清理呼吸道后经面罩吸氧或用持续气道正压通气（CPAP）治疗数天可恢复。严重病例须机械通气，并根据胸片情况调节呼吸机参数，如胸片以肺不张为主，血气分析 Pa(O_2)明显降低时，选较高的最大吸气压力（PIP）$25 \sim 30cmH_2O$（$2.45 \sim 2.94kPa$），呼气末正压（PEEP）不超过 $5cmH_2O$（$0.49kPa$）；如胸片以肺气肿为主或血气分析以 Pa(CO_2)增高为主，则 PIP 应稍降低至 $20 \sim 25cmH_2O$（$1.96 \sim 2.45kPa$），PEEP 为 $3cmH_2O$（$0.29kPa$），呼吸频率稍快，$40 \sim 50$ 次/min，并适当延长呼气时间，以维持 Pa(O_2) $60 \sim 80mmHg$（$7.98 \sim 10.64kPa$）或 $TcSO_2$ 90% ~ 95%。少数重度患儿常频通气无效或已发生气漏时，可改用高频通气有效。

3）抗生素治疗

继发感染时，可根据气道吸出物、血培养结果选用有效抗生素治疗。

4）对症治疗

（1）肺表面活性物质（PS）应用：肺内胎粪抑制 PS 合成，在生后 6h 内气道内注入 PS，每次

150mg/kg，每 6~12h 1 次，可用 3~4 次。大量胎粪吸入者可用生理盐水肺灌洗，然后用 PS 治疗。

（2）纠正酸中毒：改善通气后，用碳酸氢钠纠正酸中毒。碳酸氢钠 ml 数 = −BE×体重×0.5。轻度酸中毒时可通过改善循环加以纠正。

（3）PPHN 治疗：可用酚妥拉明，首剂 1~2mg/kg 静脉滴注，然后以每小时 0.5~1.0mg/kg 维持。前列环素每分钟 20ng/kg 静脉滴注维持，如无效可逐渐增至每分钟 60ng/kg。也可氧化亚氮（NO）吸入，先用 $5×10^{-6}$ ppm，如疗效不好可逐渐增至 $(1~2)×10^{-5}$ ppm，然后逐渐减少，维持 3~4d。也可应用硫酸镁，浓度 5%，首剂 200mg/kg，在 30min 内静脉滴注，然后以每小时 20~50mg/kg 维持，注意心率、呼吸、血压。另外，机械通气的快频率可使血 pH 值升高，用于降低肺动脉高压，治疗 PPHN。对机械通气失败者国外应用高频震荡通气（HFOV）体外膜肺（ECMO）或液体通气（LV）等治疗。

（4）护理：注意保暖，供给营养和液量，水的需要量 80~100ml/（kg·d），保证内环境稳定。不能经口喂养者可鼻饲或静脉滴注营养液，维持血压、血糖、血气正常。严密观察病情进展。

（5）并发气胸或纵隔积气时，轻者可等待其自然吸收，重者应立即穿刺抽气或胸腔插管闭式引流。

2. 感染性肺炎

1）呼吸道管理

气管分泌物多时给予雾化吸入、吸痰、定期翻身拍背等胸部物理治疗，保持呼吸道通畅。

2）供氧

有低氧血症时可根据病情选择不同方式给氧，呼吸衰竭时行机械通气，使 Pa（O$_2$）维持在 50~80mmHg（6.65~10.64kPa）。

3）抗病原体治疗

应及时做痰培养，根据药敏选用抗生素。宫内或分娩过程中感染的肺炎，多为大肠杆菌等感染所致，选用针对革兰阴性杆菌的抗生素，如氨苄西林、头孢噻肟等。产后感染者多为金黄色葡萄球菌、大肠杆菌等所致，选用广谱抗生素如头孢呋辛、头孢曲松。获得药敏试验结果后可进行调整。医院内感染者耐药菌株较多，应根据药敏试验结果选用。沙眼衣原体或解脲支原体肺炎可用大环内酯类抗生素。病毒感染者可用抗病毒药物，如利巴韦林雾化吸入，或 α 干扰素 20 万~100 万 IU/d，肌肉注射，连用 5~7d。

4）对症治疗

（1）注意保暖，合理喂养，供给足够的营养与液体，常用血浆、氨基酸、脂肪乳等供应热量及营养，总液量控制在每日 60~100ml/kg，保持水、电解质及酸碱平衡。有酸中毒时须测血气分析，予以监控。呼吸性酸中毒在供氧后可以纠正，代谢性酸中毒须补充碳酸氢钠予以纠正。

（2）免疫疗法：重症肺炎及极低出生体重儿可辅以免疫疗法，如静脉滴注免疫球蛋白 400mg/（kg·d），连用 3~5d，或应用重组粒细胞集落刺激因子，提高患儿的抗病能力。

（3）出现胸腔积液、脓气胸时可立即行闭式引流、抽气排脓等。

（二）治疗措施

1. 胎粪吸入性肺炎　治疗措施见图 4-2。

2. 感染性肺炎　治疗措施见图 4-3。

羊水胎粪污染时，生后立即评价

有活力者 ← → 无活力者

胎粪稀薄——观察

胎粪黏稠——观察，必要时复苏

气管插管清吸分泌物，注入PS

复苏(包括正压通气，胸外心脏按摩，药物)

好转 | 无改善

行无创CPAP，监护，观察

改用高频通气或NO吸入等

保暖，纠酸，维持内环境稳定，抗生素预防，对症等

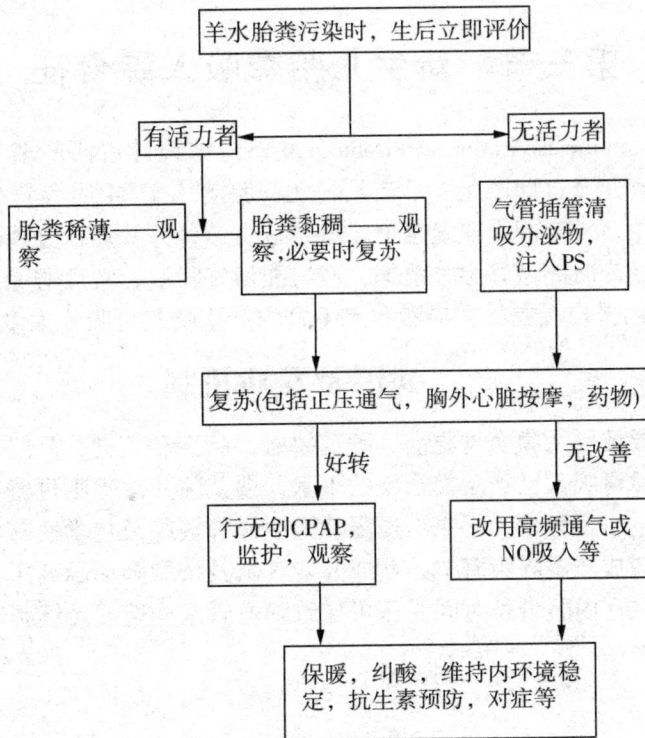

图4-2 胎粪吸入性肺炎治疗流程图

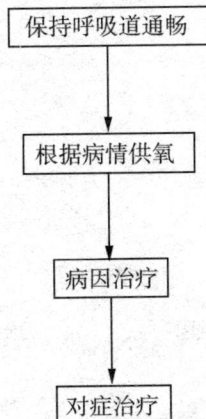

保持呼吸道通畅

↓

根据病情供氧

↓

病因治疗

↓

对症治疗

图4-3 感染性肺炎治疗流程图

四、预后

新生儿肺炎目前根据临床实践，将其分为吸入性肺炎和感染性肺炎两大类，两类肺炎可独立存在，也可先后发生或同时并存。在吸入性肺炎中，以胎粪吸入性肺炎为重，预后差。其预后与出生时窒息程度、复苏措施是否得当、吸入胎粪的多少、有否发生大量气胸和纵隔气肿，以及炎症及肺不张范围的大小、治疗措施是否得当有力有关。国内报道胎粪吸入性肺炎发病率为0.2%～2.2%，病死率7.0%～15.2%，国外报道发病率为1.0%～9.2%，病死率4.2%～28.0%。感染性肺炎，其疾病严重程度与感染的时间有关，感染时间越早，预后越差。出生前感染性肺炎比较严重，有的出生时即为死胎。出生后感染性肺炎发生率在新生儿肺炎中却最高，亦是新生儿死亡的重要原因。据统计，围生期感染性肺炎病死率为5%～20%。

（王兴翠）

第三节　新生儿胎粪吸入综合征

　　胎粪吸入综合征（meconium aspiration syndrome，MAS）据统计占活产新生儿的1.2%～1.6%，本病发生于足月儿、小于胎龄儿及过期产儿；早产儿（尤其胎龄小于34周者）虽有严重窒息，在宫内也不排胎粪。此类婴儿病史中，常有围生期窒息史，母亲常有产科并发症，分娩时常有产程延长及羊水胎粪污染史，如在妊娠末期或产时能做好胎心监护，产房能做好吸引，常可避免大量胎粪吸入，急慢性缺氧（或）感染均可造成宫内排出胎粪，在应激状态下宫内产生喘气可吸入大量胎粪污染羊水。

一、病因及发病机制

　　急、慢性宫内缺氧可导致肠系膜血管收缩，肠道缺血，肠蠕动亢进，肛门括约肌松弛而引起宫内排胎粪，宫内缺氧胎儿呼吸时可吸入已被胎粪污染的羊水，婴儿前几次呼吸可将在上呼吸道含胎粪小颗粒的羊水吸入细支气管，产生小节段性肺不张，局限性阻塞性肺气肿及化学性肺炎，使肺的通气、血流比例失调，影响气体交换，造成严重呼吸窘迫，甚或并发气胸及持续肺动脉高压，胎粪吸入综合征患儿约有1/3并发肺动脉高压，在宫内脐带长时间受压可导致肺血管重构造成持续肺动脉高压（图4-4）。

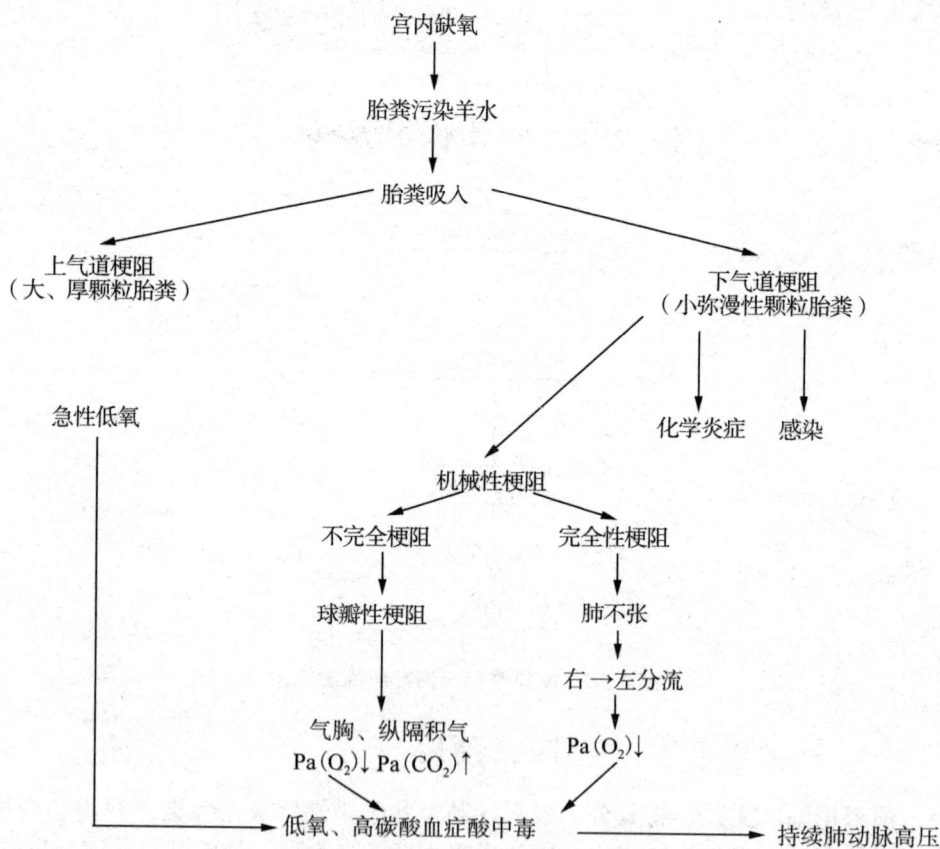

図4-4 胎粪吸入综合征的病理生理

二、临床表现

　　婴儿出生时皮肤常覆盖胎粪，指、趾甲及脐带为胎粪污染呈黄、绿色，经复苏，建立自主呼吸后不久即出现呼吸困难、青紫。当气体滞留于肺部时，因肺部过度扩张可见胸廓前、后径增宽呈桶状，听诊可闻粗大啰音及细小捻发音；出生时有严重窒息者可有苍白和肌张力低下，由于严重缺氧可造成心功能不全、心率减慢，末梢循环灌注不足及休克表现。10%～20%可伴有气胸及纵隔积气，严重病例当并发持续胎儿循环时呈严重青紫。多数病例于 7~10d 恢复。

三、X 线表现

1. 轻型　肺纹理增粗，呈轻度肺气肿，横膈轻度下降，诊断需结合病史及临床，常仅需吸入低于 40% 氧，吸氧时间小于 48h。

2. 中型　肺野有密度增加的粗颗粒或片状、团块状、云絮状阴影；或有节段肺不张及透亮充气区，心影常缩小，常需吸入大于 40% 氧，持续吸氧时间大于 48h，但无气漏发生。

3. 重型　两肺有广泛粗颗粒阴影或斑片云絮状阴影及肺气肿现象，有时可见肺不张和炎症融合形成大片状阴影，常并发气胸或纵隔积气，需机械通气治疗，持续通气时间常超过 48h，常伴肺动脉高压。

四、治疗

1. 清理呼吸道　见到胎粪污染羊水时，于婴儿胸部娩出前清理口、鼻、咽分泌物，用大口径吸管吸出含胎粪的黏液、羊水，窒息如无活力婴儿出生时立即在喉镜下用胎粪吸引管作气管内吸引，然后再按复苏步骤处理，必要时需再次气管插管吸引。如自主呼吸有力可拔除气管插管，继续观察呼吸症状，同时摄胸片了解肺部吸入情况。生后的前 2h 内，每 30min 行胸部物理治疗及吸引一次，如有呼吸道症状出现，胸部 X 线片有斑片阴影时，以后每隔 3~4h 作胸部物理治疗及吸引一次。

2. 一般处理及监护　应注意保温，需将患儿置于合适的中性环境温度中；有呼吸系统症状者应进行血氧监测，可做血气或以经皮测氧仪或脉搏血氧饱和度仪监测氧合状态，及时处理低氧血症，如有严重低氧血症疑并发持续肺动脉高压时，如条件许可应作脐动脉插管。严重窒息者应每隔 2h 监测血压 1 次，当有低血压，灌流不足及心搏出量不足表现时，可输入生理盐水，必要时可考虑血浆或 5% 清蛋白；对于严重窒息患儿尚需精确记录尿量，为防止脑水肿及肾衰竭，需限制液体，生后第 1 天给液量为 60ml/kg，第 2 天根据尿量可增加至 60~80ml/kg，有代谢性酸中毒者应以碳酸氢钠纠正。此外尚需监测血糖及血钙，发现异常均应及时纠正。

3. 氧疗　物理治疗过程中需同时供氧，证实有低氧血症时应给予头罩湿化、加湿吸氧，随时调整吸入氧浓度，使血氧分压保持在 6.65kPa 以上，因持续低氧会造成肺血管痉挛并发持续肺动脉高压。

4. 机械通气　严重病例当吸入氧浓度增加至 60%，而 Pa（O$_2$）< 6.65kPa 或 Pa（CO$_2$）> 7.98kPa 时需机械通气治疗，呼吸机应用参数各家报道并不完全一致，但为防止空气进一步滞留于肺内不能用太高呼气末正压，推荐用 0.196~0.390kPa（2~4cmH$_2$O，1cmH$_2$O = 0.098kPa），有人认为可用较高吸气峰压 2.94~3.43kPa（30~35cmH$_2$O），呼吸频率 20~25 次/min，吸气时间 0.4~0.5s，应有足够呼气时间；也有人认为开始呼吸机设置可为：吸入氧浓度 0.8，呼吸频率 60 次/min，吸气峰压 2.45kPa，呼气末正压 0.29kPa。某些患儿对较快的通气频率及较短的吸气时间（每次 0.2s）反应良好，常规呼吸机治疗失败或并发气漏时，改用高频振荡通气常能取得良好效果。呼吸机应用过程中如有躁动需同时用镇静剂或肌肉松弛剂，胎粪吸入综合征患儿在机械通气时，随时应警惕气胸之发生，需准备好抽气注射器及排气设备。

5. 药物治疗　胎粪会加速细菌生长，故当 X 线胸片显示肺部有浸润变化时应常规给予广谱抗生素治疗，必要时作气管分泌物细菌培养。

6. 严重低氧血症病例　经上述处理不能使低氧改善时，常并发持续肺动脉高压。

五、预防

对于有胎盘功能不良的孕妇如妊娠毒血症或高血压等，或已确诊为小于胎龄儿及过期产儿时，在妊娠末近分娩期应做胎心监护，发现胎粪污染羊水时，应作好吸引胎粪及复苏准备，力争建立第 1 次自主呼吸前，吸出咽喉部及气管内胎粪。

（王兴翠）

第四节　新生儿呼吸窘迫综合征

一、概述

新生儿呼吸窘迫综合征（neonatal respiratory distress syndrome，NRDS）又称为新生儿肺透明膜病（hyaline membrane disease，HMD），是由于肺表面活性物质不足而引起的新生儿疾病，在我国其发病率约为1%，较欧美国家低。本病多发生在胎龄小于35周的早产儿，尤以胎龄小于32周、出生体重低于1 500g者为多见，病死率可达25%。胎龄越小发病率越高。近年来由于诊断技术的进步、表面活性物质替代物质的应用，病死率已逐年下降。其发病是由于早产、缺氧、低体重、孕妇患糖尿病等多种因素造成肺表面活性物质不足，加之低氧血症造成血管痉挛，使肺血液灌注量不足，血管通透性增加，最终促使肺透明膜形成所致。而低体重儿由于其肺的成熟度差，母亲糖尿病时其血中高浓度胰岛素能拮抗肾上腺皮质激素的，可延迟胎儿的肺成熟，造成表面活性物质不足而引起本病。其发病率比正常高5～6倍。

二、诊断思路

（一）病史要点

1. 出生史　肺表面活性物质在胎龄20～24周时初现，35周后始迅速增加，故本病多见于早产儿，出生时胎龄越小，发病率越高。在围生期窒息，急性产科出血如前置胎盘、胎盘早剥、双胎第二婴和母亲低血压时，肺透明膜病的发生率均显著增高。糖尿病母亲，婴儿由于胰岛素拮抗肾上腺皮质激素对卵磷脂的合成作用，肺成熟延迟，其肺透明膜病的发生率可增加5～6倍。剖宫产婴儿因减除了正常分娩时子宫收缩使肾上腺皮质激素分泌增加而促进肺成熟的作用，故肺透明膜病的发生率亦明显高于正常产者。

2. 发病情况与症状　NRDS患儿出生时或生后不久（4～6h内）即出现呼吸急促（呼吸频率＞60次/min）、呼气呻吟声、鼻扇和吸气性三凹征等典型体征；由于低氧血症，表现为发绀，严重时面色青灰，并常伴有四肢松弛；心音由强转弱，有时在胸骨左缘可听到收缩期杂音；肝可增大；肺部听诊早期多无阳性发现，以后可闻及细湿啰音。

（二）查体要点

（1）出生时哭声正常，4～6h后出现呼吸频率增快（大于60次/min）、呼气性呻吟、吸气性三凹征、鼻翼扇动、青紫及呼吸不规则，并呈进行性加重。两肺呼吸音减低，四肢肌张力降低。

（2）常伴有四肢松弛。

（3）心音由强转弱，有时在胸骨左缘可听到收缩期杂音。

（4）肺部听诊早期多无阳性发现，以后可闻细湿啰音。

（5）肝脏可增大。

（三）辅助检查

1. 常规检查

（1）血常规检查。

（2）血气分析：$Pa(O_2)$下降，$Pa(CO_2)$升高，酸中毒时碱剩余（BE）减少。

（3）X线检查：两侧肺野普遍性透光度下降，呈毛玻璃状（称为"白肺"），有支气管充气征。

2. 其他检查　胃液振荡试验：患儿检查结果为阴性，提示肺表面活性物质缺乏。

（四）诊断标准

根据生后24h胸片特点即可诊断，必要时可做胃液振荡试验。还应注意可能有肺部感染同时存在。出生后12h开始出现呼吸困难者一般不考虑本病；但轻症患儿也可较晚起病，有迟至24～48h者。

具有下述第（1）、（2）、（3）、（4）项，伴或不伴第（5）项，可诊断为新生儿呼吸窘迫综合征。

（1）多见于早产儿、剖宫产儿、窒息新生儿、低体重儿或母亲为糖尿病的新生儿。

（2）出生时正常，4~6h后出现呼吸频率增快（大于60次/min），出现呼气性呻吟、吸气性三凹征、鼻翼扇动、青紫及呼吸不规则，并呈进行性加重；两肺呼吸音减低，四肢肌张力降低。

（3）血气分析Pa（O$_2$）下降，Pa（CO$_2$）升高，酸中毒时碱剩余（BE）减少。胃液振荡试验阴性。

（4）X线检查两侧肺野普遍性透光度下降，呈毛玻璃状，有支气管充气征。

（5）排除其他原因或疾病引起的新生儿呼吸增快或不规则，如新生儿湿肺、肺炎等。

（五）诊断步骤

诊断步骤见图4-5。

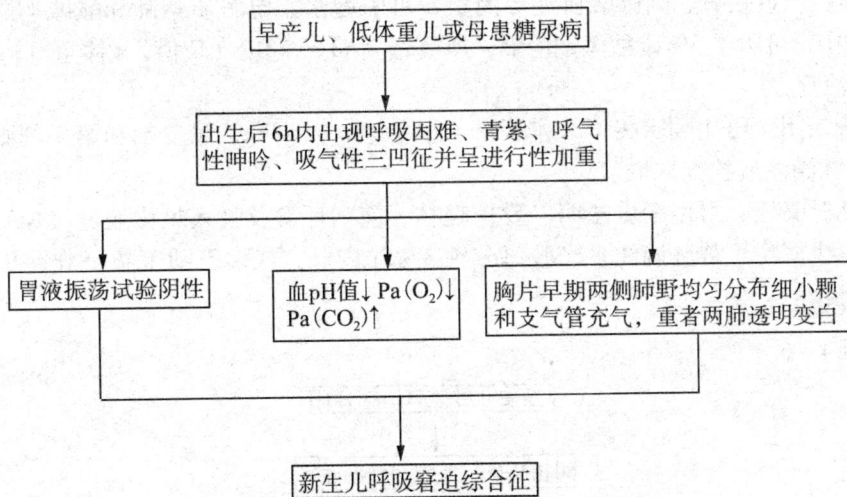

图4-5 新生儿呼吸窘迫综合征诊断流程图

（六）鉴别诊断

1. 湿肺 多见于足月儿或剖宫产儿，其症状轻、病程短、预后好，胃液振荡试验阳性，胸片无肺透明膜病的表现，肺瘀血和叶间积液较常见。

2. 颅内出血 缺氧引起者多见于早产儿，产伤引起者多见于足月儿，表现为呼吸抑制或不规则，神经系统症状抑制或兴奋。头颅CT检查可确诊。

3. B族β溶血性链球菌感染 本病极似呼吸窘迫综合征，但本病患儿有胎膜早破或产程延长史，或妊娠后期母亲有感染史，母亲宫颈拭子培养示B族β溶血性链球菌阳性。只要及时做血培养、患儿胃液或气管分泌物镜检或培养，可发现链状排列的革兰阳性球菌。

4. 胎粪吸入性肺炎 多见于足月儿和过期产儿，有窒息史和胎粪吸入史，胃液振荡试验阳性，胸片有不规则的斑片状阴影，肺气肿明显。

三、治疗措施

应及早治疗，进行呼吸支持以纠正低氧血症，同时纠正酸碱平衡紊乱，保证营养的供给，使用肺泡表面活性物质，保证患儿安全度过72h危险阶段。

（一）经典治疗

1. 一般治疗 注意保暖与能量供应，应行静脉营养。

2. 基本治疗

1）呼吸支持

患儿在出生后不久出现呼吸困难与呼吸性呻吟时，常可发展为呼吸衰竭，为此须进行呼吸支持。

（1）持续气道正压呼吸（CPAP）给氧：一旦发生呼吸性呻吟应给予CPAP，CPAP可使肺泡在呼气末保持一定的压力，以增加功能残气量，防止肺泡萎缩，增加肺泡气体交换面积，减少肺内分流，从而改善缺氧状态。

（2）机械通气：对反复性呼吸暂停、自主呼吸较表浅、CPAP 压力超过 7cmH$_2$O（0.686kPa）仍无效或 Pa（CO$_2$）仍升高者，应及时使用机械通气。

2）表面活性物质（PS）替代治疗

表面活性物质一般每次用 100~200mg/kg，早期给药是治疗成功的关键，约需使用 2 次，间隔时间为 10~12h。将表面活性物质经气管插管注入肺内，分仰卧、左侧位和右侧位等不同体位均等注入。

3）抗生素治疗

若与肺部 B 族 β 溶血性链球菌感染不易鉴别时可加用青霉素治疗。

4）保持内环境稳定

由于本病均存在严重缺氧、高碳酸血症等因素，可引起水、电解质紊乱和酸碱平衡失调，应及时纠正，纠正代谢性酸中毒可给予 5% 碳酸氢钠溶液，所需量（ml）＝BE（负值）×体重（kg）×0.5。

5）并发症的治疗：

（1）动脉导管未闭：可用吲哚美辛（消炎痛），首剂 0.2mg/kg，第 2 剂和第 3 剂则改为 0.1mg/kg，每剂间隔 12h，静脉滴注或栓剂塞肛。

（2）持续肺动脉高压：可用酚妥拉明、妥拉唑林、前列环素及吸入氧化亚氮（NO）等治疗。

（3）低血压、少尿：可静脉滴注多巴胺每分钟 3~5μg/kg，或多巴酚丁胺每分钟 8~10μg/kg 维持。

（二）治疗措施

治疗措施见图 4-6。

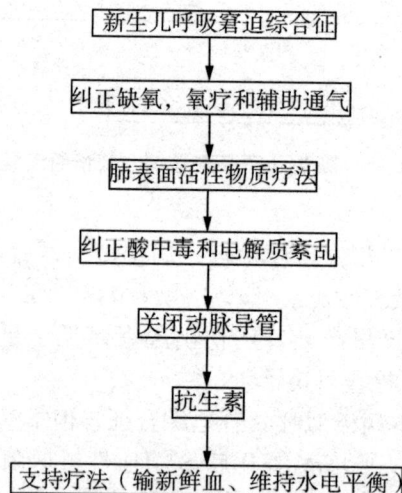

图 4-6 新生儿呼吸窘迫综合征治疗流程图

四、预后

新生儿呼吸窘迫综合征的病情重，病死率较高。近年来由于机械通气技术的改善，加上 PS、NO 吸入以及 ECMO、LV 等技术的应用，发达国家新生儿呼吸窘迫综合征的病死率已明显下降，一般为 20%~30%，国内病死率较前也有所下降，但仍达 50%~60%。如机械通气技术使用得当，使患儿能度过呼吸衰竭关，则病死率可明显下降。X 线胸片提示病变为 Ⅰ~Ⅱ级即给予积极治疗，则预后较好，如果已发生严重的呼吸衰竭，且 X 线胸片提示为"白肺"方开始治疗，则病死率很高。

（王兴翠）

第五节　新生儿持续肺动脉高压

出生后胎儿心血管系统必须很快适应宫外生活的新需求，其循环的转换（circulation transition）障碍在新生儿肺动脉高压的发生中起重要作用。如果不能顺利实现出生后肺血管阻力（pulmonary vascular resistance，PVR）的持续下降，可引起持续肺动脉高压（persistent pulmonary hypertension of the newborn，PPHN）。PPHN 指生后肺血管阻力持续性增高，肺动脉压超过体循环动脉压，使由胎儿型循环过渡至正常"成年人"型循环发生障碍，而引起的心房和（或）动脉导管水平血液的右向左分流，临床出现严重低氧血症等症状。PPHN 多见于足月儿、近足月或过期产儿，但是早产儿亦可出现肺血管阻力的异常增高。该病已成为新生儿监护病房（NICU）的重要临床问题，可出现多种并发症，包括死亡、神经发育损伤和其他问题。

一、生后循环转换的生理

生后循环转换指生后数分钟至数小时的循环调整，也是生后生理变化最明显的时期。当肺血管阻力（pulmonary vascular resistance，PVR）由胎儿时期的高水平降至生后的低水平时，肺血流可增加 8～10 倍，以利于肺气体交换。相关促进生后肺阻力降低的事件包括：

（1）肺的通气扩张。

（2）氧的作用：生后血氧分压的增加可进一步降低肺血管阻力。

（3）脐带的结扎：脐带结扎使新生儿脱离了低血管阻力的胎盘，使体循环阻力增加。

二、病因

1. 宫内慢性缺氧或围生期窒息　其是最常见的相关发病因素；慢性缺氧可致肺小动脉的重塑和异常机化；生后急性缺氧可致缩血管介质的释放以对抗生后肺血管的扩张。

2. 肺实质性疾病　其常见有呼吸窘迫综合征（RDS）、胎粪吸入综合征（MAS）和肺炎等，它们可因低氧而出现肺血管收缩、肺动脉高压。

3. 肺发育不良　其包括肺实质及肺血管发育不良，如肺泡毛细血管发育不良（alveolar capillary dysplasia）、肺实质发育低下和先天性膈疝。

4. 心功能不全　病因包括围生期窒息、代谢紊乱、宫内动脉导管关闭等；母亲在产前接受非激素类抗感染药物如布洛芬、吲哚美辛和阿司匹林等，使宫内动脉导管过早关闭，致外周肺动脉的结构重塑，肺动脉肌化（muscularization）、肺血管阻力增高。

5. 肺炎或败血症　由于细菌或病毒、内毒素等引起的心脏收缩功能抑制、内源性 NO 的抑制、血栓素和白细胞三烯的释放、肺微血管血栓，血液黏滞度增高，肺血管痉挛等。

6. 其他　遗传因素、母亲在孕期使用选择性 5 羟色胺再摄取抑制药、孕妇甲状腺功能亢进等。

三、病理

1. 肺血管适应不良（maladaptation）　其指肺血管阻力在生后不能迅速下降，而其肺小动脉数量及肌层的解剖结构正常。肺血管阻力的异常增加是由于肺实质性疾病如胎粪吸入综合征（MAS）、RDS、围生期应激、如酸中毒、低温、低氧、高碳酸血症等引起；这些患者占 PPHN 的大多数，其改变是可逆的，对药物治疗常有反应。

2. 肺血管发育不良（maldevelopment）　慢性宫内缺氧可引起肺血管重塑（remodeling）和中层肌肥厚；宫内胎儿动脉导管早期关闭（如母亲应用阿司匹林、吲哚美辛等）可继发肺血管增生；对于这些患者，治疗效果较差。

3. 肺血管发育不全（underdevelopment）　其指呼吸道、肺泡及相关的动脉数减少，血管面积减小，使肺血管阻力增加。该型 PPHN 的病理改变可见于先天性膈疝、肺发育不良等，其治疗效果最差。

四、临床表现

患者多为足月儿或过期产儿，可有羊水被胎粪污染、围生期窒息、胎粪吸入等病史。生后除短期内有窘迫外，在生后24h内可发现有发绀，如有肺部原发性疾病，患儿可出现气急、三凹征或呻吟，动脉血气显示严重低氧，二氧化碳分压相对正常。应强调在适当通气情况下，任何新生儿早期表现为严重的低氧血症与肺实质疾病的严重程度或胸部X线表现不成比例、并除外气胸及先天性心脏病时均应考虑PPHN的可能。

PPHN患儿常表现为明显发绀，一般吸氧不能缓解；通过心脏听诊可在左或右下胸骨缘闻及三尖瓣反流所致的收缩期杂音。因肺动脉压力增高而出现第二心音增强。

当新生儿在人工呼吸机应用时，呼吸机参数未变而血氧分压不稳定（libility of oxygenation）应考虑有PPHN可能。

五、诊断

1. 诊断试验

（1）高氧试验：新生儿发绀可由多种原因引起。高氧吸入试验的目的是将PPHN或发绀型先天性心脏病与肺部疾病所致的发绀进行鉴别。肺部疾病所出现的发绀在高氧浓度（如100%）吸入后可出现血氧分压的显著上升。如缺氧无改善提示存在PPHN或发绀型心脏病所致的右向左血液分流。如血氧分压大于150mmHg（19.95kPa），则可排除大多数发绀型先天性心脏病。

（2）高氧高通气试验：PPHN或发绀型先天型心脏病在一般吸氧后血氧分压常无明显改善。在PPHN，如能使肺血管阻力暂时下降则右向左分流可显著减少，血氧改善；而在发绀性先天性心脏病，血氧分压不会改善。高氧高通气试验的具体方法是：对高氧试验后仍发绀者在气管插管或面罩下行皮囊通气，频率为100～150/min，持续5～10min，使血二氧化碳分压下降至"临界点"［20～30mmHg（2.66～3.99kPa）］，此时血氧分压可显著上升，可大于100mmHg（13.3kPa），而发绀型心脏病患者血氧分压增加不明显。

2. 辅助检查

（1）动脉导管开口前后血氧分压差：PPHN患者的右向左分流可出现在心房卵圆孔水平或动脉导管水平，或两者均有。当存在动脉导管水平的右向左分流，动脉导管开口前的血氧分压高于开口后的血氧分压（图4-7）。可同时检查动脉导管开口前（常取右桡动脉）及动脉导管开口后的动脉（常为左桡动脉、脐动脉或下肢动脉）血氧分压，当两者差值大于15mmHg或两处的经皮血氧饱和度差为5%～10%，又同时能排除先天性心脏病时，提示存在动脉导管水平的右向左分流。当只存在心房水平的右向左分流时，上述试验的血氧差别可不出现，但此时也不能排除PPHN可能。

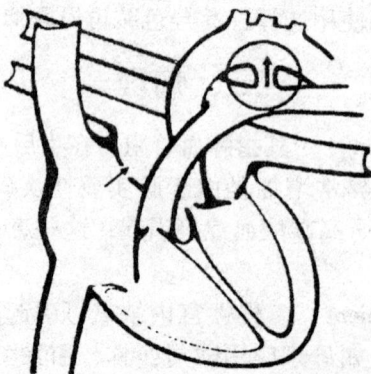

图4-7　PPHN心房和动脉导管水平的分流

（2）胸部X线片：常为正常或与肺部原发疾病有关。心胸比例可稍增大，肺血流减少或正常。

（3）心电图：可见右心室占优势，也可出现心肌缺血表现。

（4）超声多普勒检查：该项检查已作为 PPHN 诊断和评估的主要手段。可排除先天性心脏病的存在；证实心房或动脉导管水平右向左分流；提供肺动脉高压程度的定性和定量证据。

常利用肺动脉高压患者的三尖瓣反流，以连续多普勒测定反流速度，以简化柏努利（Bernoulli）方程，计算肺动脉压：肺动脉收缩压 $=4 \times$ 反流血流速度$^2 + CVP$［假设 CVP 为 5mmHg（0.665kPa）］。当肺动脉收缩压大于等于 75% 体循环收缩压时，可诊断为肺动脉高压。

六、治疗

1. 一般治疗　包括治疗原发病，给予镇静、必要时用肌松药等。

2. 人工呼吸机治疗　气管插管人工呼吸机进行高通气以降低肺动脉压力一直是治疗 PPHN 的主要方法之一。通过机械通气使血氧分压维持正常或偏高，同时使血二氧化碳分压降低，以利于肺血管扩张和肺动脉压的下降。

高通气治疗：将 Pa（O$_2$）维持在大于 80mmHg（10.64kPa），Pa（CO$_2$）30 ~ 35mmHg（3.99 ~ 4.65kPa）。但近年来也有采用较温和的通气治疗方式，将 Pa（O$_2$）维持在正常范围，将 Pa（CO$_2$）维持在 35 ~ 45mmHg（4.65 ~ 5.98kPa）。当有肺实质性疾病时，可试用高频震荡人工呼吸机。

3. 纠正酸中毒及碱化血液　可通过高通气、改善外周循环及使用碳酸氢钠方法，使血 pH 值增高达 7.45 ~ 7.55。但近年来也有采用较温和的方式，将 pH 维持在 7.35 ~ 7.45。

4. 维持体循环压力　当有容量丢失或因血管扩张药应用后血压降低时，可用 5% 的清蛋白、血浆、输血或生理盐水补充容量；也可使用正性肌力药物，如多巴胺 2 ~ 10μg/（kg·min），或多巴酚丁胺 2 ~ 10μg/（kg·min）。

5. 扩血管药物　除吸入一氧化氮外，至今尚无十分理想的选择性扩张肺血管的药物。近年来 5 - 型磷酸二酯酶抑制药（phosphodiesterase inhibitor）西地那非被试用于新生儿 PPHN，且显示出能较选择性地降低肺血动脉压力。西地那非口服参考剂量为 0.3 ~ 1.0mg/kg，每 6 ~ 12h 1 次。其他药物如前列腺素 E$_1$、前列环素（prostacyclin）等也有试用于 PPHN。

6. 一氧化氮吸入（inhaled nitric oxide，iNO）　一氧化氮吸入是目前唯一的高度选择性的肺血管扩张药。NO 通过激活鸟苷酸环化酶，使 cGMP 产生增加，后者可能通过抑制细胞内钙激活的机制，使血管平滑肌舒张。

常用治疗 PPHN 的 iNO 剂量开始用 20ppm 浓度，可在 4h 后降为 5 ~ 6ppm 维持；一般持续 24h，也可以用数天或更长。

（严瑞红）

第六节　新生儿惊厥

新生儿惊厥是中枢神经系统疾病或功能失常的一种临床表现，是新生儿期常见急症之一，常提示存在严重的原发病，需要迅速的诊断和处理。足月儿中新生儿惊厥的发生率为 2% ~ 3%，早产儿中为 10% ~ 15%。新生儿惊厥的病因复杂，临床表现多样，其诊断和治疗大不一样，预后也各异。

一、诊断

1. 病因诊断　新生儿惊厥的病因广泛、复杂，且多种病因同时存在，以围生期并发症如缺氧缺血性脑病、脑损伤、颅内出血、脑积水，各种病原体所致的脑炎、脑膜炎、感染中毒性脑病、破伤风，代谢异常如低血钙、低血镁、低血钠、高血钠、低血糖、碱中毒、核黄疸、甲状旁腺功能低下、维生素 B$_6$ 缺乏症及各种心肺疾病、红细胞增多症所致的脑缺氧为最常见。颅脑异常、先天性酶缺陷、基因缺陷，及一些药物如呼吸兴奋剂、氨茶碱、异烟肼局麻药、有机磷的撤药综合征等都可引起新生儿惊厥。值得注意的是同一惊厥患儿可以有多种病因，如缺氧缺血性脑病可同时有低血钙、低血镁、低血钠、低血糖，败血症患儿可并发脑膜炎、中毒性脑病、低血糖，在有电解质和酸碱失衡、血糖异常的惊厥患儿中绝大部分存在更主要的病因。

（1）应着重询问以下病史：惊厥家族史和父母是否近亲婚配，有助评估先天性或遗传性疾病可能性；母药瘾史或吸毒史有助诊断撤药综合征；母亲孕期妊高征、胎儿宫内窘迫、产程延长、难产、羊水胎粪污染、产伤、产时窒息史，对判断缺氧缺血性脑病和颅内出血极为重要；有旧法接生史要警惕破伤风；喂养史有助于判断低血糖、电解质紊乱；母儿感染史和胎膜早破史有助于判断颅内感染、败血症等。出生3d内出现惊厥，最常见的病因是缺氧缺血性脑病、颅内出血，可并发低血糖、低血钙、低血钠；先天性弓形体、TORCH感染，维生素B$_6$依赖症也可在出生后不久发生惊厥；出生4d后出现的惊厥，以脑膜炎、败血症、破伤风和低血钙、低血镁较多见。

（2）体检：除全面体检外，应着重以下检查：①精神、意识：嗜睡、昏迷常提示大脑受损。②四肢运动和肌张力异常：提示中枢神经系统损害。③原始反射：如吸吮、觅食、拥抱、握持等反射异常，表明脑干受损。④囟门和颅缝：增宽和饱满示颅内压增高。⑤瞳孔：应注意瞳孔大小、两侧是否对称和对光反应。⑥皮肤和脐部：皮肤重度黄染注意核黄疸，肤色深红注意红细胞增多症，严重发绀需考虑脑缺氧，皮肤和脐部的感染需警惕败血症、脑膜炎，脐部不洁加旧法接生史应警惕破伤风。⑦抽血部位不易止血：注意弥漫性血管内凝血致颅内出血。⑧心肺情况和血压：有助判断是否脑缺氧。⑨体温：新生儿发热、早产儿可表现为体温不升，多由感染引起。⑩特殊气味：伴呕吐、进行性神志障碍，应想到先天性代谢缺陷病。

（3）辅助检查：是确定新生儿惊厥的重要手段。新生儿惊厥病因多，给临床病因诊断带来困难，应有选择有步骤地进行。寻找病因的一个逻辑顺序：血氧、血糖、血清钙钠镁、血pH值、脑脊液、血培养、母亲和新生儿的宫内感染、头颅B超、MRI或计算机体层扫描（CT）、脑电图（EEG）、尿液有机酸、血清和脑脊液的氨基酸等检查。若仍未找到明显病因，可考虑试验性吡哆醇治疗等。

（4）特别注意的是以前认为新生儿脑梗死是少见的致病因素，但近来发现新生儿脑梗死的发生率约为1/4 000活产足月新生儿。本病临床表现多变，体征不明显，易漏诊，因此对有高危因素的新生儿应高度警惕脑梗死的发生。对临床出现神经系统异常表现者，无论其表现程度是否严重均应常规做进一步的影像学检查。头颅B超筛查脑梗死有效、方便、经济。弥散加权和磁共振成像（DW-MRI）诊断脑梗死敏感且快速，可在发病后数小时以内明确诊断。联合应用超声和磁共振血管（MRA），发现12%的脑梗死病灶局限在左大脑中动脉。

（5）良性家族性新生儿惊厥（benign familial neonatal convulsions，BFNC）：较罕见，国外发病率约为1/10万，是常染色体显性遗传病。近年对该病研究较深入，研究显示BFNC是由于钾离子通道基因KCNQ2和KCNQ3突变引起的，常表现为先前正常的新生儿，出生后2~3d出现强直性和阵挛性惊厥，几周后自行停止，预后好。对BFNC家系的基因诊断显示KCNQ2基因突变为1931delG。

2. 新生儿惊厥发作的临床表现形式和分类　新生儿惊厥发作的临床表现不典型，发作症状往往是片段性的，且常与正常活动不易区分，因此新生儿惊厥发作难以诊断和分类。根据临床表现分以下几种。

（1）轻微性发作（微小型）：是新生儿期最常见的惊厥表现形式，早产儿多见。临床表现：①面、口、舌的异常运动：眼皮颤动，反复眨眼，皱眉，面肌抽动，咀嚼，吸吮，咂嘴，伸舌，吞咽，打哈欠等动作。②眼部异常运动：凝视，眼球上翻，眼球偏向一侧，眼球颤动。③四肢的异常运动：上肢划船样、击鼓样、游泳样动作，下肢踏步样、蹬车样动作，肢体的旋转运动。④自主神经性发作：呼吸暂停，屏气，呼吸增强，鼾样呼吸，心率增快，血压升高，阵发性面红或苍白，流涎，出汗，瞳孔扩大或缩小。足月儿和早产儿均常见的临床表现为眼部表现，足月儿为持续的水平斜视，早产儿为无反应的持续睁眼伴眼球固定。微小型常见缺氧缺血性脑病、严重颅内出血和感染患儿。在新生儿缺氧缺血性脑病的研究中，数字视频脑电图（video electroencephalogram，VEEG）监测发现轻微性发作有3多种形式的皮层脑电变化，可以出现节律性的脑电发作活动。呼吸暂停作为一种发作形式需要特别注意，在未成熟新生儿，呼吸暂停很少是癫痫发作症状，这些新生儿呼吸暂停的病因主要是发育未成熟、脓毒症和呼吸疾病。在晚期新生儿中，发作性呼吸暂停常常与其他轻微性发作表现相联系，如眼球震颤、咀嚼或睁眼动作。

（2）局灶阵挛发作：表现为一个肌肉群阵发性节律性的抽动，常见于单个肢体或一侧面部，有时可扩散到同侧的其他部位。通常神志清醒。此型大部分伴有大脑皮质的异常放电，主要脑电图表现为局灶性尖波通常包括棘波，有时可扩散到整个半球。常提示脑局部损伤如出血或梗死，蛛网膜下隙出血，以及代谢异常。

（3）多灶阵挛发作：表现为多个肌肉群阵发性节律性的抽动，常见多个肢体或多个部位同时或先后交替地抽动，常伴有意识障碍，脑电图表现为多灶性地尖波或慢节律电波由皮层的一个区游走到另一个区。本型常见于缺氧缺血性脑病、颅内出血和感染。

（4）强直发作：表现为单个肢体或四肢强直性伸展，或双下肢强直而双上肢屈曲，全身强直型可有躯干的后仰或俯屈，常伴有眼球偏移和呼吸暂停，除破伤风外一般神志不清。脑电图主要为高幅慢波，有时出现在暴发抑制的背景上。常见于早产儿脑室内出血、破伤风、核黄疸等。

（5）肌阵挛发作：表现为肢体或某个孤立的部位1次或多次短促的屈曲性制动，也可涉及双上肢或双下肢。全身性肌阵挛型四肢和躯干均可同样痉挛，类似婴儿痉挛症。脑电图常见暴发抑制。常示存在明显的脑损害。足月儿和早产儿均可见，局灶和多灶性发作与EEG多不一致，全身性发作多与EEG一致。一些缺氧缺血性损害的新生儿出现肌阵挛发作时，提示脑干受损。

3. 脑电图诊断 脑电图（EEG）可记录脑细胞群的自发性、节律性电活动，是新生儿惊厥的重要辅助检查。惊厥的婴儿大多数有着严重的异常电背景活动。足月儿和早产儿最常见的惊厥发作部位在颞叶。足月儿在发作的起始阶段通常有棘波、尖波、尖慢波和棘慢波，早产儿中delta节律最多见。早产儿或足月儿放电发作的形式和胎龄有联系，并且EEG的阳性率随着胎龄的增加而增加。但是新生儿惊厥的临床表现与脑电图之间的联系少，特别是应用抗癫痫药物后。因此并不是所有的发作都能通过EEG显示，特别是一些轻微发作、大多数的一般强直发作、局灶性及多灶性肌阵挛发作。新生儿发作可表现为几种不同性质的电－临床分离，根据临床惊厥和脑电信号之间的关系分以下三类：第一，临床惊厥发作伴皮质异常放电，包括局灶阵挛型、局灶强直型、肌阵挛型和呼吸暂停。第二，临床惊厥发作不伴皮质异常放电，包括肌阵挛型，全身强直型，不自主动作如口－颊－舌部的异常动作、眼部征象等，复杂的无目的动作和自主神经性发作。第三，有皮质异常放电，无临床惊厥发作，包括皮质异常放电未达到引起临床发作的阈值，用抗惊厥药后临床惊厥停止而皮质异常放电存在和用肌肉松弛剂后惊厥动作消失皮质异常放电。

二、新生儿惊厥的治疗

1. 病因治疗 依原发病而异。有些病因如低血钙、低血糖、维生素B₆缺乏、急性脑缺氧、高热、高血压等，重点是处理病因。如情况紧急，应立即给氧，在抽血备检后，先静脉缓慢注射25%葡萄糖和10%葡萄糖酸钙各2ml/kg，对维生素B₆依赖症家族史者，可加用维生素B₆100mg，如惊厥未控制，立即使用抗惊厥药。

2. 控制惊厥

（1）苯巴比妥：苯巴比妥是治疗新生儿惊厥的一线药物。苯巴比妥负荷剂量20~40mg/kg，它可以在很短的时间内达到血浆中的治疗浓度（20~40mol/L，注意监测血压和呼吸）。分次给予，首次量10~15mg/kg静脉注射，如未控制惊厥，每隔10min加注5mg/kg，直至惊厥停止，24h后改用维持量3~5mg/（kg·d），静脉注射或口服，可一次给予。如累积负荷剂量达30~40mg/kg仍未控制惊厥，可改用苯妥英钠。苯巴比妥仅对1/3~1/2的新生儿惊厥有效。

（2）苯妥英钠：苯妥英钠作为治疗新生儿惊厥的二线药物，推荐负荷剂量是15~20mg/kg，以每分钟不超过1mg/kg的速度静脉注射（注意监测心率和心律）。首次10mg/kg静脉注射，如未控制惊厥，每隔10min加注5mg/kg，直至惊厥停止，维持量5mg/（kg·d）（常改为苯巴比妥维持）。如累积负荷剂量达20mg/kg仍未控制惊厥，可改用地西泮。有人研究在以苯巴比妥作为一线药物治疗的29例新生儿中，13 例有效。然而以苯妥英钠为二线药物治疗的 15 例新生儿中，只有 4 例有效。且苯妥英钠对缺血缺氧性脑病伴隐匿性心肌受损的患儿可造成低血压和心律失常等。

（3）苯二氮䓬类药物：地西泮在体内的半衰期接近 30~75h，由于药物的蓄积作用可发生呼吸抑制，不适合长期静脉应用，可以 1 次以 0.3~1.0mg/kg 静脉注射，止住惊厥后，可用苯巴比妥维持。对于破伤风引起的惊厥，地西泮为首选药，且需较大剂量。劳拉西泮在新生儿体内的半衰期较长，接近 40h，作用时间为 4~6h，静脉用量为 0.05~0.15mg/kg，其不良反应为明显的呼吸抑制，在新生儿中应用的报道较少。氯硝西泮也常静脉给予，剂量以 100μg/（kg·d）较合适，但常引新生儿多涎和支气管分泌物增加。咪达唑仑是新型的苯二氮䓬类药物，是治疗儿童癫痫持续状态的安全有效药物。但目前发现应用咪达唑仑治疗新生儿惊厥的不良反应较多，可导致新生儿脑电图出现暴发抑制现象；用于早产儿镇静时，可导致肌阵挛性痉挛和强直姿势，多不主张应用。

（4）利多卡因：利多卡因的治疗范围很窄，静脉输液必须限制在 48h 内。

（5）其他药物：副醛（三聚乙醛）治疗新生儿惊厥的不良反应多，已很少应用于新生儿。丙戊酸钠对苯巴比妥无效的新生儿惊厥可能有效，但由于其严重的肝脏损害也很少用于新生儿。拉莫三嗪对于 1 岁以下的顽固性部分性发作和婴儿痉挛有效，对新生儿应用的报道还很少，在新生儿应用受到限制是由于它需要缓慢滴注，如快速静脉滴注导致变态反应性皮疹。氨己烯酸不能静脉应用，而且它可以导致婴儿期不能被监测到的复视等不良反应。托吡酯和唑尼沙胺是需要继续临床试验的新药物。托吡酯的肝代谢率很快，新生儿需要的剂量达到 30~40mg/（kg·d），每日 3 次，但在新生儿中的有效性和安全性尚未证实。唑尼沙胺在日本应用 15 年，证实了在新生儿的安全性。

（严瑞红）

第五章

呼吸系统疾病

第一节　急性上呼吸道感染

急性上呼吸道感染即普通感冒，是指喉部以上呼吸道的鼻和咽部的急性感染，国际上通称急性鼻咽炎，俗称伤风或感冒，是小儿时期最常见的疾病，有一定的传染性，主要是鼻咽部黏膜炎的局部症状及全身感染症状。婴幼儿患感冒后，往往全身症状重而局部症状轻，炎症易向邻近器官扩散而引起中耳炎、肺炎等并发症，故需及早诊治。

一、病因

1. 常见病原体　各种病毒和细菌均可引起，但90%以上为病毒，主要有鼻病毒、RSV、FluV、para FluV、ADV等。病毒感染后易继发溶血性链球菌、肺炎链球菌、流感杆菌等细菌感染。近年来MP亦不少见。

2. 诱因　过敏体质、先天性免疫缺陷或后天性免疫功能低下及受凉、过度疲劳、居室拥挤、大气污染、直接或间接吸入烟雾、呼吸道黏膜的局部防御能力降低时容易发病。婴幼儿时期由于上呼吸道的解剖和免疫特点而易患本病。营养不良性疾病，如维生素D缺乏性佝偻病、亚临床维生素A、锌或铁缺乏症等，或护理不当，气候改变和环境不良等因素则易发生反复上呼吸道感染或使病程迁延。

二、临床表现

由于年龄大小、体质强弱及病变部位的不同，病情的缓急、轻重程度也不同。一般年长儿症状较轻，婴幼儿重症较多。轻者只有鼻部症状，如流涕、鼻塞、喷嚏等，也可有流泪、轻咳、咽部不适，可在3～4d内自然痊愈。如炎症涉及鼻咽部，常有发热（持续3～7d），咽部肿痛，扁桃体、颌下或颈部淋巴结肿大，恶心、呕吐、腹泻等。重者可突然高热达39～40℃或以上，发冷、头痛、全身乏力、精神不振、食欲减退、睡眠不安、咳嗽频繁、咽部红肿或有疱疹及溃疡。有的扁桃体肿大，出现滤泡和脓性渗出，咽痛和全身症状均加重，鼻咽分泌物由稀薄变黏稠。热重者可出现惊厥等。临床上可见两种特殊类型：①疱疹性咽峡炎：病原体为柯萨奇A组病毒。好发于夏秋季。起病急骤，临床表现为高热、咽痛、流涎、厌食、呕吐等。体检可发现咽部充血，在咽腭弓、软腭、腭垂的黏膜上可见数个至十数个2～4mm大小灰白色的疱疹，周围有红晕，1～2d后破溃形成小溃疡。疱疹也可发生于口腔的其他部位。病程为1周左右。②结合膜热：以发热、咽炎、结膜炎为特征。病原体为腺病毒3、7型。好发于春夏季，散发或发生小流行。临床表现为高热、咽痛、流泪、眼部刺痛，有时伴消化道症状。体检发现咽部充血，可见白色点块状分泌物，周边无红晕，易于剥离。一侧或双侧滤泡性眼结合膜炎，可伴球结合膜出血，颈及耳后淋巴结增大。病程1～2周。

三、诊断与鉴别诊断

（一）实验室检查

病毒感染者白细胞计数正常或减少，中性粒细胞减少，淋巴细胞计数相对增多。病毒分离和血清学检查可明确病因，近年来免疫荧光、免疫酶学及分子生物学技术可做出早期诊断。细菌感染者白细胞总数、中性粒细胞增多，CRP 阳性。在使用抗菌药物前行咽拭子培养可发现致病菌。链球菌引起者于 2 ~ 3 周后 ASO 效价可增高。

（二）鉴别诊断

根据临床表现一般不难诊断，但应尽量判明是病毒性或细菌性，以便指导治疗。常需与以下疾病鉴别。

1. 流行性感冒　由 FluV、para FluV 引起。有明显的流行病史，局部症状较轻，全身症状较重。常有高热、头痛、四肢肌肉酸痛等，病程较长，并发症较多。

2. 急性传染病早期　上感常为各种传染病的前驱表现，如麻疹、流脑、百日咳、猩红热等。应结合流行病史、临床表现及实验室资料等综合分析，并观察病情演变加以鉴别。

3. 消化道疾病　婴幼儿感冒往往有呕吐、腹痛、腹泻等消化系统症状，可误诊为胃肠道疾病，必须慎重鉴别。伴腹痛者应注意与急性阑尾炎鉴别。后者腹痛常先于发热，腹痛部位以右下腹为主，呈持续性，有固定压痛点、反跳痛及腹肌紧张、腰大肌试验阳性等，白细胞及中性粒细胞增多。

4. 过敏性鼻炎　常打喷嚏、流清涕，但不发热，咽常痒而不痛，鼻黏膜苍白水肿，鼻腔分泌物涂片示嗜酸性粒细胞增多，支持过敏性鼻炎的诊断。

四、治疗

1. 一般治疗　病毒性上感，应告诉患者该病的自限性和治疗的目的；防止交叉感染及并发症。注意休息，给予有营养而易消化的食物，多饮水和补充大量维生素 C，保持室内空气新鲜和适当的温度与湿度等。

2. 抗感染治疗　①抗病毒药物：大多数上呼吸道感染由病毒引起，可试用利巴韦林（病毒唑）1.0 ~ 1.5mg/（kg·d），口服或静脉滴注；或20mg 含服，每2h/1 次，3 ~ 5d 为 1 疗程。亦可试用双嘧达莫 5mg/（kg·d），分 2 ~ 3 次口服，3d 为 1 疗程，或用麻甘颗粒、金振口服液、清热解毒软胶囊、黄栀花口服液或正柴胡饮等治疗。②抗生素类药物：细菌性上感或病毒性上感继发细菌感染者可选用抗生素治疗。小婴儿、持续高热、中毒症状明显者指征可以放宽。常选用青霉素类、第 1 代头孢、第 2 代头孢、复方甲基异噁唑及大环内酯类抗生素等。咽拭子培养阳性结果有助于指导抗菌治疗。若证实为链球菌感染，或既往有风湿热、肾炎病史者，青霉素疗程应为 10 ~ 14d。

3. 对症治疗　①发热：体温38℃以内，一般可不处理。高热或有热惊厥史者应积极降温。可以乙醇擦浴，头部冷敷，冷水灌肠，推拿按摩。高热时可口服泰诺、托恩、巴米尔或来比林等注射、安乃近滴鼻、小儿解热栓肛门塞入，均有良好的降温作用。一般不常规用激素类药物治疗。②镇静止痉：发生高热惊厥者可予以镇静、止惊等处理；烦躁时苯巴比妥每次 2 ~ 3mg/kg，口服，或异丙嗪每次 0.5 ~ 1.0mg/kg，口服或肌肉注射；抽搐时可用10% 水合氯醛每次40 ~ 60mg/kg 灌肠，或苯巴比妥钠每次 5 ~ 8mg/kg，肌肉注射。③鼻塞：轻者不必处理，影响哺乳时，可于授乳前用稀释后0.5% 麻黄碱 1 ~ 2 滴滴鼻。④止咳化痰：可用小儿伤风止咳糖浆、复方甘草合剂、金振口服液、消积止咳口服液、肺热咳喘口服液、强力枇杷露、百部止咳糖浆、止咳桃花散、蛇胆川贝液、急支糖浆、鲜竹沥、枇杷露等口服；咽痛可含服银黄含片、含碘喉片等。⑤中药：辨证施治，疗效可靠。风寒感冒：多见于较大儿童的感冒初期。证见恶寒、发热、无汗、鼻流清涕、全身疼痛、咳嗽有痰、舌质淡红、舌苔薄白、脉浮紧等。宜辛温解表。用藿香9g、菊花9g、苏梗 6g、荆芥穗 6g、连翘 9g、生石膏 15g，水煎服，或用小青龙汤、清热解毒口服液、麻甘颗粒等。风热感冒：多见于婴幼儿，发热重，出汗而热不退，鼻塞、流黄涕、面红、咽肿、咳嗽有痰，舌苔薄白或黄白，脉浮数或滑数。宜辛凉解表、清热解毒。表热重者用双花9个、连翘9g、薄荷6g、板蓝根9g、牛蒡子9g、生石膏15g；里热重者用双花9g、连翘9g、菊花9g、青黛3g、地骨皮9g、白薇9g、生地黄9g、板蓝根9g、生石膏15g。水煎后分2~3次口服，服药困难者可鼻饲，亦可直肠灌注，每日3次，每次30~40ml。轻症可用银翘散，复方犀羚解毒片、维C银翘片、桑菊感冒片、板蓝根冲剂、金振口服液、肺热咳喘口服液、清热解毒口服液等中成药。

五、预防

①加强体育锻炼，多做户外活动，保持室内空气新鲜，增强身体抵抗力，防止病原体入侵。②根据气候适当增减衣服，加强护理，合理喂养，积极治疗佝偻病和营养不良。③感冒流行时不带孩子去公共场所。托儿所或家中，可用食醋5~10ml/m³加水1~2倍，加热熏蒸至全部气化，每日一次，连续5~7d。④药物：感冒流行期或接触感冒患者后可用病毒唑滴鼻或/和口服大青叶合剂、返魂草、犀羚解毒片等预防。平时应用免疫调节剂提高机体抗病能力。

（严瑞红）

第二节　急性感染性喉炎

一、概述

急性感染性喉炎（acute infectious laryngitis）为喉部黏膜急性弥漫性炎症。可发生于任何季节，以冬春季为多。常见于婴幼儿，多为急性上呼吸道病毒或细菌感染的一部分，或为麻疹、猩红热及肺炎等的前驱症或并发症。病原多为病毒感染，细菌感染常为继发感染。多见于6个月至4岁小儿。由于小儿喉腔狭小，软骨支架柔软，会厌软骨窄而卷曲，黏膜血管丰富，黏膜下组织疏松等解剖特点，所以炎症时局部易充血水肿，易引起不同程度的喉梗阻；部分患儿因神经敏感，可因喉炎刺激出现喉痉挛。严重喉梗阻如处理不当，可造成窒息死亡，故医生及家长必须对小儿喉炎引起重视。

二、诊断

（一）病史要点

有无发热，咳嗽是否有犬吠样声音，有无声音嘶哑，有无吸气性喉鸣、呼吸困难及青紫等。有无异物吸入。有无佝偻病史，有无反复咳喘病史，有无支气管异物史。有无先天性喉喘鸣（喉软骨软化病），询问生长发育情况，是否接种过白喉疫苗。父母有无急慢性传染病史，有无过敏性疾病家族史。

（二）查体要点

检查咽喉部是否有明显充血，有无白膜覆盖。注意呼吸情况，有无吸气性呼吸困难、三凹征、鼻翼扇动、发绀，有无心率加快。肺部听诊可闻及吸气性喉鸣声，但重度梗阻时呼吸音几乎消失。检查有无先天性喉喘鸣的表现，先天性喉喘鸣的患儿吸气时喉软骨下陷，导致吸气性呼吸困难及喉鸣声，在感染时症状加重，可伴有颅骨软化等佝偻病的表现。

（三）辅助检查

1. 常规检查　血常规中白细胞计数可正常或偏低，CRP正常。细菌感染者血白细胞升高，中性粒细胞比例升高，CRP升高。咽拭子或喉气管吸出物做细菌培养可阳性。

2. 其他检查　间接喉镜检查可见声带肿胀，声门下黏膜呈梭形肿胀。

（四）诊断标准

（1）发热、声嘶、犬吠样咳嗽，重者可致失音和吸气时喉鸣。体检可见咽喉部充血，严重者有面色苍白、发绀、烦躁不安或嗜睡、鼻翼翕动、心率加快、三凹征，呈吸气性呼吸困难，咳出喉部分泌物后可稍见缓解。

（2）排除白喉、喉痉挛、急性喉气管支气管炎、支气管异物等所致的喉梗阻。

（3）间接喉镜下可见声带肿胀，声门下黏膜呈梭形肿胀。

（4）细菌感染者咽拭子或喉气管吸出物做细菌培养可阳性。

具有上述第（1）、（2）项可临床诊断为急性感染性喉炎，如同时具有第（3）项可确诊，如同时具有第（4）项可做病原学诊断。

（5）喉梗阻分度诊断标准

Ⅰ度：患者安静时无症状体征，仅于活动后才出现吸气性喉鸣及呼吸困难，肺呼吸音清晰，心率无改变。三凹征可不明显。

Ⅱ度：患儿在安静时出现喉鸣及吸气性呼吸困难，肺部听诊可闻喉传导音或管状呼吸音，心率较快120～140次/min。三凹征明显。

Ⅲ度：除Ⅱ度喉梗阻症状外，患儿因缺氧而出现阵发性烦躁不安、口周和指端发绀或苍白、双眼圆睁、惊恐万状、头面出汗。肺部听诊呼吸音明显降低或听不到，心音较钝，心率加快140～160次/min以上，三凹征显著。血气分析有低氧血症、二氧化碳潴留。

Ⅳ度：经过对呼吸困难的挣扎后，患儿极度衰弱，呈昏睡状或进入昏迷。由于无力呼吸，表现呼吸浅促、暂时安静、三凹征反而不明显，面色苍白或青灰，肺部听诊呼吸音几乎消失，仅有气管传导音。心音微弱、心率或快或慢或不规律。血气分析有低氧血症、二氧化碳潴留。

（五）诊断步骤

诊断步骤：犬吠样咳嗽等临床症状→询问病史：有无发热、声音嘶哑、异物吸入、哮喘史→体格检查：吸气性三凹征、表紫等症状→辅助检查：血常规、CRP、喉镜→确诊急性喉炎。

（六）鉴别诊断

根据病史、体征排除白喉、喉痉挛、急性喉气管支气管炎、支气管异物等所致的喉梗阻。

三、治疗

（一）经典治疗

1. 一般治疗　保持安静及呼吸道通畅，轻者进半流质或流质饮食，严重者可暂停饮食。缺氧者吸氧。保证足量液体和营养，注意水电解质平衡，保护心功能，避免发生急性心力衰竭。

2. 药物治疗　如下所述。

（1）对症治疗：每2～4h做1次雾化吸入，雾化液中加入1%麻黄碱10ml、庆大霉素4万IU、地塞米松2～5mg、盐酸氨溴索15mg。也可雾化吸入布地奈德2～4mg、肾上腺素4mg。痰黏稠者可服用或静脉滴注化痰药物如沐舒坦。高热者予以降温。烦躁不安者宜用镇静剂如苯巴比妥、水合氯醛、地西泮、异丙嗪等。异丙嗪不仅有镇静作用，还有减轻喉头水肿的作用，氯丙嗪则使喉肌松弛，加重呼吸困难，不宜使用。

（2）控制感染：对起病急，病情进展快，难以判断系病毒感染或细菌感染者，一般给予全身抗生素治疗，如青霉素类、头孢菌素类、大环内酯类抗生素等。

（3）糖皮质激素：宜与抗生素联合使用。Ⅰ度喉梗阻可口服泼尼松，每次1～2mg/kg，每4～6h1次，呼吸困难缓解即可停药。大于Ⅱ度喉梗阻用地塞米松，起初每次2～5mg，静脉推注，继之按每日1mg/kg静脉滴注，2～3d后症状缓解即停用。也可用氢化可的松，每次5～10mg/kg静脉滴注。

3. 手术治疗　对经上述处理仍有严重缺氧征象，有大于Ⅲ度喉梗阻者，应及时做气管切开术。

（二）治疗步骤

治疗步骤：保证呼吸道畅通→吸氧→激素吸入或静脉使用抗感染→气管切开。

四、预后评价

多数患儿预后良好，病情严重、抢救不及时者，可造成窒息死亡。

五、最新进展与展望

近年来，随着儿科气管插管机械通气技术的成熟，气管插管机械通气也渐成为治疗该病的一个手段。儿科气管术前准备简单，便于急诊室或病房操作，操作时间短、创伤小、不留瘢痕。

（严瑞红）

第三节　毛细支气管炎

毛细支气管炎是一种婴儿期常见的下呼吸道疾病，好发于 2 岁以内，尤其是 6 个月内的婴儿。致病原主要是呼吸道合胞病毒，其他为副流感病毒、腺病毒、呼肠病毒等，亦可由肺炎支原体引起。以喘憋为主要临床特征，好发于冬春两季。

一、诊断步骤

（一）病史采集要点

1. 起病情况　起病急，在 2～3d 内达高峰。在起病初期常有上呼吸道感染症状。
2. 主要临床表现　剧咳，轻～中度发热，发作性呼吸困难，阵发性喘憋。
3. 既往病史　既往是否有喘息病史。此外，为判断以后是否会发展为哮喘，应询问患儿有无湿疹、过敏性鼻炎病史；家族中有无哮喘、过敏性鼻炎患者。

（二）体格检查要点

1. 一般情况　可有烦躁不安。
2. 呼吸困难情况　呼吸快而浅，有明显鼻翕及三凹征，严重病例出现苍白或发绀。
3. 肺部特征　叩诊呈过清音，听诊呼气延长，可闻及哮鸣音。喘憋时常听不到湿啰音，趋于缓解时可闻中、小水泡音、捻发音。严重时，毛细支气管接近完全梗阻，呼吸音明显减低甚至听不到。
4. 其他　由于过度换气引起不显性失水增加及液体摄入不足，可伴脱水，酸中毒。严重病例可并发心力衰竭、脑水肿、呼吸暂停及窒息。

（三）门诊资料分析

血常规：白细胞总数及分类大多在正常范围内。

（四）进一步检查项目

1. 病原学检查　采集鼻咽拭子或分泌物，使用免疫荧光技术、ELISA 等检测病毒抗原。肺炎支原体可通过检测血肺炎支原体 – IgM 确定。
2. CRP　通常在正常范围。
3. 胸部 X 线检查　可见不同程度肺气肿或肺不张，支气管周围炎及肺纹理增粗。
4. 血总 IgE 及特异性 IgE 检查　了解患儿是否为特应性体质。
5. 辅助检查　如 PPD 皮试、血生化检查等，以利于鉴别诊断和了解是否存在电解质、酸碱平衡紊乱。
6. 血气分析　对存在呼吸困难患儿应行血气分析以了解有无呼吸功能障碍及有无呼吸性/代谢性酸中毒等情况。

二、诊断对策

（一）诊断要点

根据患儿主要为小婴儿，冬春季节发病，具有典型的喘憋及呼气相哮鸣音，呼气延长，可考虑诊断。

（二）鉴别诊断要点

1. 支气管哮喘　哮喘患儿常有反复喘息发作，发作前可无前驱感染，对支气管扩张剂反应好，血嗜酸性粒细胞增高。此外，多有哮喘家族史。

2. 呼吸道异物　有异物吸入史及呛咳史。必要时经胸部 CT 及支气管纤维镜检查可确定。

3. 粟粒型肺结核　可有结核中毒症状，PPD 试验阳性，结合胸部 X 线检查可以鉴别。

4. 其他疾病　如充血性心力衰竭、心内膜弹力纤维增生症等，应结合病史、体征及必要的检查做出鉴别。

三、治疗对策

（一）治疗原则

①对症支持治疗。②控制喘憋。③控制感染。

（二）治疗计划

1. 一般治疗　如下所述。

（1）环境及体位：增加环境空气湿度极为重要，一般保持在 55%～60%。对喘憋较重者应抬高头部及胸部，以减轻呼吸困难。

（2）吸氧：轻症患儿可以不吸氧，有缺氧表现时，可采用鼻导管、面罩或氧帐等方式给氧。

（3）液体疗法：一般先予口服补液，不足时可以静脉补充 1/5 张液体。有代谢性酸中毒时，可以根据血气检查结果补碱。

2. 药物治疗　如下所述。

（1）镇静：由于镇静剂有呼吸抑制作用，是否使用有争议。

（2）平喘：可用异丙嗪，1mg/（kg·次），肌肉注射或口服，具有止喘、镇咳和镇静作用，但少数患儿可有烦躁、面部潮红等不良反应。沙丁胺醇加溴化异丙托品气雾吸入治疗也常常使用，对是否有效有不同看法，如果试用后病情改善，则应继续使用。糖皮质激素用于严重的喘憋发作或其他治疗不能控制者，可采用甲基泼尼松龙 1～2mg/（kg·d）或琥珀酸氢化可的松 5～10mg/（kg·d），加入 10% GS 中静脉滴注。但有人认为激素对治疗毛细支气管炎无效。

（3）抗病毒治疗：较重者可用利巴韦林、阿昔洛韦等雾化吸入治疗，也有采用雾化吸入 α-干扰素，但疗效均不肯定。

（4）免疫治疗：对于重症病毒感染可考虑应用静脉注射免疫球蛋白（IVIG），400mg/（kg·d），连用 3～5d。静脉注射抗合胞病毒免疫球蛋白（RSV-IVIG），一般用于 RSV 感染的高危人群。预防方法为在 RSV 流行季节，每月 RSV-IVIG 750mg/kg，3～5 次；治疗方法为每次 1 500mg/kg。最近生产的抗 RSV 单克隆抗体（Palivizumab）多用于高危婴儿（早产儿、支气管肺发育不良、先天性心脏病、免疫缺陷），并对毛细支气管炎后反复喘息发作预防效果确切。用法是每月肌肉注射 1 次，每次 15mg/kg，用于 RSV 可能流行的季节。

3. 机械通气　对个别极严重病例，经以上方法处理仍不能纠正呼吸衰竭时，可行机械通气。

四、病程观察及处理

（一）病情观察要点

①密切观察呼吸、心率、鼻翼、三凹征及发绀情况。②观察双肺喘鸣音的变化。③记录经皮测血氧饱和度 [Ta（O_2）] 的变化。④对病情危重者，应监测血气分析。

（二）疗效判断与处理

1. 疗效判断　如下所述。

（1）治愈：症状体征全部消失，胸部 X 线检查正常。

（2）好转：体温降低，咳嗽、肺部啰音减轻。

（3）未愈：症状体征及 X 线检查无好转或加重者。

2. 处理　如下所述。

（1）有效者应继续按原方案治疗，直至缓解或治愈。

（2）病情无变化或加重应调整治疗方案，必要时采用 IVIG 400mg/（kg·d），连用3~5d。

五、预后

病程一般为 5~10d，平均为 10d。近期预后多数良好。但是，22.1%~53.2% 毛细支气管炎患儿以后会发展为哮喘。影响因素包括：婴儿早期严重 RSV 感染、母亲患哮喘、母亲吸烟。

六、随访

①出院时带药 LP、Meptin 等。②定期呼吸专科门诊随诊。③出院应当注意的问题：避免呼吸道感染，观察日后是否反复喘息发作。

附：闭塞性细支气管炎

闭塞性细支气管炎（BO）是临床上较少见的与小气道炎症性损伤相关的慢性气流阻塞综合征。其病理类型主要分为缩窄性细支气管炎和增殖性细支气管炎两种。

（一）病因与发病机制

BO 可由多种原因引起，包括感染、异体骨髓或心肺移植、吸入有毒气体、自身免疫性疾病和药物不良反应等，也有部分 BO 为特发性。目前认为致 BO 病原体的靶点为呼吸道纤毛细胞，由于免疫反应介导，上皮细胞在修复过程中发生炎症反应和纤维化，从而导致 BO。已有研究发现，BO 与患儿年龄、性别、被动吸烟等因素无关。

1. 感染　BO 通常继发于下呼吸道感染，病毒感染最多见。腺病毒是 BO 的主要病原，病毒（腺病毒3、7、21型，呼吸道合胞病毒，副流感染病毒2和3型，流感病毒 A 和 B 型及麻疹病毒等）、细菌（如百日咳杆菌、B 族链球菌和流感嗜血杆菌），支原体均有报道，病毒感染多见，其中腺病毒最常见。

2. 组织器官移植　BO 的发生与异体骨髓、心肺移植有很强相关性。急性移植物抗宿主反应是移植后 BO 发生的高危因素。免疫抑制剂的应用也参与 BO 的形成。

3. 吸入因素　有毒气体（包括氨、氯、氟化氢、硫化氢、二氧化硫等）、异物、胃食管反流等均可损伤气道黏膜，导致慢性气道阻塞性损伤，发展成 BO。

4. 结缔组织疾病　类风湿性关节炎、渗出性多型性红斑（Stevens-Johnson 综合征，SJS）、系统性红斑狼疮、皮肌炎等也与 BO 有关。

有研究发现，1/3 的 SJS 患儿有气道上皮受损，可进一步发展成 BO。

（二）目前 BO 的诊断主要依赖于临床表现、肺功能和 HRCT 改变

1. 临床诊断 BO 的条件　如下所述。

（1）急性感染或急性肺损伤后 6 周以上的反复或持续气促，喘息或咳嗽、喘鸣，对支气管扩张剂无反应。

（2）临床表现与 X 线胸片轻重程度不符，临床症状重，X 线胸片多为过度通气。

（3）胸部 HRCT 显示支气管壁增厚、支气管扩张、肺不张、马赛克灌注征。

（4）肺功能示阻塞性通气功能障碍。

（5）X 线胸片为单侧透明肺。

（6）排除其他阻塞性疾病，如哮喘、先天纤毛运动功能障碍、囊性纤维化、异物吸入、先天发育异常、结核、艾滋病和其他免疫功能缺陷等。

2. 临床诊断 BO 条件　如下所述。

（1）急性感染或急性肺损伤后 6 周以上的反复或持续气促、喘息、咳嗽，喘鸣对支气管扩张剂无反应。

（2）肺内可闻及喘鸣音和（或）湿啰音。

（3）临床表现重，胸部 X 线仅表现为过度通气和（或）单侧透明肺，症状与影像表现不符。

（4）肺 CT 示双肺通气不均，支气管壁增厚，支气管扩张，肺不张，马赛克灌注征。

（5）肺 X 线片为单侧透明肺。

（6）肺功能示阻塞性通气功能障碍，可逆试验为阴性。

（7）排除其他阻塞性疾病如先天性纤毛运动不良、哮喘、免疫功能缺陷、胰腺纤维囊性变。

（三）临床表现

BO 为亚急性或慢性起病，进展可迅速，依据细支气管及肺损伤的严重度、广泛度和疾病病程表现各异，病情轻重不一，临床症状和体征呈非特异性，临床表现可从轻微哮喘样症状到快速进行性恶化、死亡。患儿常在急性感染后持续出现慢性咳嗽、喘息和运动不耐受，达数月或数年，逐渐进展，并可因其后的呼吸道感染而加重，重者可在 1～2 年内死于呼吸衰竭。

（四）影像学及其他实验室检查

1. 胸部 X 线　BO X 线胸片表现无特异性，对诊断 BO 不敏感，40% BO 患儿 X 胸片正常。部分患儿 X 线胸片表现有肺透亮度增加，磨玻璃样改变，可有弥漫的结节状或网状结节状阴影，无浸润影。X 线胸片表现常与临床不符。

2. 高分辨率 CT（HRCT）　HRCT 的应用提高了儿童 BO 诊断的能力。HRCT 在各种原因引起的 BO 诊断中均有非常重要意义，具有特征性改变，可显示直接征象和间接征象。直接征象为外周细支气管壁增厚，细支气管扩张伴分泌物滞留，表现为小叶中心性支气管结节影；间接征象为外周细支气管扩张、肺膨胀不全、肺密度明显不均匀，高通气与低通气区混合（称马赛克灌注征）、气体滞留征。这些改变主要在双下肺和胸膜下。马赛克征（mosaic 征），即肺密度降低区与密度增高区镶嵌分布，是小气道损伤的最重要征象。马赛克征的出现高度提示 BO 的可能，但马赛克灌注并无特异性，在多种完全不同的弥漫肺部疾病中都是首要的异常征象。CT 呼气相上的气体滞留征诊断 BO 的敏感性及准确率最高，文献报道几乎 100% BO 患者有此征象。有报道，儿童患者可采用侧卧等方式代替动态 CT 扫描。

3. 肺功能　特异性表现为不可逆的阻塞性通气功能障碍，即呼气流量明显降低。气流受限是早期变化，用力肺活量 25%～75% 水平的平均呼气流量（FEF 25%～75%）在检测早期气道阻塞方面比第 1s 用力呼气容积（FEV_1）更敏感，在 BO 患儿显示明显降低，可小于 30% 预计值。

4. 支气管激发试验　BO 与哮喘一样存在气道高反应性，但两者对醋甲胆碱和腺苷 - 磷酸（AMP）支气管激发试验的反应不同。哮喘对直接刺激剂醋甲胆碱、间接刺激剂 AMP 均阳性，而 BO 对醋甲胆碱只有部分阳性，而且是短暂的，对 AMP 呈阴性反应。

5. 动脉血气　严重者出现低氧血症，血气可用来评估病情的严重程度。

6. 肺通气灌注扫描　BO 患儿肺通气灌注扫描显示斑块状分布的通气、血流灌注减少。王维等对 11 例患儿进行肺通气灌注扫描显示，双肺多发性通气血流灌注受限，以通气功能受限为著，其结果与患儿肺 CT 的马赛克灌注征相对应，且较 CT 敏感，认为该测定是一项对 BO 诊断及病情评估有帮助的检查。

7. 纤维支气管镜及肺泡灌洗液细胞学分析　可利用纤维支气管镜检查除外气道发育畸形，也可进行支气管黏膜活检。有研究提示，BO 与肺泡灌洗液中性粒细胞升高相关，也有学者认为灌洗液中性粒细胞的增加为 BO 的早期标志，但还不能用于诊断 BO。

8. 肺活检　是 BO 诊断金标准，但由于病变呈斑片状分布，肺活检不但有创而且不一定取到病变部位，故其儿科应用受到限制。

（五）鉴别诊断

1. 哮喘　BO 和哮喘均有喘息表现，且 BO 胸片多无明显异常，易误诊为哮喘。哮喘患儿胸部

HRCT 可出现轻微的磨玻璃样影或马赛克征，易误诊为 BO，故可根据喘息对支气管扩张剂和激素的治疗反应、过敏性疾病史或家族史、HRCT 的表现等对这两种疾病进行综合判断鉴别。

2. 弥漫性泛细支气管炎　绝大多数该病患儿有鼻窦炎，胸部 HRCT 显示双肺弥漫性小叶中心性结节状和支气管扩张，而非马赛克征和气体闭陷征。

3. 特发性肺纤维化　特发性肺纤维化又称 Hamman－Rich 综合征。起病隐匿，多呈慢性经过，临床以呼吸困难、发绀、干咳较为常见，多有杵状指（趾）。X 线胸片呈广泛的颗粒或网点状阴影改变，肺功能为限制性通气障碍伴肺容量减少。

（六）治疗

目前还没有公认的 BO 治疗准则，缺乏特效治疗，主要是对症支持。

1. 糖皮质激素　对激素应用剂量、疗程和方式仍然存在争议。未及时使用激素的 BO 病例几乎均遗留肺过度充气、肺膨胀不全和支气管扩张，并且肺功能逐渐恶化。吸入激素可降低气道高反应，避免全身用药的副反应，但实际上如果出现了严重呼吸道阻塞，则气溶胶无法到达肺周围组织，故有人提议加大吸入剂量（二丙酸倍氯米松剂量大于 1 500g），但缺乏安全性依据。针对严重 BO 患儿，有研究静脉应用甲泼尼龙 30mg/（kg·d），连用 3d，每月 1 次，可减少长期全身用药的不良反应。9 例骨髓移植后 BO 患儿接受大剂量甲泼尼龙冲击治疗 10mg/（kg·d），连用 3d，每月 1 次（平均 4 个月），辅以吸入激素治疗，临床症状消失，肺功能稳定。有学者建议口服泼尼松 1~2mg/（kg·d），1~3 个月后逐渐减量，以最小有效量维持治疗；病情较重者在治疗初期予甲泼尼龙 1~2mg/（kg·d）静脉滴注，3~5d 后改为口服；同时采用布地奈德雾化液 0.5~1.0mg/次，每日 2 次，或布地奈德气雾剂 200~400r/d 吸入治疗。

2. 支气管扩张剂　随 BO 病情进展，肺功能可由阻塞性通气功能障碍变为限制性或混合性通气功能障碍，对并发限制性通气功能障碍患儿，支气管扩张剂可部分减少阻塞症状，对肺功能试验有反应和（或）临床评估有反应患儿可应用。长效 β_2 受体激动剂可作为减少吸入或全身激素用量的联合用药，不单独使用。文献提出，对支气管扩张剂有反应是长期应用激素的指标。

3. 其他　如下所述。

（1）抗生素：BO 患儿易并发呼吸道细菌感染，应针对病原选择抗生素。对于伴广泛支气管扩张的 BO 患儿更需要抗生素治疗。大环内酯类抗生素，特别是阿奇霉素在抗菌活性之外，还有抗炎特性，对部分 BO 患者有效，可改善肺功能。

（2）氧疗：吸氧浓度要使氧饱和度维持在 0.94 以上（氧合指数 0.25~0.40）。

（3）纤支镜灌洗：有研究观察了 8 例 BO 患儿纤支镜灌洗效果，提出纤支镜灌洗对 BO 病情的恢复无帮助。

（4）肺部理疗：主要适应证是支气管扩张和肺不张，可降低支气管扩张相关问题的发生率，避免反复细菌感染。

（5）外科治疗：①肺或肺叶切除：对于伴局部支气管扩张或慢性肺叶萎陷的 BO 患儿，受累肺叶切除可避免肺部感染的频发和加重。文献报道 1 例累及单侧肺的 BO 患儿，在保守治疗无效后行单侧肺切除后效果较好。②肺移植：肺移植为处于终末阶段的 BO 患儿提供了长期存活的机会。持续存在的严重气流阻塞，伴有肺功能降低和越来越需要氧气支持的 BO 患儿可考虑肺移植。

（6）营养支持：提供足够热量和能量的支持疗法，尽可能让患儿身高、体重达到同年龄儿童的水平。

4. 纤支镜灌洗　有人观察了 8 例 130 患儿纤支镜灌洗的效果，提出纤支镜灌洗对 BO 病情的恢复没有帮助。

5. 肺部理疗　肺部理疗对于 BO 患儿主要的适应证是针对支气管扩张和肺不张的治疗。目的是为了减少支气管扩张相关问题的发生率和避免反复的细菌感染。

6. 外科治疗　如下所述。

（1）肺或肺叶切除：对于伴有局部支气管扩张或慢性肺叶萎陷的患儿，受累肺叶切除可避免肺部感染的频发和加重，减少理疗的需求。文献报道1例累及单侧肺的BO，在保守治疗无效后行单侧肺切除后效果较好。

（2）肺移植：儿科肺移植的发展给一些处于终末阶段的肺疾病（包括BO在内）患儿提供了长期存活的机会。持续存在的严重的气流阻塞状态，伴有肺功能降低和越来越需要氧气支持的BO患儿可考虑肺移植。

（肖慧玲）

第四节　支气管哮喘

支气管哮喘（简称哮喘）是一种常见的全球性小儿呼吸道变态反应性疾病，近年来对其病因、发病机制、病理改变及防治等方面的研究，都取得了较大进展，尤其GINA的制定和推广，使哮喘防治进一步规范化，并已见显著成效。但发病率仍呈上升趋势，全球已有3亿人患哮喘，死亡率徘徊不降，给儿童健康和社会造成严重危害和负担，成为全球威胁人类健康最常见的慢性肺部疾患之一，已引起社会各界关注。

哮喘是一种以嗜酸性粒细胞、肥大细胞等多种炎症细胞和细胞因子、炎性介质共同参与形成的气道慢性变应性炎症，对易感者，此类炎症使之对各种刺激物具有高度反应性，并可引起气道平滑肌功能障碍，从而出现广泛的不同程度的气流受限。临床表现为反复发作性喘息、呼吸困难、咳嗽、胸闷等，有的以咳嗽为主要或唯一表现，这些症状常在夜间或晨起发生或加剧。可经治疗缓解或自行缓解。

由于地区和年龄的不同及调查方法和诊断标准的差异，世界各地哮喘患病率相差甚大，如新几内亚高原几乎无哮喘，而特里斯坦－达库尼亚岛上的居民则高达50%。从总体患病率来看，发达国家（如欧、美、澳等）患病率高于发展中国家（如中国、印度等）。一般在0.1%~14.0%之间。据美国心肺血液研究所报道，1987年哮喘的人群患病率较1980年上升了29%，该时期以哮喘为第一诊断的病死率增加了31%。国内20世纪50年代上海和北京的哮喘患病率分别为0.46%和4.59%，至20世纪80年代分别增至0.69%和5.29%。20世纪90年代初期全国27省市0~14岁儿童哮喘患病率情况抽样调查结果，患病率为0.11%~2.03%，平均1.0%。10年后累计患病率达1.96%（0.50%~3.33%）增加1倍。山东省调查不同地理环境中984131名城乡人群，儿童患病率为0.80%，明显高于成人（0.49%），均为农村高于城市，丘陵地区>内陆平原>沿海地区，并绘出了山东省哮喘病地图。但10年后济南、青岛两市调查结果显示，患病率也升高1倍多。性别方面，儿童期男>女，成人则相反。年龄患病率3岁内最高，随年龄增长逐渐降低。首次起病在3岁之内者达75.69%。呼吸道感染是首次发病和复发的第一位原因。

一、病因

哮喘的病因复杂，发病机制迄今未全阐明，不同病因引起哮喘的机制不尽一致，现介绍如下。

（一）内因

哮喘患者多属过敏性体质（旧称泥膏样或渗出性素质），即特应性体质，存在气道高反应性，其特点是：体态肥胖，易患湿疹、过敏性皮炎和药物、食物过敏，婴儿期IgA较低，易患呼吸道感染或顽固性腹泻。血清IgE升高，嗜酸性粒细胞等有较多IgE受体。机体免疫功能，尤其是细胞免疫障碍，Ts细胞减少，Th细胞增多，尤其Th_2类细胞因子亢进。抗体水平失衡。微量元素失调，主要是Zn降低，使免疫功能下降。A型血哮喘患儿明显高于其他型血者，乃由于其气道含较多ABH血型物质，易发生I型变态反应。此外哮喘患儿内分泌失调，雌二醇升高，皮质醇、孕酮水平下降。有较高的阳性家族过敏史和变应原皮试阳性率，迷走神经功能亢进，β_2受体反应性下降，数量减少，β/α比例紊乱等，这些内因是可以遗传的，其遗传因素在第6对染色体的HLA附近。近年研究发现尚与其他多种染色体有关。这是发生哮喘的先决条件。有人对985例哮喘儿童进行家系调查，64.68%的患儿有湿疹等变应性疾病史；42.15%有哮喘家族史，而且亲代愈近，患病率愈高，有家族聚集现象，属于多基因遗传病，遗传度80%。此外早期喘息与肺发育较小、肺功能差等有关。

（二）外因

外因也是哮喘发生的必备条件。

1. 变应原 变态反应学说认为，哮喘是由IgE介导的Ⅰ型变态反应性疾病。变应原作用于机体后，使机体致敏，并产生IgE，当再次接触相应抗原后，便与肥大细胞上的IgE结合，通过"桥联作用"，Ca^{2+}流入细胞内，激活细胞内的酶，溶酶体膜溶解，使其脱颗粒，释放出组胺等过敏介质，发生哮喘。引起哮喘的变应原种类繁多，大体可分为吸入性、食物性和药物性等三类，如屋尘、螨、花粉、真菌、垫料、羽毛等吸入性变应原和奶、鱼、肉、蛋、瓜果、蔬菜等食物性变应原及阿司匹林类解热镇痛药、青霉素类等药物，此外SO_2、DDV、油漆、烟雾、环氧树脂等亦可诱发哮喘。近年房屋装修，甲醛、油漆等有害物质致空气污染，已成为哮喘发生的又一常见原因。饮食结构的变化、工业污染、汽车废气及生态环境的变化等与哮喘患病率增加也均有关系。

2. 呼吸道感染 其是哮喘的又一重要原因，其发病机制复杂，病原体本身就是一种变应原，并且感染可以因为气道黏膜损伤，免疫功能低下，气道反复感染，形成恶性循环，导致气道反应性增高。据有学者对2 534例哮喘的调查，91.91%的首次病因和74.29%的复发诱因是感染，尤其是呼吸道病毒感染。近年研究业已证明RSV毛支炎患儿，鼻咽部RSV－IgE和组胺水平及嗜碱性粒细胞脱颗粒阳性率均增高，其他如腺病毒、hMPV、麻疹病毒、副流感病毒、百日咳杆菌、肺炎支原体、衣原体、曲菌等真菌感染均可引起哮喘，鼻窦炎与哮喘关系也非常密切。

3. 其他 运动约90%的哮喘患儿由运动而激发，这可能系气道冷却或纤毛周围呈现暂时性高渗状态，促使炎症细胞产生并释放过敏性介质所致。大哭、大笑等剧烈情绪波动，精神过度紧张（如考试）或创伤及冷空气刺激、气候骤变、气压降低等及咸、甜饮食均可诱发哮喘。胃－食管反流是夜间哮喘发作的主要原因之一。

二、临床表现

临床表现轻重悬殊。夜间或晨起发作较多或加重。轻者仅咳嗽、喷嚏、流涕，年长儿可诉胸闷。重者则喘息，严重呼气性呼吸困难（婴幼儿呼气相延长可不明显）和哮鸣音。有的只有顽固性咳嗽，久治不愈。并发感染时可有发热，肺部水泡音（但咳黄痰不一定都是细菌感染）。喘息程度与气道梗阻程度并不平行，当严重气道狭窄时，因气流量减少，喘鸣及呼吸音反减弱，此乃危笃征兆，有时易被误认为减轻。哮喘可分为急性发作期、慢性持续期（指虽无急性发作，但在较长时间内总是不同频度和程度地反复出现喘息、咳嗽、胸闷等症状的状态）和缓解期（即症状体征消失，肺功能正常并维持4周以上）。

1. 典型哮喘 其可分为三期。第一期为发作性刺激性干咳，颇似异物所致的咳嗽，但气道内已有黏液分泌物，可闻少量哮鸣音；第二期可见咳出白色胶状黏痰（亦可略稀带泡沫），患儿烦躁不安，面色苍白，大汗淋漓，可有发绀，气喘加重，呼气延长，哮鸣音多，可掩盖心音，远处可闻，三凹征（＋）。婴儿喜伏于家长肩头，儿童多喜端坐，胸廓膨满，叩诊过清音，膈肌下降，心浊音界不清；第三期呼吸困难更严重，呼吸运动弱，有奇脉，肝大、水肿，终致急性呼吸衰竭或窒息，甚至猝死，但绝大多数患儿上述三期表现是可逆的。

2. 病情严重程度分级 我们将国内标准略加补充更切实可行，即轻症：仅有哮鸣音且呼吸困难轻，每月发作小于1次，摒除变应原或其他激发因素后，喘息可被一般支扩剂控制，不影响正常生活；中症：呼吸困难较重，一月发作1次左右；或轻度发作，但次数较频（几乎每天发作），排除变应原及其他激发因素后，用一般支扩剂喘息部分缓解，活动受限，有时需用激素改善症状；重症：呼吸困难严重，每月发作1次以上，或反复频繁的中度呼吸困难，排除变应原和其他激发因素后，哮喘无明显改善，一般支扩剂无效，严重影响正常生活，需经常住院或使用激素控制症状；危急：哮鸣音明显减少或消失，血压降低，奇脉，意识模糊，精神错乱，体力明显耗竭，有呼酸并代酸，心电图示电轴右偏或P波高尖，需要进行急救治疗。此外，无论发作次数多少，凡依赖激素改善症状者，均为中、重度，每日需泼尼松 10mg 以上的激素依赖者或发作时有意识障碍者均为重症。

三、诊断与鉴别诊断

（一）诊断

详尽的病史及典型症状不难诊断。轻症及不典型病例，可借助辅助检查确诊。

1. 病史采集　①询问是否有过典型哮喘表现，并除外其他喘息性疾患；问明首次发病的年龄、病情、持续时间、每次复发的诱因和居住环境是否阴暗、潮湿、空气污浊及生活习惯；家中是否养猫、狗、鸟等；发病先兆、起病缓急、持续时间、有无受凉、发热等上呼吸道感染表现；常用治疗措施及缓解方法。②特应症病史及Ⅰ、Ⅱ级亲属中过敏史：如湿疹、皮炎、过敏性鼻炎、咽炎、结膜炎，药物、食物过敏，反复呼吸道感染及慢性腹泻史；家族中有无上述疾病史和哮喘、气管炎史等。③发病诱因：何时、何种环境下发病，寻找环境中可疑变应原；与运动、情绪、劳累、冷空气、烟尘、DDV、油漆、食物及上感等的关系等。

2. 辅助检查　①血液：外源性哮喘血嗜酸性粒细胞数升高，常大于 $0.3 \times 10^9/L$，嗜碱性粒细胞大于 $3.3 \times 10^7/L$，嗜碱性粒细胞脱颗粒试验阳性，并发感染时可见中性粒细胞数升高。血电解质一般无异常。②痰液及鼻分泌物：多呈白色泡沫状稀黏痰或胶冻状痰，嗜酸性粒细胞明显增多，并发感染时痰成黄或绿色，中性粒细胞为主，大量嗜酸性粒细胞可使痰变棕黄色。显微镜下可见库什曼螺旋体和夏科－雷登晶体。③X 线胸片检查：少数可正常，多有肺纹理粗乱，肺门阴影紊乱、模糊，发作期可有肺不张、肺气肿、右心肥大等表现，并感染时可有点片状阴影。④肺功能：缓解期以小气道病变常见，发作期可见阻塞性通气功能障碍。肺活量降低，残气量增加等。峰流速仪测定 PEER 简单易行，实用价值大，可估计病情，判定疗效，自我监测，诊断轻型和不典型哮喘。正常或轻症的 PEF 应大于预计值或本人最佳值的 80%，24h 变异率小于 20%；其 PEF 为预计值的 60% ~ 80%，变异率为 20% ~ 30% 为中症；PEF 和 FEV$_1$ 有高度相关性，可代替后者。⑤血气分析：对估计气道梗阻程度及病情、指导治疗均有重大意义。轻度哮喘：血气正常，每分钟通气量稍增加（Ⅰ级），或 Pa（CO$_2$）轻度下降，血 pH 值轻度升高，每分钟通气量增加（Ⅱ级）；中度哮喘（Ⅲ级）：V/Q 比例失调，Pa（O$_2$）下降，Pa（CO$_2$）仍略低；严重哮喘（Ⅳ级）：Pa（O$_2$）进一步下降，Pa（CO$_2$）"正常或略升高"，提示气道阻塞严重，易误认为病情好转；晚期哮喘（Ⅴ级）：出现Ⅱ型呼衰的血气表现和酸中毒。pH < 7.25 表示病情危笃，预后不良。⑥支气管激发或扩张试验或运动激发试验的测定。⑦变应原测定。⑧免疫功能检查示总 IgE 升高或特异性 IgE 升高。⑨其他：还可根据条件及病情测 ECP 等炎性介质及 CKs、IL－4、IL－5、β$_2$ 受体功能、内分泌功能、血清前列腺素水平、微量元素及 cAMP/cGMP 等。

3. 诊断标准

（1）儿童哮喘：①反复发作喘息、气促、胸闷或咳嗽，多与接触变应原、冷空气、物理或化学刺激、呼吸道感染、运动及甜、咸食物等有关。②发作时双肺闻及弥漫或散在哮鸣音，呼气多延长。③支气管扩张剂有显著疗效。④除外其他引起喘息、胸闷和咳嗽的疾病。

需要说明的是：①喘息是婴幼儿期的一个常见症状，故婴幼儿期是哮喘诊治的重点。但并非婴幼儿喘息都是哮喘。有特应质（如湿疹、过敏性鼻炎等）及家族过敏史阳性的高危喘息儿童，气道已出现变应性炎症，其喘息常持续至整个儿童期，甚至延续至成年后。但是无高危因素者其喘息多与 ARI 有关，且多在学龄前期消失。②不能确诊的可行：哮喘药物的试验性治疗，这是最可靠的方法；可用运动激发试验，如阳性，支持哮喘诊断；对于无其他健康方面问题的儿童出现夜间反复咳嗽或患儿感冒"反复发展到肺"或持续 10d 以上或按哮喘药物治疗有效者应考虑哮喘的诊断，而不用其他术语，这种可能的"过度"治疗远比反复或长期应用抗生素好；更要注意病史和 X 线排除其他原因的喘息，如异物、先天畸形、CHD、囊性纤维性变、先天免疫缺陷、反复牛奶吸入等。

（2）咳嗽变异性哮喘：即没有喘鸣的哮喘。①咳嗽持续或反复发作小于 1 月，常于夜间或清晨发作，运动、遇冷空气或特殊气味后加重，痰少；临床无感染征象或经较长期抗感染治疗无效。②平喘药可使咳嗽缓解。③有个人或家族过敏史或变应原试验阳性。④气道有高反应性（激发试验阳性）。⑤排除其他引起慢性咳嗽的疾病。

（二）鉴别诊断

1. 毛细支气管炎　又称喘憋性肺炎，是喘息常见病因，可散发或大流行，多见于 1 岁内尤其 2 ~ 6 个月小儿，系 RSV 等病毒引起的首次哮喘发作，中毒症状和喘憋重，易并发心力衰竭、呼吸衰竭等，对支扩剂反应差，可资鉴别。但在特应质、病理改变及临床表现方面与哮喘相似，且有 30% 以上发展为哮喘。我们曾长期随访 RSV 毛支炎，约 70% 发展为喘支，25% ~ 50% 变为哮喘，其高危因素为：较强的过敏体质和家族过敏史，血清 IgE 升高，变应原皮试阳性，细胞免疫低下和反复呼吸道感染等。

2. 喘息性支气管炎　国外多认为喘支属于哮喘范围。其特点是：多见于 1 ~ 4 岁儿童，是有喘息表现的气道感染，有发热等表现，抗感染治疗有效，病情较轻，无明显呼吸困难，预后良好，多于 4 ~ 5 岁后发作减少，症状减轻而愈。因此与过敏性哮喘有显著区别。但在临床症状、气道高反应性、特应性及病理变化等多方面与哮喘，尤其感染性哮喘有共同之处，且有 40% 以上的患儿移行为哮喘。新近有人指出：3 岁内小儿感染后喘息，排除其他原因的喘息后，就是哮喘，是同一疾病在不同年龄阶段的表现形式。

3. 心源性哮喘　小儿较少见。常有心脏病史，除哮鸣音外，双肺大量水泡音，咳出泡沫样血痰及心脏病体征，平喘药效果差，吗啡、哌替啶治疗有效。心电图、心脏彩色多普勒超声检查有的发现心脏异常。当鉴别困难时可试用氨茶碱治疗，禁用肾上腺素和吗啡等。

4. 支气管狭窄或软化　多为先天性，常为出生后出现症状，持续存在，每于感冒后加重，喘鸣为双相性。CT、气道造影或纤支镜检查有助诊断。

5. 异物吸入　好发于幼儿或学龄前儿童，无反复喘息史，有吸入史；呛咳重，亦可无，有持续或阵发性哮喘样呼吸困难，随体位而变化，以吸气困难和吸气性喘鸣为主。多为右侧，可听到拍击音，X 线可见纵隔摆动或肺气肿、肺不张等，若阴性可行纤支镜检查确诊。

6. 先天性喉喘鸣　系喉软骨软化所致。生后 7 ~ 14d 出现症状，哭闹或呼吸道感染时加重，俯卧或抱起时可减轻或消失，随年龄增大而减轻，一般 2 岁左右消失。

7. 其他　凡由支气管内阻塞或气管外压迫致气道狭窄者，均可引起喘鸣，如支气管淋巴结核、支气管内膜结核、胃食管反流、囊性纤维性变、肺嗜酸细胞浸润症、嗜酸细胞性支气管炎、原发性纤毛运动障碍综合征、支气管肺曲菌病、肉芽肿性肺疾病、气管食管瘘、原发免疫缺陷病、纵隔或肺内肿瘤、肿大淋巴结、血管环等。可通过病史、X 线、CT 等检查予以鉴别。

四、治疗

（1）治疗目的：缓解症状，改善生活质量，保证儿童正常身心发育，防止并发症，避免治疗后的不良反应。

（2）防治原则：去除诱（病）因，控制急性发作，预防复发，防止并发症和药物不良反应以及早诊断和规范治疗等。

（3）治疗目标：①尽可能控制哮喘症状（包括夜间症状）。②使哮喘发作次数减少，甚至不发作。③维持肺功能正常或接近正常。④β_2 受体激动剂用量减至最少，乃至不用；⑤药物不良反应减至最少，甚至没有。⑥能参加正常活动，包括体育锻炼。⑦预防发展为不可逆气道阻塞。⑧预防哮喘引起的死亡。因此哮喘治疗必须坚持"长期、持续、规范和个体化"原则。

（一）急性发作期的治疗

主要是抗炎治疗和控制症状。

1. 治疗目标　①尽快缓解气道阻塞。②纠正低氧血症。③合适的通气量。④恢复肺功能，达到完全缓解。⑤预防进一步恶化和再次发作。⑥防止并发症。⑦制定长期系统的治疗方案，达到长期控制。

2. 治疗措施

（1）一般措施：①保持气道通畅，湿化气道，吸氧使 Sa（O_2）达 92% 以上，纠正低氧血症。②补液：糖皮质激素和 β_2 受体激动剂均可致使低钾，不能进食可致酸中毒、脱水等，是哮喘发作不缓解的重要原因，必须及时补充和纠正。

（2）迅速缓解气道痉挛：①首选氧或压缩空气驱动的雾化吸入，0.5% 万托林每次 0.5～1.0ml/kg（特布他林每次 300μg/kg），每次最高量可达 5mg 和 10mg。加生理盐水至 3ml，初 30min～1h 1 次，病情改善后改为 q6h。无此条件的可用定量气雾剂加储雾罐代替，每次 2 喷，每日 3～4 次。亦可用呼吸机的雾化装置。无储雾罐时可用一次性纸杯代替。②当病情危重，呼吸浅慢，甚至昏迷，呼吸心跳微弱或骤停时或雾化吸入足量 β_2 受体激动剂 + 抗胆碱能药物 + 全身用皮质激素未控制喘息时，可静脉滴注沙丁胺醇 [0.1～0.2μg/（kg·min）]，或用异丙肾静脉滴注代替。③全身用激素：应用指征是中、重度哮喘发作，对吸入 β_2 激动剂反应欠佳；长期吸激素患者病情恶化或有因哮喘发作致呼吸衰竭或为口服激素者，应及时、足量、短期用，一般 3～4d，不超过 7d，至病情稳定后以吸入激素维持。④中重度哮喘：用 β_2 激动剂 + 0.025% 的异丙托品（每次小于 4 岁 0.5ml，大于等于 4 岁 1.0ml），q4～6h。⑤氨茶碱，3～4mg/kg，每次不超过 250mg，加入 10% 葡萄糖中缓慢静脉注射（不少于 20min），以 0.5～1.0mg/（kg·h）的速度维持，每天不超过 24mg/kg，亦可将总量分 4 次，q6h，静脉注射，应注意既往用药史，最好检测血药浓度，以策安全。⑥还可用 $MgSO_4$、维生素 K_1、雾化吸入呋塞米、利多卡因、普鲁卡因、硝普钠等治疗。

（3）人工通气。

（4）其他：①抗感染药仅在有感染证据时用。②及时发现和治疗呼吸衰竭、心力衰竭等并发症。③慎用或禁用镇静剂。④抗组胺药及祛痰药无确切疗效。

（5）中医药：可配合中医辨证论治，如射干麻黄汤、麻地定喘汤等加减或用蛤蚧定喘汤、桂龙咳喘宁等。

（二）慢性持续期的治疗

按 GINA 治疗方案进行。①首先根据病情判定患者所处的级别，选用哪级治疗。②各级均应按需吸入速效 β_2 受体激动剂。③ICS 量为每日 BDP 量，与其他 ICS 的等效剂量为：$BDP250μg \approx BUD200μg \approx FP125μg$。④起始 ICS 剂量宜偏大些。⑤每级、每期都要重视避免变应原等诱因。

（1）升级：如按某级治疗中遇变应原或呼吸道感染等原因，病情加重或恶化，经积极治疗病因，仍不见轻时，应立即升级至相应级别治疗。

（2）降级：如按某级治疗后病情减轻达到轻的一级时要经至少 3 个月维持并评估后（一般4～6个月），再降为轻一级的治疗。

（三）缓解期的防治（预防发作）

1. 避免接触变应原和刺激因素　对空气和食物中的变应原和刺激因素，一旦明确应尽力避免接触，如对屋尘过敏时可认真清理环境，避开有尘土的环境，忌食某些过敏的食物。对螨过敏者除注意卫生清扫外，可用杀螨剂、防螨床罩或威他霉素喷洒居室。阿司匹林等药物过敏者可用其他药物代替。对猫、狗、鸟等宠物或花草、家具过敏的，可将其移开或异地治疗。

2. 保护性措施　患儿应生活有规律，避免过劳、精神紧张和剧烈活动，进行三浴锻炼，尤其耐寒锻炼，积极防治呼吸道感染，游泳、哮喘体操、跳绳、散步等运动有利于增强体质和哮喘的康复，但运动量以不引起咳、喘为限，循序渐进，持之以恒。

3. 提高机体免疫力　根据免疫功能检查结果选用增强细胞、体液和非特异性免疫功能的药物，如普利莫（即万适宁）、斯奇康、乌体林斯、气管炎菌苗片、静注用丙种球蛋白、转移因子、胸腺肽、核酪、多抗甲素、复合蛋白锌等锌剂、胎盘脂多糖及玉屏风颗粒、黄芪颗粒、还尔金、儿康宁、固本咳喘片、组胺球蛋白（亦称抗过敏球蛋白）等。

4. 减敏疗法

（1）特异减敏疗法：旧称脱敏疗法，通过小剂量抗原反复注射而使机体对变应原的敏感性降低。需先进行皮试，根据阳性抗原种类及强度确定减敏液起始浓度。该疗法疗效肯定，但影响因素较多，且疗效长，痛苦大，有时难以坚持到底。目前已有进口皮试抗原和脱敏液，安全、有效可应用，但价格较贵。新近还从国外引进百康生物共振变应原检测治疗仪，对哮喘等过敏性疾病有良好疗效。

（2）非特异减敏疗法：所用方法不针对某些具体抗原，但起到抗炎和改善过敏体质作用，常用的如细胞膜稳定剂色甘酸钠、尼多酸钠、曲尼斯特及抗组胺药氯雷他定（开瑞坦）、西替利嗪（仙特明）、阿伐斯汀（新敏乐）等及酮替芬、赛庚啶、特非那定等。甲氨蝶呤、雷公藤多苷、环孢素 A 对防治哮喘亦有较好效果，但因不良反应大，不常规应用。最重要和最常用的药物当属肾上腺皮质激素。主要是吸入给药。

五、预后

多数患儿经正规合理治疗可完全控制，像健康儿童一样生活。大部分婴幼儿哮喘随年龄增长逐渐减轻，至 4～5 岁后不再发作，其他患儿在青春期前后随着内分泌的剧烈变化，呈现一种易愈倾向，尤以男孩为著，故至成人期，两性差异不大或女多于男，因此总的预后是好的，但仍有部分患儿治疗无效或死亡。其病死率在日本为 1.3%～6.5%，美国儿童哮喘的死亡率为 1.1/10 万（1972 年），国内 10 年住院儿童哮喘病死率为 0.13%～0.44%。山东省儿童哮喘死亡率为 0.33/10 万。治疗失败的原因为：①医生及家长对哮喘的严重性估计不足，缺乏有效的监测措施。②肾上腺皮质激素用量不足或应用过晚。③治疗不当，如滥用 β_2 受体激动剂等。因此死亡中的多数是可避免的。总之不积极治疗、等待自愈和悲观失望、放弃治疗的想法都是不可取的。

（肖慧玲）

第五节　细菌性肺炎

一、肺炎链球菌肺炎

肺炎链球菌常引起以肺大叶或肺节段为单位的炎症，但在年幼儿童，由于免疫功能尚不成熟，病菌沿支气管播散形成以小气道周围实变为特征的病变（支气管肺炎）。

年长儿童肺炎链球菌肺炎（pneumococcal pneumonia）的临床表现与成人相似。可先有短暂轻微的上呼吸道感染症状，继而寒战、高热，伴烦躁或嗜睡、干咳、气急、发绀及鼻翼、锁骨上、肋间隙及肋弓下凹陷等。可伴有铁锈色痰。早期常缺乏体征，多在 2～3d 后出现肺部实变体征。重症患儿可并发感染性休克、中毒脑病、脑水肿甚至脑疝。

婴儿肺炎链球菌肺炎的临床表现多变。常先有鼻塞、厌食等先驱症状，数天后突然发热、烦躁不安、呼吸困难、发绀，伴气急、心动过速、三凹征等。体格检查常无特征性，实变区域可表现叩诊浊音、管性呼吸音，有时可闻啰音。肺部体征在整个病程中变化较少，但恢复期湿啰音增多。右上叶累及时可出现颈强直。

外周血白细胞计数常增高，达（1.5～4.0）×10^{10}/L，以中性粒细胞为主。多数患儿鼻咽分泌物中可培养出肺炎链球菌，但其致病意义无法肯定。如能在抗生素应用前进行血培养或胸腔积液培养，具有一定的诊断意义。X 线改变与临床过程不一定平行，实变病灶出现较肺部体征早，但在临床缓解后数周仍未完全消散。年幼儿童实变病灶并不常见。可有胸膜反应伴渗出。

肺炎链球菌肺炎患儿 10%～30% 存在菌血症，但由于抗生素的早期应用，国内血培养阳性率甚低。血清学方法，如测定患儿血清、尿液或唾液中的肺炎链球菌抗原可协助诊断，但也有研究者认为此法无法区别肺炎链球菌的感染和定植。最近有报道通过测定血清 Pneumolysin 抗体，或含有针对肺炎链球菌种特异荚膜多糖、型特异荚膜多糖复合物、蛋白抗原 Pneumolysin 抗体的循环免疫复合物进行诊断，但在婴儿，其敏感性尚嫌不足。亦可通过聚合酶链反应检测胸腔积液或血中的肺炎链球菌 DNA 协助诊断。

肺炎链球菌肺炎的临床表现无法与其他病原引起的肺炎相鉴别。此外，年长儿右下叶肺炎常由于刺激横膈引起腹痛，需与急性阑尾炎鉴别。

肺炎链球菌耐药性问题已引起普遍关注。在一些国家及我国台湾地区耐青霉素菌株已高达 50% ~ 80%。我国内陆各地区肺炎链球菌耐药情况有较大差异，2000 年监测资料表明，北京为 14%，上海 35.7%，而广州高达 60%。对青霉素敏感株仍可选用青霉素 G 10 万 IU/（kg·d）治疗，但青霉素低度耐药株（MIC 为 2.0 ~ 4.0μg/ml）应加大青霉素剂量至 10 万 ~ 30 万 IU/（kg·d），以上治疗无效、病情危重或高度耐药者（MIC > 4.0μg/ml）应选用第三代头孢霉素，如头孢噻肟、头孢曲松或万古霉素。

二、流感嗜血杆菌肺炎

流感嗜血杆菌（Hi）肺炎（hemophilus influenzae pneumonia）常见于 5 岁以下婴儿和年幼儿童。应用特异性免疫血清可将 Hi 分为 a ~ f 6 型，其中以 b 型（Hib）致病力最强。由于 Hib 疫苗的接种，20 世纪 90 年代以后美国等发达国家 Hib 所致肺炎下降了 95%。近年来也有较多非 b 型 Hi 感染的报道。

本病临床表现无特异性。但起病多较缓慢，病程可长达数周之久。幼婴常伴有菌血症，易出现脓胸、心包炎等化脓性并发症。外周血白细胞计数常中度升高。多数患儿 X 线表现为大叶性或节段性病灶，下叶多受累。幼婴常伴胸膜受累。本病诊断有赖于从血、胸腔积液或肺穿刺液中分离到病菌。由于 Hi 在正常人群的咽部中有一定的携带率，托幼机构中更高，因而呼吸道标本诊断价值不大。

治疗时必须注意 Hi 的耐药问题。目前分离的 Hi 主要耐药机制是产生 β - 内酰胺酶，美国、我国香港等地 Hi 菌株产酶率已高达 30% 以上。国内各地关于氨苄西林耐药率和产酶率差异较大。如对病菌不产酶，可使用氨苄西林，如不能明确其是否产酶，首选头孢噻肟、头孢曲松等。如最初反应良好，可改为口服，疗程为 10 ~ 14d。在大环内酯类中，阿奇霉素、克拉霉素对 Hi 有较好的敏感性。

三、葡萄球菌肺炎

葡萄球菌肺炎（staphylococcal pneumonia）多发生于新生儿和婴儿。Goel 等报道 100 例患儿中，1 岁以内占 78%，平均年龄 5 个月。金黄色葡萄球（金葡菌）和表皮葡萄球菌均可致病，但以前者致病最强。由于金葡菌可产生多种毒素和酶，具有高度组织破坏性和化脓趋势，因而金葡菌肺炎以广泛出血性坏死、多发性小脓肿形成特点。

临床上以起病急、发展快、变化大、化脓性并发症多为特征。一开始可有 1 ~ 2d 的上呼吸道感染症状，或皮肤疖肿史，病情迅速恶化，出现高热、咳嗽、呻吟、喘憋、气急、发绀，肺部体征出现较早。易出现脓胸、脓气胸、肺大疱等并发症。外周血白细胞计数常明显升高，以中性粒细胞为主。可伴轻至中度贫血。胸片改变特点：发展快、变化多、吸收慢。肺部病灶可在数小时内发展成为多发性小脓肿或肺大疱，并出现脓胸、脓气胸等并发症。X 线改变吸收缓慢，可持续 2 个月或更久。

1 岁以下尤其是 3 月龄以内的小婴儿，如肺炎病情发展迅速，伴肺大疱、脓胸或肺脓肿形成者应高度怀疑本病。在抗生素使用前必须进行痰、鼻咽拭子、浆膜腔液、血液或肺穿刺物的培养。痰或胸腔积液涂片染色可发现中性粒细胞和革兰阳性球菌呈葡萄串链状排列。血清中磷壁酸抗体测定可作为病原学诊断的补充。

合适的抗生素治疗和脓液的引流是治疗的关键。在获取培养标本后应立即给予敏感的杀菌药物，并足量、联合、静脉用药。疗程不少于 4 ~ 6 周，有并发症者适当延长。宜首选耐青霉素酶窄谱青霉素类，如苯唑西林等，可联合头孢霉素类使用。如为耐甲氧西林金葡菌（MRSA）引起，应选用万古霉素治疗。

四、链球菌性肺炎

A 组链球菌（group A streptococcus，GAS）主要引起咽炎等上呼吸道感染，但在出疹性疾病、流感病毒感染等情况下可发生链球菌肺炎（streptococcal pneumonia），多发生于 3 ~ 5 岁的儿童。B 组链球菌（GBS）则是新生儿肺炎的主要病原。

GAS 所致肺炎与肺炎链球菌肺炎的症状体征相似。常起病突然，以高热、寒战、呼吸困难为特点，也可表现为隐袭起病，过程轻微，表现咳嗽、低热等。

外周血白细胞计数常升高，血抗 O 抗体滴度升高有助于诊断。确定诊断有赖于从胸腔积液、血或肺穿刺物中分离出链球菌。

首选青霉素 G 治疗，临床改善后改口服，1 个疗程 2~3 周。

五、其他革兰阴性杆菌肺炎

常见的革兰阴性杆菌包括大肠埃希菌、肺炎克雷白杆菌、铜绿假单胞菌等。主要见于新生儿和小婴儿，常有以下诱因：①广谱抗生素的大量应用或联合应用。②医源性因素如气管插管、血管插管、人工呼吸机等的应用。③先天性或获得性免疫功能缺陷，如营养不良、白血病、恶性淋巴瘤、长期使用皮质激素或免疫抑制剂等。因而本病多为院内感染。

本病临床过程难以与其他细菌性肺炎鉴别。原有肺炎经适当治疗好转后又见恶化，或原发病迁延不愈，应怀疑此类肺部感染。诊断主要依靠气管吸出物、血或胸腔积液培养结果。

多数革兰阴性杆菌耐药率较高，一旦诊断此类感染，宜首选第三代头孢霉素或复合 β - 内酰胺类（含 β - 内酰胺酶抑制剂）。如致病菌株产生超广谱 β - 内酰胺酶（ESBL），应选用头孢霉素类、复合 β - 内酰胺类，严重者选用碳青霉烯类抗生素如亚胺培南。

六、沙门菌肺炎

由伤寒、副伤寒、鼠伤寒或其他非伤寒沙门菌引起，发生于沙门菌感染的病程中，较为少见。多发于幼小婴儿。

可表现为大叶性肺炎或支气管肺炎症状。较为特殊的表现为痰常呈血性或带血丝。在沙门菌感染的病程中，如发生呼吸道症状如咳嗽、气急，即使无肺部体征，也应进行摄片。如有肺炎改变应考虑为沙门菌肺炎（salmonella pneumonia）。

在美国，约 20% 沙门菌株对氨苄西林耐药。如病情严重、耐药情况不明，宜首选第三代头孢霉素，如头孢曲松、头孢噻肟等，如为敏感株感染则可用氨苄西林，或 SMZ - TMP 治疗。

七、百日咳肺炎

百日咳肺炎（pertussis pneumonia）由百日咳杆菌引起，多为间质性肺炎，亦可因继发细菌感染而引起支气管肺炎。患儿在百日咳病程中突然发热、气急，呼吸增快与体温不成比例，严重者可出现呼吸困难、发绀。肺部可闻及细湿啰音，或出现实变体征。剧烈咳嗽有时可造成肺泡破裂引起气胸、纵隔气肿或皮下气肿。

有原发病者出现肺炎症状较易诊断。继发细菌感染者应送检痰培养及血培养。

治疗首选红霉素，10~14d 为 1 疗程。必要时加用氨苄西林或利福平等。有报道用阿奇霉素 10mg/（kg·d）5d 或克拉霉素 10mg/（kg·d）7d 亦取得了良好疗效。百日咳高价免疫球蛋白正处于研究阶段，常规免疫球蛋白不推荐使用。

八、军团菌肺炎

军团菌病可暴发流行，散发病例则以机会感染或院内感染为主。多见于中老年人，但年幼儿也可发生。

军团菌肺炎（legionaires disease）是一种严重的多系统损害性疾病，主要表现为发热和呼吸道症状。外周血白细胞计数常明显升高，伴核左移。但由于其临床表现错综复杂，缺乏特异性，与其他肺炎难以区别。确诊必须依靠特殊的化验检查，如应用特殊培养基从呼吸道标本或血、胸腔积液中分离出病菌；应用免疫荧光或免疫酶法测定上述标本中的军团菌抗原或血清标本中的特异抗体。β - 内酰胺类抗生素治疗无效有助于本病的诊断。

首选大环内酯类，如红霉素及阿奇霉素、克拉霉素、罗红霉素等，1 个疗程为 2~3 周。可加用利福平。喹诺酮类和氨基糖苷类虽有较好的抗菌活性，但儿童期尤其是年幼儿童禁用。

九、厌氧菌肺炎

厌氧菌肺炎（anaerobic pneumonia）主要为吸入性肺炎，多发生于小婴儿，或昏迷患者。起病大多缓慢，表现为发热，咳嗽、进行性呼吸困难、胸痛，咳恶臭痰是本病的特征。也可有寒战、消瘦、贫血、黄疸等。本病表现为坏死性肺炎，常发生肺脓肿和脓胸、脓气胸。当患儿咳恶臭痰、X线有肺炎或肺脓肿或脓胸时应考虑到本病可能。化验检查常有外周血白细胞计数和中性粒细胞比例的升高。确诊需做气管吸出物厌氧菌培养。

抗生素可选用青霉素G、克林霉素、甲硝唑等。应加强支持治疗。脓胸者需及时开放引流。

十、L型菌肺炎

L型菌肺炎是临床上难治性呼吸道感染的病原体之一。患儿常有肺炎不能解释的迁延发热，或原发病已愈，找不到继续发热的原因。病情多不重，β-内酰胺类抗生素治疗无效。外周血白细胞计数大多正常。X线改变无特异性，多呈间质性肺炎改变。普通培养阴性，L型高渗培养基上培养阳性可确诊。治疗应采用兼治原型和L型菌的抗生素，如氨苄西林或头孢霉素类加大环内酯类。一般需治疗至体温正常后10~14d，培养阴性为止。

十一、肺脓肿

肺脓肿（lung abscess）又称肺化脓症，由多种病原菌引起。常继发于细菌性肺炎，亦可为吸入性或血源性感染。由于抗生素的广泛应用，目前已较少见。

起病急剧，有畏寒、高热，伴阵咳、咳出大量脓痰，病程长者可反复咯血、贫血、消瘦等。外周血白细胞计数和中性粒细胞升高，结合X线后前位及侧位胸片，诊断多不困难。痰培养、血培养可明确病原。怀疑金葡菌者宜首选苯唑西林或万古霉素；厌氧菌感染给予青霉素G、克林霉素、哌拉西林钠、甲硝唑等。最好根据细菌培养和药物敏感试验结果选用。疗程要足，一般需1~2个月。

（肖慧玲）

第六节 病毒性肺炎

一、呼吸道合胞病毒性肺炎

呼吸道合胞病毒（RSV）是婴儿下呼吸道感染的主要病原，尤其易发生于2~4月龄的小婴儿。一般以冬季多见，持续4~5个月。据观察，冬春季节RSV感染占3岁以下婴幼儿肺炎的35%左右。RSV毛细支气管炎的发病机制尚不明确，但有证据表明，免疫损伤可能参与了其发病过程。

初期上呼吸道感染症状突出，如鼻塞、流涕，继而咳嗽、低热、喘鸣。随病情进展，出现呼吸困难、鼻扇、呼气延长、呼吸时呻吟和三凹征等。易并发急性心力衰竭。年龄小于2个月的患儿、低体温、高碳酸血症者易发生呼吸暂停。初期听诊呼吸音减弱、哮鸣音为主，而后可闻细湿啰音。X线检查见肺纹理增粗或点片状阴影，部分见肺不张或以肺气肿为主要表现。外周血白细胞计数和分类一般无异常。鼻咽部脱落细胞病毒免疫荧光或免疫酶检查，均可在数小时内获得结果。急性期可有RSV特异IgM升高。年龄小、喘憋出现早是本病的特点，但确诊要靠血清学和病毒学检查。

二、腺病毒肺炎

腺病毒肺炎（adenoviral pneumonia）以腺病毒3型和7型为主。多发生于6个月至2岁的婴幼儿。近年来发病率已明显降低，病情减轻。起病大多急骤，先有上呼吸道感染症状。随后出现持续高热，咳嗽出现早，呈单声咳、频咳或阵咳，继而出现呼吸困难。肺部体征出现迟，多在高热3~4d后出现湿啰音。早期可出现中毒症状和多系统受累表现，如肝、脾肿大、嗜睡或烦躁不安，甚至中毒性脑病。外周血白细胞计数大多轻度减少。X 线改变以肺实变阴影及病灶融合为特点，其范围不受肺叶的限制。约 1/6 的病例可有胸膜炎，病灶吸收较慢，一般要 1 个月或更久。

根据上述临床表现，结合 X 线特点，诊断不难。根据血清学和病毒学检查结果可确诊。

三、流感病毒性肺炎

流感病毒性肺炎（influenza pneumonia）大多骤起高热，伴明显咳嗽、呼吸困难，肺部可闻细湿啰音。多数患儿有呕吐、腹泻，严重者可出现胃肠道出血、腹胀、甚至神经系统症状。X 线检查肺部可有斑片状或大片状阴影。

流行性感冒流行期间，有呼吸道症状和体征；非流行期间持续高热、抗生素治疗无效的肺炎均应考虑到本病可能。确诊有赖于血清学和病毒学检查。

四、副流感病毒性肺炎

副流感病毒性肺炎（para influenza pneumonia）易感对象为 3 个月至 1 岁的婴儿。其发病率仅次于 RSV。多有 3~5d 的中等程度发热或高热及呼吸困难、哮吼样咳嗽、三凹征、肺部干湿啰音等，但多数患儿表现较轻，一般无中毒症状，病程较短。X 线检查肺野可有小片状阴影。临床上无法与其他病毒性肺炎相区别，根据血清学和病毒学检查结果确定诊断。

五、巨细胞病毒性肺炎

巨细胞病毒（CMV）感染各年龄组均可发生，但巨细胞病毒性肺炎（cytomegalovirus pneumonia）以小婴儿居多。因属全身性感染，呼吸道症状常被掩盖。临床上常以呼吸、消化和神经系统症状为主。可有发热、气急、咳喘、腹泻、拒奶、烦躁等，伴肝、脾肿大，重者及新生儿患者可有黄疸、细小出血性皮疹、溶血性贫血等表现。肺部 X 线改变以间质性和小叶性病变为主。可通过测定呼吸道标本中的 CMV、血清中的 CMV 抗原或特异 IgM 确诊。

六、麻疹病毒性肺炎

在麻疹过程中多数患儿存在不同程度的肺炎改变。可由麻疹病毒本身引起，常表现为间质性肺炎。在麻疹极期病情很快加重，出现频繁咳嗽、高热、肺部细湿啰音等。在出疹及体温下降后消退。如继发细菌感染，多表现为支气管肺炎。常见致病菌为肺炎链球菌、金黄色葡萄球菌、流感嗜血杆菌等，易并发脓胸或脓气胸。

麻疹发病初期和出疹前出现的肺炎多为麻疹病毒引起，以后则多为继发感染引起的细菌性肺炎。有报道，麻疹相关肺炎中混合感染者占 53%。麻疹流行期间，麻疹易感儿具有肺炎的症状和体征，不管有无皮疹，均应考虑到本病可能。确诊有赖于病毒分离、免疫荧光或免疫酶检测、双份血清抗体测定等方法。

七、腮腺炎病毒性肺炎

腮腺炎病毒性肺炎（mumps pneumonia）常因其呼吸道症状不明显，易为腮腺肿大及其并发症所掩盖，以及极少进行 X 线肺部检查而漏诊。临床表现大多较轻，一般无呼吸困难和发绀。肺部呈局限性呼吸音粗糙，少数可闻水泡音。外周血白细胞计数多不升高。X 线表现肺野斑片状或大片状阴影，或呈毛玻璃样改变。根据典型腮腺炎表现，加上述 X 线改变，可考虑本病。

八、EB 病毒性肺炎

3~5 岁为感染高峰年龄。EB 病毒感染后可累及全身各系统。在呼吸系统可表现为反复间质性肺炎、持续性咽峡炎等。除一般肺炎的症状和体征外，可有时隐时现的咳嗽和反复发热，常伴有肝、脾和淋巴结肿大。胸部 X 线检查以间质性病变为主。急性期外周血白细胞计数常明显增高，以淋巴细胞为主，并出现异常淋巴细胞。确诊常需依赖特异性抗体测定。

九、水痘肺炎

水痘肺炎（varicella pneumonia）由水痘－带状疱疹病毒引起，为全身性疾病，可发生支气管炎和间质性肺炎。年龄越小越易发生肺炎。多在水痘发生1周内，表现咳嗽，肺部有湿性啰音，X线检查呈现双肺野结节性浸润阴影。水痘患儿如出现呼吸道症状和体征，应考虑本病。部分年幼婴儿，水痘肺炎可出现在皮疹之前，极易误诊和漏诊。因而有明确水痘接触史者，如发生肺炎，亦应考虑本病，并予以隔离。

十、肠道病毒所致下呼吸道感染

该病主要由柯萨奇病毒B组和埃可病毒引起。多见于夏秋季，呼吸道症状一般较轻，但婴幼儿肠道病毒感染大多较重，年龄愈小，病情愈重。常并发其他系统的症状，如腹泻、疱疹性咽炎、皮疹等。

十一、轮状病毒性下呼吸道感染

该病多见于秋冬季寒冷季节。好发于婴幼儿，其呼吸道症状体征常较轻。在轮状病毒感染流行期间，如患儿具有典型秋季腹泻特点，同时有呼吸道症状和体征，应考虑到本病可能。

十二、病毒性肺炎的药物治疗

目前尚缺乏理想的抗病毒药物。对呼吸道病毒治疗功效较肯定的仅限于流感病毒神经氨酸酶抑制剂和 M_2 蛋白抑制剂（金刚烷胺、金刚乙胺）及雾化吸入利巴韦林。

1. 利巴韦林　其为广谱抗病毒剂，已广泛用于各类病毒性感染。早期应用雾化吸入或静脉给药，有一定疗效，但对重症病毒性肺炎单独使用作用尚不可靠。10～15mg/（kg·d），必要时30～40mg/（kg·d），分2次静脉滴注，也可肌肉注射，或0.1%溶液喷雾吸入，国外主要通过雾化吸入治疗严重RSV感染。

2. 金刚烷胺或金刚乙胺　可用于流感病毒A感染的防治。后者活性比前者强，呼吸道药物浓度亦较高。但由于神经系统不良反应、对B型流感病毒无效及耐药株的出现，限制了其在临床的应用。

3. 神经氨酸酶抑制剂　其是一类新型的抗流感病毒药物。目前已用于临床的神经氨酸酶抑制剂包括扎那米韦、奥司他韦（达菲），可选择性抑制A型和B型流感病毒的神经氨酸酶活性，从而改变病毒正常的凝集和释放功能，减轻受感染的程度，缩短病程。前者只能吸入给药，因而婴幼儿患者常无法使用。奥司他韦则口服给药，每次儿童2mg/kg，2次/d。

4. 免疫球蛋白　近年来有报道RSV免疫球蛋白静脉使用可显著减轻病情、缩短住院时间，取得较好疗效。

5. 干扰素　其可使受感染细胞转化为抗病毒状态，不断生成具有高度抗病毒活性的蛋白质，从而发挥抗病毒作用。可肌肉注射、静脉注射或静脉滴注，也可滴鼻或喷雾吸入。

6. 阿昔洛韦（无环鸟苷）　其主要适用于单纯疱疹病毒、水痘－带状疱疹病毒及CMV感染者。一般情况下每次5mg/kg，静脉滴注，3次/d，疗程7d。

7. 更昔洛韦（丙氟鸟苷）　是抑制CMV作用较强的药物。诱导期10mg/（kg·d），2次/d，连用14～21d，静脉滴注；维持量5.0～7.5mg/（kg·d），1次/d，每周5～7次，静脉滴注，或每次5～10mg/kg，2次/d，口服。

8. 其他　白细胞介素－2（IL－2）、胸腺素、阿糖腺苷、双嘧达莫、聚肌胞、泰瑞宁和丙基乙磺酸及中药制剂。

（肖慧玲）

第七节　支原体肺炎

支原体肺炎（mycoplasmal pneumonia）由肺炎支原体（mycoplasma pneumoniae，MP）引起。多见于儿童和青少年，但近年来发现婴幼儿并非少见。全年均可发病，以秋、冬季多见。北京首都儿科研究所报道，MP肺炎占住院儿童肺炎的19.2%～21.9%。北美和欧洲的研究表明，MP占肺炎的15.0%～34.3%，并随年龄增长而增多。

一、病因

该病病原体为MP，它是介于细菌和病毒之间的一种微生物，能在细胞外独立生活，具有RNA和DNA，但没有细胞壁。

二、临床表现

潜伏期一般为2～3周。一般起病较缓慢，但亦有急性起病者。患儿常有发热、畏寒、头痛、咽痛、咳嗽、全身不适、疲乏、食欲缺乏、恶心、呕吐、腹泻等症状，但鼻部卡他症状少见。体温多数在39℃左右，热型不定。咳嗽多较严重，初为干咳，很快转为顽固性剧咳，有时表现为百日咳样咳嗽，咳少量黏痰，偶见痰中带血丝或血块。婴幼儿可表现为憋气，年长儿可感胸闷、胸痛。年长患儿肺部常无阳性体征，这是本病的特点之一。少数病例呼吸音减弱，有干、湿啰音，这些体征常在X线改变之后出现。此外，可发生肺脓肿、胸膜炎、肺不张、支气管扩张症、弥漫性间质性肺纤维化等。本病尚可并发神经系统、血液系统、心血管系统、皮肤、肌肉和关节等肺外并发症，如脑膜脑炎、神经根神经炎、心肌炎、心包炎、肾炎、血小板减少、溶血性贫血、噬血细胞综合征及皮疹，尤其是Stevens - Johnson综合征。多发生在呼吸道症状出现后10d左右。

三、实验室检查

X线胸部摄片多表现为单侧病变，大多数侵犯下叶，以右下叶为多，常呈淡薄片状或云雾状浸润，从肺门延伸至肺野，呈支气管肺炎的改变。少数呈均匀的实变阴影，类似大叶性肺炎。有时两肺野可见弥漫性网状或结节样浸润阴影，呈间质性肺炎的改变。大部分患儿有肺门淋巴结肿大或肺门阴影增宽。有时伴胸腔积液。肺部X线变化较快也是其特点之一。

外周血白细胞计数大多正常，但也有白细胞减少或偏高者。血沉轻、中度增快。抗"O"抗体滴度正常。部分患儿血清转氨酶、乳酸脱氢酶、碱性磷酸酶增高。早期患儿可用PCR法检测患儿痰等分泌物中MP - DNA，亦可从痰、鼻分泌物、咽拭子中分离培养出MP。血清抗体可通过补体结合试验、间接血球凝集试验、酶联免疫吸附试验、间接免疫荧光试验等方法测定，或通过检测抗原得到早期诊断。冷凝集试验大于1∶32可作为临床诊断的参考。

四、诊断与鉴别诊断

根据以下临床特征可初步诊断：①多发年龄5～18岁。②咳嗽突出而持久。③肺部体征少而X线改变出现早且严重。④用青霉素无效，红霉素治疗效果好。⑤外周血白细胞计数正常或升高。⑥血清冷凝集阳性。确诊必须靠呼吸道分泌物中检出MP及特异性抗体IgM检查阳性。早期诊断法有ELISA法、单克隆抗体法检测MP抗原，特异IgM及PCR法检测DNA等。

五、治疗

首选大环内酯类抗生素如红霉素，疗程一般较长，不少于2周，停药过早易于复发。近年来研究表明新合成的大环内酯类抗生素阿奇霉素、克拉霉素等具有与红霉素同等的抗菌活性，而且耐受性较好。

对难治性患儿应关注并发症如胸腔积液、阻塞性甚至坏死性肺炎的可能，及时进行胸腔穿刺或胸腔闭锁引流，必要时进行纤维支气管镜下支气管灌洗治疗。近年来有人认为重症 MP 肺炎的发病可能与人体免疫反应有关，因此，对急性期病情较重者，或肺部病变迁延而出现肺不张、肺间质纤维化，支气管扩张者，或有肺外并发症者，可应用肾上腺皮质激素口服或静脉用药，一般 1 个疗程为 3~5d。

（郑媛媛）

第八节　儿童间质性肺疾病

间质性肺疾病（interstitial lung disease，ILD）是以影像学弥漫性渗出和气体交换障碍为特点的慢性肺疾病，也称为弥漫性肺实质性疾病（diffuse parenchymal lung diseases，DPLD）。病变主要发生在肺泡壁，随着病变发展，发生间质纤维化，乃至蜂窝肺。其病变不仅发生于肺泡间隔、支气管、血管及末梢气腔隙周围的肺间质，也可涉及肺泡腔和细支气管腔内。此组为一种异质性疾病，有 200 多种类型。儿童间质性肺疾病与成人的不尽相同。德国的研究调查：每百万儿童中有 1.32 例新的弥漫性实质性肺疾病（DPLD）的病例。大多数在生后第一年内诊断，87% 的病例存活。来自英国和爱尔兰的数据估计儿童间质性肺疾病的发生率为每百万 0~16 岁儿童中有 3.6 例。近年间质性肺疾病的发病有增加的趋势，本文将重点叙述其分类和诊断方法。

一、儿童间质性肺疾病的分类和诊断程序

（一）儿童间质性肺疾病的分类

2002 年，美国胸科学会（ATS）和欧洲呼吸学会（ERS）由临床专家、病理专家和放射学专家共同制定了成人的 DPLD 的新分类，包括：①已知病因的 DPLD，如药物诱发性、职业或环境有害物质诱发性（铍、石棉）DPLD 或胶原血管病的肺表现等。②特发性间质性肺炎。③肉芽肿性 DPLD，如结节病、韦格纳肉芽肿等。④其他少见的 DPLD，如淋巴管肌瘤病、郎格罕细胞组织细胞增多症、嗜酸细胞性肺炎等，并且将特发性间质性肺炎分为七型（详见后述）。

儿童间质性肺疾病分类与成人不同，有关儿童间质性肺疾病的分类研究很多，目前引用最多的为 2007 年美国儿童间质性肺疾病的研究协作组的分类，该分类收集了来自北美的 11 个儿科研究中心 1999—2004 年具有肺活检的 185 例小于 2 岁的儿童的弥漫性肺疾病。2013 年美国胸科学会制定了婴幼儿的儿童间质性肺疾病的分类、评估和治疗的指南，该指南依据了上述的美国儿童间质性肺疾病的研究协作组的分类，该指南的分类如下：

（1）发生于婴儿的肺疾病，分为以下四种亚类：①弥漫性的肺发育障碍：如肺腺泡发育不良，先天性肺泡发育不良、肺泡毛细血管发育不良伴肺静脉错位（ACDMPV）。②表面活性物质功能障碍：如表面活性蛋白 B 基因（SFTPB）、表面活性蛋白 C 基因（SFT-PC）和 ATP 结合盒转运子 A3（ABCA3）基因的突变，组织学特点可为先天性肺泡蛋白沉着症、婴儿的慢性肺泡炎（CPI）、DIP 和 NSIP。③生长异常的疾病如肺发育不良、慢性新生儿的肺疾病、染色体相关的疾病和先天性心脏病。④未知原因的特殊类型的疾病：如婴儿神经内分泌细胞增生症（NEHI）和肺间质糖原贮积（PIG）。

（2）非婴儿特有的疾病，包括：①既往体健患儿发生的疾病：包括感染/感染后、环境因素有关的如过敏性肺炎、吸入综合征以及嗜酸细胞性的肺炎。②免疫缺陷病患儿发生的疾病：如机会感染、与介入治疗相关的以及原因不明的弥漫性肺泡损伤。③与全身性疾病相关的疾病：包括自身免疫性疾病，蓄积性疾病、结节病、朗格汉斯细胞组织细胞增生症、恶性肿瘤。④还有一些类似 ILD 的疾病：如肺血管异常、先心病、静脉畸形等。

（3）不能分类的间质性肺疾病：如肺疾病的终末阶段，非诊断的不合适的活检标本。

2010 年，欧洲学者和中华儿科学会呼吸学组均根据小儿间质性肺疾病的病因分为：①暴露因素相关的 ILD：如外源性过敏性肺泡炎、药物性肺损害。②系统疾病相关的 ILD：如结缔组织肺损害、血管炎所致的肺泡出血、结节病等。③肺泡结构疾病相关的 ILD：如感染性病因、特发性肺含铁血黄素沉着症、肺泡蛋白沉积症、嗜酸细胞性肺炎、特发性间质性肺炎。④婴儿特有的 ILD：包括 NEHI、先天性

肺泡表面活性物质代谢缺陷、肺间质糖原贮积症等。

（二）儿童间质性肺疾病的诊断程序

间质性肺疾病的诊断包括完整的病史采集，症状，体征，无创检查和有创检查，其中肺活检是诊断间质性肺疾病的金标准，也是分类和分型的依据。首先根据完整的病史采集，症状，体征和影像学确定是否为间质性肺疾病，小于 2 岁的婴幼儿可应用"儿童间质性肺疾病综合征"这一定义，即在未知原因肺疾病的前提下，至少包括以下四条标准中的三条即可临床诊断：①呼吸道症状：如咳嗽、气促、活动不耐受。②体征：如静息时气促、啰音、杵状指（趾）、生长发育迟缓、呼吸衰竭。③低氧血症；④胸片或 CT 上的弥漫性异常。年长儿童主要依据影像学的弥漫性异常来诊断弥漫性肺疾病。

进一步需要寻找病因，确定是继发性或特发性的间质性肺疾病。先进行非侵入性的检查，如病原学检查人类免疫缺陷病毒（HIV）、巨细胞病毒（CMV）、EB 病毒感染。可结合血清免疫学的检查来诊断结缔组织病、血管炎、原发性免疫缺陷病。在诊断儿童间质性肺疾病时，一定要先详细询问病史有无环境因素的暴露如有害气体的吸入、大量的吸入真菌孢子等以确定继发性的因素。若非侵入性的检查不能明确病因和病理类型，可进一步进行辅助确诊的侵入性的检查如支气管肺泡灌洗液（BALF）的获取、肺组织病理检查。另外，在确定间质性肺疾病的同时可选择血气分析、肺功能、心脏彩超以了解病情的轻重如有无低氧血症、肺动脉高压，文献报道肺动脉高压是很好的预测病例死亡危险的指标。儿童还要注意吸入的因素如 24h 食道下端 pH 值的监测。

在间质性肺疾病的诊断过程中，程序性的诊断策略很重要。常采用的检查还有以下几项。

1. 影像学检查 胸片为最常用的影像学检查之一，主要为弥漫性网点状的阴影或磨玻璃样影。肺部 X 线无异常或无特征性发现者，可行 CT 尤其高分辨 CT（HRCT）。HRCT 可发现诊断间质性肺疾病的一些特征性的表现，如磨玻璃样影、网状影、实变影，可显示肺间隔的增厚。HRCT 还可确定病变的范围，指导肺活检部位和方法的选择。婴幼儿由于配合差可行薄层 CT，也可明显地显示肺结构的异常。

2. 肺功能 肺功能为诊断和治疗监测的有用工具，肺功能呈限制性通气功能障碍，表现为肺的顺应性降低，肺活量（vital capacity，VC）的降低和肺总容量（TLC）的降低。功能残气量（FRC）也降低，但低于 VC 和 TLC 的减低量，残气容积（RV）通常不变，因此 FRC/TLC 和 RV/TLC 通常增加。肺一氧化碳的弥散功能（DLco）降低。部分患儿有气道的受累表现为混合性通气功能障碍。

3. 侵入性的检查 如纤维支气管镜的支气管肺泡灌洗液（BALF）、肺组织病理。侵入性检查可分为非外科性如 BALF、经支气管镜的透壁肺活检（TBLB）、经皮肺活检和外科性的肺活检如电视引导下的胸腔镜肺活检（VATS）和开胸肺活检。

（1）支气管肺泡灌洗液：BALF 是液体肺活检，支气管肺泡灌洗液中找到含铁血黄素细胞可确定肺泡出血诊断。BALF 乳白色，过碘酸雪夫（PAS）染色阳性，可有助于肺泡蛋白沉着症的诊断，BALF 找到大于 5% 的 CD1a 阳性细胞，可协助朗格汉斯细胞组织细胞增生症的诊断。肺泡灌洗液细胞的分析对诊断有帮助，BALF 大量的淋巴细胞可有助于过敏性肺泡炎和结节病的诊断，过敏性肺泡炎 BALF 主要为 CD_8^+ 细胞的增加，结节病主要为 CD_4^+ 细胞的增加。BALF 中细菌、真菌、病毒病原的检测可协助病原的诊断。

（2）肺活检：肺活检为确诊的依据，开胸或 VATS 有足够的标本有利于诊断，开胸肺活检的创面大，儿科很少采用。经皮肺穿刺或 TBLB，取材均不理想。VATS 不仅创面小、无并发症，且能取到理想的肺组织，因此在儿科应用较多。但需要外科医师和呼吸科医师合作，根据肺 HRCT 选取活检的部位。肺活检不仅可为原因不明的间质性疾病提供确诊的依据，还可为特发性间质性肺炎提供病理分型。还可进行肺组织病理的 EBV、CMV 病毒和腺病毒的核酸检测，进一步寻找感染的原因。

4. 基因筛查 表面活性物质蛋白（SP-B、SP-C）和 ABCA3 等的基因突变的筛查，以确定儿童间质性肺疾病的基因突变的作用。

二、特发性间质性肺炎

特发性间质性肺炎分为七型（表 5-1），所有的病例应由有经验的临床呼吸科医师、放射科医师和病理科医师共同讨论完成最后诊断，即临床、影像－病理诊断（CRP 诊断）。

表 5－1　2002 年 ATS/ERS 的特发性间质性肺炎的分型

过去组织学	现在组织学	临床－放射－病理（CRP）的诊断
普通间质性肺炎	普通间质性肺炎	特发性肺纤维化（IPF），也称为致纤维化性肺泡炎
非特异性间质性肺炎	非特异性间质性肺炎	非特异性间质性肺炎
闭塞性细支气管炎伴机化性肺炎	机化性肺炎	隐原性机化性肺炎
急性间质性肺炎	弥漫性肺损害	急性间质性肺炎
呼吸性细支气管炎伴间质性肺炎	呼吸性细支气管炎	呼吸性细支气管炎伴间质性肺炎
脱屑性间质性肺炎	脱屑性间质性肺炎	脱屑性间质性肺炎
淋巴细胞间质性肺炎	淋巴细胞间质性肺炎	淋巴细胞间质性肺炎

2012 年，美国胸科学会（ATS）和欧洲呼吸学会（ERS）又对间质性肺疾病进行了进一步的分类。主要的分类框架仍保留，但进一步将特发性间质性肺炎分为家族性和非家族性，不论家族性和非家族性均分为慢性纤维化如特发性肺纤维化和特发性非特异性间质性肺炎，急性和亚急性的肺纤维化如急性间质性肺炎和隐原性机化性肺炎，以及吸烟相关的间质性肺炎如呼吸性细支气管炎伴间质性肺炎和脱屑性间质性肺炎。还可分为常见的、少见的和不可分型的特发性间质性肺炎。常见的为特发性肺纤维化，特发性非特性异性间质性肺炎，呼吸性细支气管炎伴间质性肺炎，脱屑性间质性肺炎，隐原性机化性肺炎，急性间质性肺炎。少见的为特发性淋巴间质性肺炎和特发性胸膜肺的弹力纤维增生症。下面分述不同类型特发性间质性肺炎的特点。

1. 急性间质性肺炎（acute interstitial pneumonia，AIP）　其是一种不明原因的暴发性的疾病，常发生于既往健康的人，组织学为弥漫性的肺泡损害。AIP 病理改变分为急性期（亦称渗出期）和机化期（亦称增殖期）。急性期的病理特点为肺泡上皮乃至上皮基底膜的损伤，炎性细胞进入肺泡腔内，在受损的肺泡壁上可见 II 型上皮细胞再生并替代 I 型上皮细胞，可见灶状分布的由脱落的上皮细胞和纤维蛋白所构成的透明膜充填在肺泡腔内。另可见肺泡隔的水肿和肺泡腔内出血。此期在肺泡腔内逐渐可见纤维母细胞成分，进而导致肺泡腔内纤维化。机化期的病理特点是肺泡腔内及肺泡隔内呈现纤维化并有显著的肺泡壁增厚。其特点为纤维化为活动的，主要由增生的纤维母细胞和肌纤维母细胞组成，伴有轻度胶原沉积。此外还有细支气管鳞状上皮化生。

AIP 发病无明显性别差异，平均发病年龄 49 岁，年龄从 7～77 岁病例均有报告。无明显性别差异。起病急剧，表现为咳嗽，呼吸困难，随之很快进入呼吸衰竭，类似 ARDS。多数病例 AIP 发病前有"感冒"样表现，半数患儿有发烧。常规实验室检查无特异性。AIP 病死率极高。

急性间质性肺炎的 CT 的表现主要为弥漫的磨玻璃影和含气腔的实变影。可见牵拉性的支气管扩张。区域性的磨玻璃改变和牵拉性的支气管扩张与疾病的病程有关。研究还发现肺磨玻璃影或肺实变合并牵拉性支气管扩张较未合并牵拉性支气管扩张者预后为差。前者肺组织病理为弥漫性肺泡损伤的纤维化期或机化的晚期，后者为弥漫性肺泡损伤的渗出期或早期纤维化期。激素在早期机化期有效。

AIP 治疗上无特殊方法，可采用 ARDS 治疗方法。AIP 死亡率极高 12，如果除外尸检诊断的 AIP 病例，死亡率可达 50%～88%（平均 62%），平均生存期限短，多在 1～2 个月间死亡。近年有应用大剂量的糖皮质激素冲击治疗成功的报道。北京儿童医院有 3 例诊断为急性间质性肺炎应用激素得到成功的治疗，尚在长期的追踪之中。

2. 特发性肺纤维化（idiopathic pulmonary fibrosis，IPF）　该病即普通间质性肺炎（usual interstitial pneumonia，UIP）。其病理特点为出现片状、不均一、分布多变的间质改变。每个低倍镜下都不一致，包括间质纤维化、间质炎症及蜂窝变与正常肺组织间呈灶状分布、交替出现。可见纤维母细胞灶分布于炎症区、纤维变区和蜂窝变区，为 UIP 诊断所必需的条件，但并不具有特异病理意义。纤维母细胞灶代表纤维化正在进行，并非既往已发生损害的结局。由此可见成纤维细胞灶、伴胶原沉积的瘢痕化和蜂窝变组成的不同时相病变共存构成诊断 UIP 的重要特征。

该病主要发生在成年人，男女比例约为 2：1。UIP 起病过程隐袭，主要表现为干咳气短，活动时更明显。全身症状有发热、倦怠、关节痛及体重下降。50% 患儿体检发现杵状指（趾），大多数可闻及细小爆裂音（velcro 啰音）。儿童病理证实得 UIP 很少，儿童仅有一例 15 岁患儿证实为 UIP，并且与 ABCA3 基因的突变有关。以往儿童报道的 100 多例的 IPF 中，无纤维母细胞灶的存在，并且多数预后较好，不符合 UIP/IPF 的病理和临床特点。

实验室检查常出现异常，如血沉的增快，抗核抗体阳性，冷球蛋白阳性，类风湿因子阳性等。

UIP 的胸片和 CT 可发现肺容积缩小，呈线状、网状阴影、磨玻璃样改变及不同程度蜂窝状变。磨玻璃影所占区域小于 30%。上述病变在肺底明显，并且病变主要累及外周肺野和下肺区域。

肺功能呈中至重度的限制性通气障碍及弥散障碍。支气管肺泡灌洗液见中性粒细胞比例升高，轻度嗜酸粒细胞增多。

治疗：尽管只有 10% ~ 20% 患儿可见到临床效果，应用糖皮质激素仍是主要手段；有证据表明环磷酰胺/硫唑嘌呤也有一定效果，最近有报告秋水仙碱效果与激素相近。对治疗无反应的终末期患儿可以考虑肺移植。

UIP 预后不良，死亡率为 59% ~ 70%，生存期为 2.8 ~ 6.0 年。极少数患儿自然缓解或稳定，多需治疗。

3. 脱屑性间质性肺炎 脱屑性间质性肺炎（desquamative interstitial pneumoma，DIP）组织学特点为肺泡腔内肺泡巨噬细胞均匀分布，见散在的多核巨细胞。同时有轻中度肺泡间隔增厚，主要为胶原沉积而少有细胞浸润。在低倍镜下各视野外观呈单一均匀性分布，而与 UIP 分布的多样性形成鲜明对比。在成人多见于吸烟的人群。在小儿诊断的 DIP，多为表面活性蛋白 C（SP - C）和 ABCA3 的基因突变所致。并且比成人的 DIP 预后差。

DIP 男性发病是女性的 2 倍。主要症状为干咳和呼吸困难，通常隐袭起病。半数患儿出现杵状指（趾）。实验室通常无特殊发现。肺生理也表现为限制性通气功能障碍，弥散功能障碍，但不如 UIP 明显。

DIP 的主要影像学的改变在中、下肺区域，有时呈外周分布。主要为磨玻璃样改变，有时可见不规则的线状影和网状结节影。以广泛性磨玻璃状改变和轻度纤维化的改变多提示脱屑性间质性肺炎。与 UIP 不同，DIP 通常不出现蜂窝变。

治疗儿童主要采用糖皮质激素治疗，成人为戒烟和激素治疗。成人患儿对糖皮质激素治疗反应较好，10 年生存在 70% 以上。小儿 DIP 对激素治疗反应差。

4. 呼吸性细支气管相关的间质性肺炎 呼吸性细支气管相关的间质性肺炎（respiratory bronchiololi - tis - associated interstitial lung disease，RBILD）与 DIP 极为相似，病理为呼吸性细支气管炎伴发周围的气腔内大量含色素的巨噬细胞聚积，与 DIP 的病理不同之处是肺泡巨噬细胞聚集只局限于这些区域而远端气腔不受累，而有明显的呼吸性细支气管炎。近年来认为 DIP/RBILD 可能为同一疾病的不同结果，因为这两种改变并没有明确的组织学上的区别，而且表现和病程相似。

RBILD 发病平均年龄 36 岁，男性略多于女性，所有患儿均是吸烟者，主要症状是咳嗽气短。杵状指（趾）相对少见。影像学上 2/3 出现网状，网状结节影，未见磨玻璃影；胸部影像学也可以正常。BALF 见含色素沉着的肺泡巨噬细胞。成人病例戒烟后病情通常可以改变或稳定；经糖皮质激素治疗的少数病例收到明显效果。可以长期稳定生存。

5. 非特异性的间质性肺炎 非特异性的间质性肺炎（nonspecific interstitial pneumonia，NSIP）是指难以分类的间质性的肺炎，随后不断加以摒除，逐渐演变为独立的临床病理概念。虽然 NSIP 的病因不清，但可能与下列情况相关：某些潜在的结缔组织疾病、某些药物反应、有机粉尘的吸入、急性肺损伤的缓解期等，也可见于 BOOP 的不典型的活检区域。这种情形类似于 BOOP，既可是很多病因的继发表现，又可以是特发性的。结合临床影像和病理资料来诊断 NSIP 很重要。NSIP 特点是肺泡壁内出现不同程度的炎症及纤维化，但缺乏诊断 UIP、DIP 或 AIP 的特异表现，或表现炎症伴轻度纤维化，或表现为炎症及纤维化的混合。病变可以是灶状，间以未受波及的肺组织，但病变在时相上是均一的，这一点与

UIP 形成强烈的对比。肺泡间隔内由淋巴细胞和浆细胞混合构成的慢性炎性细胞浸润是 NSIP 的特点。浆细胞通常很多，这种病变在细支气管周围的间质更明显。

在 NSIP，近 50% 病例可见腔内机化病灶，即 BOOP 的特征表现，但通常病灶小而显著，仅占整个病变的 10% 以下；30% 病例有片状分布的肺泡腔内炎细胞聚积，这一点容易与 DIP 相区别，因为 NSIP 有其灶性分布和明显的间质纤维化；1/4 的 NSIP 可出现淋巴样聚合体伴发中心（所谓淋巴样增生），这些病变散在分布，为数不多；罕见的还有形成不良呈灶性分布的非坏死性肉芽肿。

NSIP 主要发生于中年人，多为非吸烟者。平均年龄 49 岁，男：女 = 1：1.4，也有多见于女性患儿的报道。NSIP 也可发生于儿童。起病隐匿或呈亚急性经过。主要临床表现为咳嗽气短，渐进性呼吸困难，乏力。约有一半有体重减轻，10% 有发热。查体可有呼吸增快，双下肺可闻及爆裂音，杵状指（趾）少见，约占 10%。超过 2/3 的患儿运动时可有低氧血症。支气管肺泡灌洗液（BALF）多见淋巴细胞增多。肺功能为限制性通气功能障碍。

NISP 的影像学的改变主要为广泛的磨玻璃改变和网点影，可见牵拉性支气管扩张，少数可见实变影。NISP 的磨玻璃阴影主要分布于中下肺野，多对称分布。实变影常为小片实变，可对称分布。与 UIP 比较，NSIP 以磨玻璃影为主，网点影较 UIP 为细小。

NSIP 治疗上激素效果好，复发仍可以继续使用。与 UIP 相比，大部分 NSIP 患儿对糖皮质激素有较好的反应和相对较好的预后，5 年内病死率为 15%～20%。预后取决于病变范围。

6. 隐原性机化性肺炎　隐原性机化性肺炎（cryptogenic organizing pneumonia，COP）病理为闭塞性细支气管炎和机化性肺炎为主要特点的病理改变，两者在肺内均呈弥漫性分布。主要表现为终末细支气管、呼吸性细支气管、肺泡管及肺泡内均可见到疏松的结缔组织渗出物，其中可见到单核细胞、巨噬细胞、淋巴细胞及少量的嗜酸细胞、中性粒细胞、肥大细胞分布，此外尚可见到纤维母细胞浸润。在细支气管、肺泡管及肺泡内可形成肉芽组织，导致管腔阻塞，可见肺泡间隔的增厚，组织纤维化机化后，并不破坏原来的肺组织结构，因而无肺泡壁的塌陷及蜂窝状的改变。

COP 多见于 50 岁以上的成年人，男女均可发病，儿童也有 COP 的报道，但较少见，多为感染后的 BOOP。大多病史在 3 个月内，近期多有上感的病史。病初有流感样的症状如发热、咳嗽、乏力、周身不适和体重降低等，常可闻及吸气末的爆裂音。肺功能为限制性通气功能障碍。

COP 患儿胸片最常见、最特征性的表现为游走性、斑片状肺泡浸润影，呈磨玻璃样，边缘不清。典型患儿在斑片状阴影的部位可见支气管充气征，阴影在早期多为孤立性，随着病程而呈多发性，在两肺上、中、下肺野均可见到，但以中、下肺野多见。肺 CT 可见胸膜下或支气管周围的斑片状阴影，其大小一般不超过小叶范围。还可见结节影。同时具有含气腔的实变、结节影和外周的分布为 COP 的肺 CT 特点。BALF 见淋巴细胞的比例升高。COP 对激素治疗反应好，预后较好。

7. 淋巴间质性肺炎　淋巴间质性肺炎（lymphoid interstitial pneumonia，LIP）也称为淋巴细胞间质性肺炎。特发性淋巴间质性肺炎很少见。病理表现：肉眼上间质内肺静脉和细支气管周围有大小不等黄棕色的结节，坚实如橡皮。结节有融合趋势。镜下：肺叶间隔、肺泡壁、支气管、细支气管和血管周围可见块状混合性细胞浸润，以成熟淋巴细胞为主，有时可见生发中心，未见核分裂，此外还有浆细胞、组织细胞和单核细胞等。浆细胞为多克隆，可有 B 细胞和 T 细胞，但是以一种为优势。

诊断的年龄为 50～60 岁，在婴儿和老人也可见到。在儿童，多与 HIV、EBV 感染有关。LIP 的临床表现为非特异性，包括咳嗽和进行性的呼吸困难。肺外表现为体重减轻、乏力。发热、胸痛和咯血少见。从就诊到确诊往往需要 1 年左右的时间。肺部听诊可闻及肺底湿啰音，杵状指（趾），肺外淋巴结肿大、脾大少见。

异常丙种球蛋白血症较常见，其发生率可达 80%。通常包括多克隆的高丙种球蛋白病。单克隆的高丙种球蛋白病和低丙球血症少见但也有描述。肺功能示限制性的肺功能障碍。一氧化碳弥散能力下降，氧分压下降。

淋巴间质性肺炎的影像学表现为网状结节状的渗出，边缘不清的小结。有时可见片状实变及大的多发结节。在小儿，可见双侧间质或网点状的渗出，通常有纵隔增宽和肺门增大。蜂窝肺在 1/3 成人病例中出现。胸腔渗出不常见。肺 CT 多示 2～4mm 结节或磨玻璃样阴影。病情发展可有支气管扩张、囊泡影。

治疗：目前尚无特效的疗法，主要为糖皮质激素治疗，有时可用细胞毒性药物。激素治疗有的病例症状改善，有的病例肺部浸润进步，不久后又恶化。用环磷酰胺和长春新碱等抗肿瘤治疗，效果不确实。

预后：33%～50% 的在诊断的 5 年内死亡，大约 5% LIP 转化为淋巴瘤。

三、其他原因的间质性肺炎

（一）过敏性肺炎

过敏性肺炎（hypersensitivity pneumonitis）是一组由不同变应原引起的非哮喘性变应性肺疾患，以弥漫性间质炎症为其病理特征。系由于吸入含有真菌孢子，细菌产物、动物蛋白质或昆虫抗原的有机物尘埃微粒（直径 <10μm）所引起的过敏反应，因此又称为外源性变应性肺泡炎（extrinsic allergic alveolitis，EAA）。小儿过敏性肺炎的报道较少，多为病例报道或病例不多的总结，患儿平均年龄为 10 岁，最小的一例为 8 个月。有 25% 的有家族病史。通常有同样环境暴露的同胞或父母受累患病。迄今有过敏原记录的儿童过敏性肺炎有 110 例，87 例（79.1%）与鸟类暴露有关，如鸽子暴露，其次为室内环境霉菌污染所致。

1. 发病机制 一般认为是Ⅲ型变态反应（由于免疫复合物的沉着），但肺活检未发现Ⅲ型变态反应的组织损害所特有的肺血管炎，因此，有人支持Ⅳ型变态反应观点，因为它的组织学损害在急性期是以肺泡壁为主的淋巴细胞浸润，继而是单核细胞浸润和散在的非干酪性巨细胞肉芽肿，后期是肺组织纤维化和机化的阻塞性细支气管炎，与Ⅳ型变态反应一致。但亦有报告指出Ⅱ型变态反应及非免疫学机制均参与此症的发病。

2. 病理变化 亚急性肉芽肿样炎症，有淋巴细胞、浆细胞、上皮样细胞及朗格汉斯巨细胞浸润等，以致间质加宽。经过慢性病程后出现间质纤维化及肺实质破坏，毛细支气管被胶原沉着及肉芽组织堵塞而闭锁。持续接触致敏抗原后可发生肺纤维性变，甚至蜂窝肺。

3. 临床表现 过敏性肺炎第一次发作易与病毒性肺炎相混淆，于接触抗原数小时后出现症状；有发热、干咳、呼吸困难、胸痛及发绀。少数特应性患儿接触抗原后可先出现喘息、流涕等速发变应反应，4～6h 后呈Ⅲ型反应表现为急性过敏性肺炎。先有干咳、胸闷，继而发热，寒战和出现气急、发绀。体格检查肺部有湿啰音，多无喘鸣音，无实变或气道梗阻表现。一般在脱离接触后数日至一周症状消失。亚急性起病较缓，数周或数月内出现症状或慢性的起病隐匿，亚急性或慢性多以咳嗽、气短、乏力、体重减轻为主要表现，肺内可闻及湿啰音。

4. 影像学特点 X 线胸片显示弥漫性间质性浸润、粟粒或小结节状阴影，在双肺中部及底部较明显，以后扩展为斑片状致密阴影。高分辨 CT 特点：急性期、亚急性期常为弥漫性的边缘不清的细结节影和磨玻璃影；慢性期可见线状阴影（irregular linear opacities），牵拉性支气管扩张，肺叶体积的减少以及蜂窝肺。以中肺叶的病变为主。慢性过敏性肺炎还可见小气道阻塞的表现，如马赛克灌注、呼气相的气体滞留。

急性发作时，末梢血常规呈白细胞升高（15～25）×10^9/L，伴中性粒细胞增高，但多无嗜酸性粒细胞升高，丙种球蛋白可升高到 20～30g/L，伴 IgG、IgM 及 IgA 升高，血清补体正常，类风湿因子可为阳性。肺功能检查显示限制性通气障碍、肺活量下降，弥散能力降低，无明显气道阻塞。

过敏性肺炎时支气管肺泡灌洗液中，淋巴细胞比例增高，以 CD_8 为主的 T 细胞增加。

5. 诊断 有赖于病史（包括环境因素、生活习惯及爱好）、症状、体征及肺功能改变。X 线变化及免疫学检查，特别是血清中发现有致敏原之特异沉淀素，有助于诊断。支气管肺泡灌洗液中淋巴细胞增加，尤其是 CD_8 为主的 T 细胞增加可以协助诊断。

6. 治疗 应立即避免与致敏原接触。如肺部病变广泛可用激素治疗，泼尼松 1～2mg/（kg·d），连续 1～2 个月可使症状、体征及 X 线改变迅速消失。治疗 2～6 个月可防止肺纤维化发生。

（二）嗜酸细胞性肺炎

嗜酸细胞性肺炎（eosinophilic pneumonia）属于一种变态反应性综合征，又称肺部浸润伴嗜酸细胞增多综合征（pulmonary infiltration with eosinophilic syndrome，PIE），以肺部浸润同时周围血中嗜酸细胞增高为特征，因为有时肺嗜酸细胞浸润可不伴有血嗜酸细胞增高，所以称为嗜酸细胞性肺炎可能更确切些。有关此组疾病有很多种分类方法。PIE 综合征可分为吕弗勒综合征（Loffler syndrome）也称为单纯性肺嗜酸粒细胞增多症（simple pulmonary eosinophilia），迁延性肺嗜酸细胞增多症（prolonged pulmonary eosinophilia），热带肺嗜酸粒细胞增多症，伴哮喘的肺嗜酸粒细胞增多，多发性的结节性动脉炎（polyarteritis nodosa），慢性嗜酸粒细胞性肺炎，急性嗜酸粒细胞性肺炎。其他的分类还包括 Churg – Strauss 综合征，变应性支气管肺曲霉菌病。

1. 病因　变应原的种类很多，包括寄生虫、真菌（如曲霉菌）、药物、花粉、食物等。

2. 临床表现及诊断　轻症只有微热、疲倦及轻微干咳等，重者可有高热、阵发性咳嗽及哮喘等，急性症状严重时，偶可发生呼吸衰竭。胸部有湿性或干性音，有时叩诊可呈浊音。脾脏可稍肿大。嗜酸细胞增多，有时高达 60% ~ 70%，较正常嗜酸细胞大，并含有大型颗粒。伴发全身血管炎之重症患儿可呈多系统损害。X 线胸片可见云絮状斑片影，大小、形状及位置都不恒定，呈游走样，于短期内消失而另一部位再发。偶见双肺弥漫颗粒状阴影需与粟粒型肺结核鉴别。

临床上常见两种肺部浸润伴嗜酸细胞增多综合征，即单纯性肺嗜酸细胞增多症（Loffler 综合征）及热带性肺嗜酸细胞增多症。Loffler 综合征与寄生虫蚴虫移行有关，又可与药物或化学物质有关，症状较轻，哮喘或有或无，X 线表现特点是肺浸润性病变呈暂时性和游走性，血清 IgE 正常，病程较短，多为数周左右。热带性嗜酸细胞增多症主要与丝虫、犬及猫蛔虫、钩虫感染有关，咳嗽伴喘息，血清 IgE 增高，病程长短不定，有时可长达数周，慢性型可长达 1 年以上。

其他肺嗜酸细胞增多症还有：①持续性肺嗜酸细胞增多症：可能与寄生虫、真菌、细菌或药物有关；多不伴哮喘，血清 IgE 正常，病程迁延数月，有人认为 Loffler 综合征病程超过 1 个月者即属本型。②肺嗜酸细胞增多症伴喘息：多为肺曲霉菌感染如过敏性支气管肺曲霉菌病，其他致敏原可能为粉尘、药物、寄生虫或不明。哮喘明显，血清 IgE 增高，病程长短不定，一般短于 1 个月，但有时可复发或转变为慢性。③血管炎病（如结节性多动脉炎）伴肺嗜酸细胞增多症：乃多种胶原性疾患之一种表现，伴或不伴哮喘，多有心内膜、心肌和心包损害，血清 IgE 正常，病程多较长，病情较重，呈多器官损害时称播散性嗜酸细胞性胶原病（disseminated eosinophilic collagen disease，DECD）预后差。北京儿童医院曾见两例均死亡。另外 Churg – Straus 综合征，为一系统性的嗜酸细胞性血管炎，通常发生于哮喘和过敏性鼻炎患儿中。有肺外的器官受侵，如心脏和消化道的受累。P – ANCA 可阳性。④慢性嗜酸细胞肺炎：原因不明，症状为咳嗽、气短、喘息、发热、体重减轻，与哮喘有关，2/3 的病例之前有哮喘病史或与哮喘同时存在，激素治疗有效。⑤急性嗜酸粒细胞性肺炎：原因不明，主要在 20 ~ 40 岁，也可发生于儿童。主要表现为发热、咳嗽、呼吸困难。肺部听诊有湿啰音，可发展为呼吸衰竭。用激素病情可很快改善。

近年来有一种"嗜酸细胞增多性哮喘病"或"暴发性哮喘性嗜酸细胞增多综合征"，在国内若干地区暴发流行，可见于婴幼儿、年长儿至成人。患儿不发热或有低热，突出表现为哮喘与干咳，有时出现瘙痒性皮疹。病情严重时，偶可因支气管、毛细支气管梗阻及心力衰竭而危及生命。X 线上多数有肺纹理增加及肺气肿，少数有片状或网点状阴影。血内嗜酸细胞增多可高达 20% 以上。病因未明，有些作者认为是蛔蚴在体内移行的表现，有人推测一部分流行可能与病毒感染或真菌孢子大量吸入有关。

此外，重庆第三军医大学病理教研组所见 40 例急性恶性嗜酸性细胞浸润症中，31 例为 2 ~ 12 岁的小儿，均与葡萄球菌感染者关。除嗜酸细胞性肺炎外，病变极广泛，涉及小肠、肝、脾、肠系膜、扁桃体、脑和骨髓等。患儿大多突然发病，出现高热、昏迷、头痛、腹泻、咳嗽、抽搐和出血性皮疹，起病后多在 1 ~ 2d 内死亡。尸检时除上述病变外，还在一些病例中找到皮肤、肺、肝、脾及颈淋巴结等局部嗜酸性葡萄球菌性脓肿。少数病例在生前或死后血液培养获得凝固酶阳性的金黄色葡萄球菌。所有病例均未发现任何组织有寄生虫或虫卵。

肺包虫病、霍奇金病和结节病常见显著的肺部病变及嗜酸细胞增多症，故在诊断本病时应先予排除。

3. 治疗　对本病喘息的治疗，可参阅相关章节。有人对危重患儿应用阿托品或"654-2"进行皮下注射，认为有效。考虑与丝虫、蛔虫等感染有关者，应进行驱虫治疗。在驱虫剂中，常用枸橼酸乙胺嗪，口服 12~15mg/（kg·d），分 3 次，连服 4~5d，可使哮喘与肺部体征好转。但一般易复发，历时可达数年之久，年长后渐愈。

急性及慢性嗜酸粒细胞性肺炎需要糖皮质激素的治疗。儿童口服泼尼松量为 0.5~1.0mg/kg，急性者于 2~4 周内减药停药。慢性者 2 周后开始减量，1 个疗程为 6~12 个月。过敏性支气管肺曲霉菌病在抗真菌感染的基础上用激素治疗，泼尼松的量为每天 0.5mg/kg，当临床症状缓解，肺部阴影消失，血嗜酸粒细胞降低或血清 IgE 降低后，开始减量，1 个疗程 3~6 个月。

（三）类脂性肺炎

类脂性肺炎（lipoid pneumonia）是一种慢性肺间质增生性炎症，大多见于早产婴，弱小或有腭裂的婴儿，由于脂肪或油类吸入肺内而引起。

1. 病因　类脂性肺炎分为外源性和内源性，外源性的病因为吸入油脂，其原因如下：①使用油剂药物滴鼻剂。②由于腭裂、胃食管裂、衰弱无力或平卧喂奶咽部吞咽反射不健全而吸入肺内；或患胃食管反流性的疾病。③小儿哭闹时强行喂奶或服油剂药物。内源性类脂性肺炎也叫胆固醇肺炎，其脂质物质来源于肺脏本身，是由于单核细胞和巨噬细胞的功能受损所致，也可由先天性表面活性物质基因突变所致。

2. 病理变化　肺内病理变化及肺反应的严重程度因吸入油质种类而异。植物油最少刺激性，如橄榄油、棉籽油及香油一般很少引起炎症，但大风子油却可引起广泛损害。动物油如鱼肝油或牛奶由于脂肪酸含量高，刺激性极大，可导致急性炎性反应，甚至出现局限性脓肿或坏疽。液体石蜡油刺激性不大，主要引起异物反应。

类脂性肺炎：初期呈间质增生性炎症，亦可见渗出性病变；第二期出现弥漫增生性纤维化，可并发急性支气管肺炎；第三期见多发性局限性结节，如石蜡瘤。在光镜下可见病变区有无数巨噬细胞，由于吞噬了细小油滴而呈泡沫状。巨噬细胞进入肺泡间隔，取道淋巴管而达肺门淋巴结。此外，可见肺泡上皮增生，伴异物型巨细胞形成。肺门淋巴结可见含油滴的细胞。内源性的类脂性肺炎肺组织内可见胆固醇结晶，肺间质的炎症、纤维化。

3. 临床表现　缺乏特异的临床症状和体征。病情轻重依据年龄、吸入的物质的性质而不同。轻者可无症状、重者出现危及生命的疾病。儿童大量的吸入可引起急性的临床表现和早期的放射发现。通常以咳嗽就诊，有时伴有痰和呼吸困难，少见的症状还有胸疼、咯血、体重减轻和间断发热。多数病例显示了临床表现和影像学表现的严重不一致，如临床无症状，而胸片发现广泛的影像学的异常。继发感染时出现发热及肺炎表现，肺部可有实音及湿啰音。肺外表现可有呕吐、胃痛、咽下困难、眩晕等。X 线检查在轻度病例仅有肺门阴影增深增宽，较重时可见邻近肺门的实变，以中下肺及右侧肺较多见。有时可见两侧肺气肿。异常阴影常持续 2~3 周，比临床症状恢复慢，常需 6~8 周才消失，且往往留有肺气肿及纤维性变。肺 CT 可见含气腔的实变影和结节影和磨玻璃影。

4. 诊断　外源性类脂性肺炎根据其油脂吸入病史，以及与疾病一致的放射发现，支气管肺泡灌洗液有含脂质的巨噬细胞可考虑该病的诊断，但以上任何一条单独发现均不能诊断类脂性肺炎。

5. 治疗与预防　无特异治疗。目前主要为避免油剂的继续暴露、激素应用以及支气管肺泡的灌洗。如能早期发现，可行体位引流，使油剂排出，并进行支气管肺泡灌洗。避免与上、下呼吸道感染的患儿接触，以减少继发性感染。发生感染时即予抗菌药物。为预防此症，婴幼儿应慎用油类口服药，半昏迷者更应避免，尤需禁止油剂滴鼻药及油剂鼻饲。激素治疗有争议，但有报道其治疗有效。

6. 预后　急性的类脂性肺炎应用激素和避免接触油脂可改善。慢性的病例症状持续且难以治疗。

四、肺泡微石症

肺泡微石症（pulmonary alveolar microlithiasis）是原因不明的少见疾病。主要病理改变为肺泡内部充满磷酸钙盐的微小圆形结石，病变发展缓慢，可长达数十年，性别分布无差异。至2001年共有424例肺泡微石症的病例报道，其中155例为家族发病，269（63.44%）例为散发的病例。可发生于任何年龄，国内外均有儿童病例的报道。1996年国外报道12岁以下儿童有36例诊断为本病。

1. 病因　本病与 SLC34A2 基因突变有关，为常染色体隐性遗传。本病有明显家族集聚性，多限于同胞之间，日本学者及国内均报道与 SLC34A2 基因突变有关。人类 SCL34A2 基因全长21033bp，包括12个外显子，cDNA2073bp，基因定位在 4'P15 – p15.3。SCL34A2 是编码磷酸钠协同转运蛋白的基因，主要参与无机磷的代谢，在人体的多种组织中表达，以肺组织表达最高，特别是肺泡Ⅱ型细胞中。肺泡Ⅱ型细胞产生肺泡表面活性物质，磷脂为其重要的组成部分。陈旧的表面活性物质由肺泡Ⅱ型细胞摄取，开始再循环，由肺泡巨噬细胞降解。降解的磷脂会释放出磷酸盐，应当在肺泡腔中被清除。SCL34A2 功能异常可降低磷酸盐的清除而导致肺泡内微石的形成。在散发的病例中，发现可能与环境和饮食因素有关。

2. 病理　本病主要侵犯肺脏，肺脏变硬，重量增加。大体标本切面呈细砂纸状纹理。光镜下无数直径为 0.01～3.0mm 的同心圆状钙化小体存在于肺泡腔内，可占据25%～80%的肺泡。结石周围有时可见巨噬细胞，但无炎性反应。早期肺泡壁结构正常，晚期间质纤维化和巨细胞形成使肺泡壁增厚，出现肺大疱，偶可并发气胸。

3. 临床表现　国内外均有儿童病例的报道。早期无症状，多数由健康查体时才偶然发现，病程进展缓慢。症状出现的时间多在30～40岁，一半以上的病例诊断时无症状。多数症状为活动后气急、胸闷、胸痛，干咳或咳少量白色痰。体征大多无异常，晚期可出现呼吸困难、青紫及杵状指。继发感染时肺部可闻细湿啰音。有时年长儿可咯出白色沙砾样物，可提示本病。晚期因慢性缺氧和肺部反复感染，常并发肺心病，进而出现呼吸衰竭、心力衰竭。北京儿童医院报道一例6岁女童，2岁时因咳嗽拍胸片发现颗粒影，肺活检确诊时几乎无症状。

4. 实验室检查

（1）肺功能检查：轻症肺功能正常，重症由于肺顺应性减低，肺活量和肺总量减少，呈限制性通气功能障碍。重者可有弥散功能降低。

（2）血气分析：早期无异常，严重者可有低氧血症，一般无高碳酸血症。

5. 胸部 X 线检查　肺有弥漫性细砂样钙化影。尤在高电压下更清晰。肺尖部少，肺中、下野较密集。病变可遮盖心影、肺门。X 线表现常多年不变。

6. 胸部 CT 检查　肺 CT 主要表现如下。

（1）CT 肺窗显示：两肺野透亮度降低，弥漫性微小结节，肺中叶、下叶尤其是心缘旁及肺后部、叶间胸膜、支气管血管束周围密集，密度很高，可融合成片，其 CT 值增高，多为 213.0～215.6HU 之间，部分可达400HU。高分辨 CT 可显示直径 1mm 以下的结节及其在肺小叶中的分布，不仅有助于肺泡微石症细小钙化灶的早期发现，而且能准确估计病变的范围、分布及数量。

（2）侧胸壁与肺外缘之间可见狭长透亮带（即黑胸膜线）。

（3）纵隔窗显示：肺野内不规则点状、条状软组织影，胸膜下可见特殊的聚集呈线样高密度影（"白描征"）及背侧胸膜下融合呈片状"火焰征"。

随着病情进展，两肺细微结节密集，尤以中下肺野为着，可出现"鱼子样"或"砂暴样"改变，病情较重者，呈"白肺样"表现。晚期可有肺间质纤维化的改变。

7. 诊断　典型的肺部 X 线特征及痰中可见沙粒样结石可诊断。本病的诊断要点有：无既往病史及职业性粉尘接触史；出现典型的 X 线征且长期观察无显著变化；胸部 CT 更证实其结节细小、散在，呈钙化密度，尤其是胸膜下及支气管血管旁结节密集成堆时；临床表现轻微或缺如，与胸部影像学不符；若家族中有相似的病例，更增加诊断本病的依据。综合分析临床与影像学改变，尤其是 CT 表现，绝大部分可获确诊，不典型者仍需肺活检。

8. 鉴别诊断

（1）粟粒型肺结核：常发热、咳嗽，呼吸困难。实验室检查中能够查到结核杆菌。X 线呈"三均匀"，即大小均匀，密度均匀，分布均匀。边缘模糊，有融合征象。有时可见到原发综合征残留遗迹或肿大淋巴结粟粒状阴影。

（2）尘肺：本病有粉尘吸入史外，为成人的职业病。有明显临床症状，X 线示肺门淋巴结呈"卵壳状"钙化，为尘肺的特征，并可显示"硅结节"小斑点状阴影，每个斑点不规则，呈星状，密度较高，分布不均匀，是尘肺诊断确立的指标。

（3）弥漫性肺骨化症：十分罕见，国内外文献鲜有报道。本症亦缺乏典型临床症状，可有家族史。X 线表现为肺内弥漫分布粟粒状钙化结节，结节边缘清楚，密度欠均匀，也以中、下肺野为多，故需与肺泡微石症相鉴别。但本症的钙化结节较大，多在 2~8mm 之间，且为成熟的骨结节，主要分布于肺泡、小叶间的肺间质。

9. 治疗原则　本病无特殊治疗。肾上腺皮质激素治疗无效。支气管肺泡灌洗可洗出小于 0.1mm 直径结石，但较大结石则灌洗不出。如有肺部感染及心肺功能衰竭，则可吸氧及对症治疗。

五、肺泡性蛋白沉积症和遗传性表面活性物质代谢异常疾病

（一）肺泡性蛋白沉积症

肺泡性蛋白沉积症（pulmonary alveolar proteinosis，PAP）又称肺泡磷脂沉着症（pulmonary alveolar phospholipidosis），是一种原因不明的少见慢性肺疾病，其特点为肺泡内有富含脂质的过碘酸雪夫（PAS）染色阳性蛋白物质沉着，这些物质被称作表面活性物质，是磷脂和各种表面活性蛋白的混合物。由于肺泡腔和气道内堆积过量的表面活性物质，致使肺的通气和换气功能受到严重影响，导致呼吸困难。呼吸困难是肺泡蛋白沉积症最为突出的临床表现。儿童阶段的 PAP 有 3 种类型：遗传性 PAP，原发性的 PAP 或特发性的 PAP，继发性的 PAP。

1. 病因及发病机制　遗传性 PAP 主要指基因疾病，即编码粒细胞巨噬细胞集落刺激因子（granulocyte macrophage colony stimulating factor，GM－CSF）受体的 α、β 链的基因（CSF2RA 或 CSF2RB）突变所致 CM－CSF 受体的 α、β 链的表达缺陷均可引起早期发病的 PAP。下述的如肺泡表面活性物质蛋白 B（surfactant protein B）基因的突变致表面活性物质蛋白 B 的缺陷，表面活性物质 C、ABCA3 的基因突变均可引起 PAP 的改变，过去称为先天性致死性 PAP。原发性的 PAP 则由机体产生了抗 GM－CSF 的自身抗体，而 GM－CSF 可调节巨噬细胞的清除表面活性物质的功能。在成人的原发性的 PAP 的血清、支气管肺泡灌洗液中有高滴度的 GM－CSF 抗体 IgG1、IgG2 的检出，该自身抗体可封闭 GM－CSF 与其受体的结合，从而抑制了巨噬细胞的功能和表面活性物质的清除。这一自身抗体在年长儿的原发性的 PAP 中有发现，但未在先天性的 PAP 中发现。

继发性的 PAP，如继发于肿瘤、免疫抑制，如无机粉尘（铝、二氧化硅）、有机粉尘锯末等有毒气体或感染。可能的机制：①正常或异常的肺泡内物质生成过多（包括磷脂和板层小体）。②肺泡巨噬细胞数目减少或功能受损，使其对磷脂蛋白的清除功能异常；肺泡巨噬细胞分解板层小体的能力受损。③肺泡 Ⅱ 型细胞的过度增生和破坏。

2. 病理变化　大体检查可见多数大小不等的、坚实的灰色或灰黄色结节，位于全肺的胸膜下，以致肺重量增加。有时肺切面有黄白色液体渗出。PAP 最主要的病理改变是肺泡腔内充填微小颗粒状的过碘酸雪夫（PAS）染色阳性的无细胞物质。冰冻切片显示病肺的肺泡腔内含有丰富的脂类物质，ORO（Oil Red O）染色或苏丹黑染色清晰可辨。此外，在颗粒状物质内常有胆固醇结晶，有时在微小颗粒体之间出现较大的致密而坚实的 PAS 染色阳性的凝块。肺泡 Ⅱ 型细胞呈增生性变化，而肺巨噬细胞常呈泡沫状外观，特别是在肺的外周组织尤为明显。镜下可见肺泡内充满颗粒状嗜伊红沉着物，糖原染色及过碘酸雪夫反应阳性，而奥辛兰（alcine blue）染色阴性，电镜检查可见肺泡内蛋白样物质含板层小体，其性质与 Ⅱ 型肺泡上皮细胞的胞浆相同，特殊染色在肺泡碎屑有碳水化合物、蛋白质及多量磷脂。

肺泡上皮有增生，但肺泡间隔无炎症及纤维化。

3. 临床表现　遗传性的 PAP，可发生于 1~9 岁，甚至更晚，症状主要为气短、呼吸困难、乏力，可有发绀、杵状指（趾）。原发性的 PAP 起病可急可缓，运动不耐受是最常见的首发表现，若未予诊断，则可表现为进行性呼吸困难和咳嗽。可伴发热、无力、体重减轻、胸痛、咯血及食欲减退，后期可出现发绀、杵状指（趾）。继发感染时痰可呈黄色脓性。肺部体征少，仅有少许散在湿啰音或胸膜摩擦音。

4. 辅助检查　实验室检查可见血清 IgA 降低。

X 线表现：典型 X 线胸片可见弥漫性羽毛状浸润，从肺门弥散到肺周缘，呈蝴蝶状，略似肺水肿。有些患儿开始时呈结节状阴影，从两下叶浸润进展为整个大叶实变。病灶之间有代偿性肺气肿或形成小透亮区。纵隔明显增宽，X 线酷似肺水肿，但无 K－B 线。

胸部 CT 检查，尤其是高分辨 CT 对 PAP 有很大诊断价值。病变肺组织常呈磨玻璃样改变，小叶间隔增厚，可呈铺路石样的改变。

肺功能测定显示限制性通气功能障碍，肺活量下降，呈弥散功能障碍。动脉血气示血氧饱和度减低及慢性呼吸性的酸中毒。

支气管肺泡灌洗液（BALF）检查：典型的肺泡灌洗液呈乳状或浓稠浅黄液体。在光镜下见炎细胞间有大量形态不规则、大小不等的嗜酸性颗粒状脂蛋白样物质，PAS 染色阳性。

5. 诊断及鉴别诊断　确诊需经支气管镜作肺活检及病理检查。BALF 检查结合病史和临床表现、胸部影像学的检查，可对大多数 PAP 患儿做出诊断。进一步可行 SP－B、SP－C、ABCA3 以及 CSF2RA 或 CSF2RB 的基因突变的筛查，还可用乳胶凝集试验检测血中和支气管肺泡灌洗液的 GM－CSF 抗体的含量，对后天获得的 PAP 的诊断有较高的敏感和特异性。鉴别诊断时应注意除外肺水肿、肺纤维化、结节病、肺含铁血黄素沉着症、肺真菌病及卡氏肺囊虫病等。

6. 治疗　无特效治疗，肾上腺皮质激素无效。原发性的 PAP 可用 GM－CSF 替代治疗有较好的疗效。成人有试用蛋白溶解酶雾化吸入或间歇正压呼吸器吸入。近年来行支气管肺灌洗术，是已被证明有效的治疗方法。用每升含 10g 乙酰半胱氨酸和 7 500IU 肝素的生理盐水行肺灌洗清除肺泡内物质，曾收到良好的效果。单纯的生理盐水灌洗可获同样效果。支气管肺泡灌洗通过 BAL 将沉积在肺泡的表面活性物质排出，从而改善肺通气和换气功能，很多情况下仅能暂时缓解症状，需定期反复进行。其他治疗如肺移植及骨髓移植。

（二）遗传性表面活性物质代谢异常疾病

肺泡表面活性物质是磷脂和蛋白质的复杂混合物，表面活性物质在肺泡空气界面形成一层薄膜，在每个呼气末保持低表面张力和防止肺泡塌陷。这层表面活性物质薄膜的伸展和稳定需要表面蛋白 B 和 C。分泌后，表面蛋白质和脂质被呼吸道上皮细胞回收再循环利用。ATP 结合盒转运子 A3（ABCA3）是 ABC 家族的成员，ABCA3 的主要功能是运输表面活性物质的重要脂质。

表面活性蛋白 B（surfactant protein B，SP－B）、表面活性蛋白 C 和 ABCA3 基因的突变可以引起儿童间质性肺疾病，其组织病理学表现多种多样，包括脱屑性间质性肺炎（DIP）、婴儿慢性肺泡炎（CPI）、肺泡蛋白沉积症（PAP）和非特异性间质性肺炎（NSIP）。

1. 表面活性蛋白 B 缺乏症

（1）基因学：表面活性蛋白 B 缺乏症（SP－B deficiency）这是一种常染色体隐性遗传病，表面活性蛋白 B 基因是位于人的第二染色体上。这个大约 9.5kb 基因编码一个 2kb mRNA 转录本。已识别 30 多个隐性的 SP－B 基因功能缺失的突变导致 SP－B 的完全和部分缺失。最常见为 121ins2 基因突变，即在基因位置密码子 121 的 g.1549 的 GAA 替换 C。此点突变导致移码并在第 6 外显子产生提前终止翻译的密码子，生成一种易变 RNA 转录物，使 proSP－B 及成熟 SP－B 缺乏，并引起 SP－C 前体蛋白的不完全表达。这一突变的基因频率估计为千分之一到千分之一之间。这一突变占表面活性蛋白 B 缺乏症的 70%。此基因突变来自其父母，无自发突变。

（2）机制：SP－B 缺乏症导致异常的表面活性物质成分和功能以及板层小体的结构破坏。卵磷脂的成分和合成在体外正常，但在受影响的婴儿用同位素示踪其表面活性物质的前体研究发现，与其他慢性肺病相似，卵磷脂存在一定程度的减少。SP－B缺乏的同时有SP－C的不完全加工，导致6kD的SP－C前体（氨基末端侧翼12个氨基酸）的存在，而未加工的SP－C前体在体外抑制表面活性物质的功能，因而进一步加重了SP－B缺乏症的表面活性物质功能缺失。

（3）肺病理：可表现为最初描述的初生儿的肺泡蛋白沉着症，但并不是所有的患儿均表现为肺泡蛋白沉着症，一些SP－B缺乏症的121 lins2的突变的纯合子在肺移植时其肺部病理表现为肺泡腔内大量的肺泡巨噬细胞的聚集如脱屑性间质性肺炎（DIP），以及很少的肺泡蛋白沉着。其他发现包括非特异性的不同程度的肺纤维化和肺泡细胞的增生。超微结构的发现包括管状髓磷脂的缺乏、板层小体的紊乱和异常出现的多囊体的聚集，均说明了异常的脂质和分泌。

（4）临床表现：SP－B缺乏症是一罕见的疾病，可在不同的种族中发现。临床估计发生率为每1百万活产儿中有1例。见于足月儿，生后不久即出现呼吸窘迫综合征的临床特点和影像学特征，且快速进展，用表面活性物质替代和辅助通气治疗疗效不佳，大多在生后3~6个月死亡。

（5）影像学：胸片与早产儿肺透明膜病相似，显示弥漫的模糊和支气管征。

（6）诊断：SP－B基因突变的确定，酶联染色测定支气管分泌液显示SP－B缺乏和SP－C前体增加。肺组织免疫组化显示SP－B缺乏和SP－C前体增加。

（7）治疗：唯一有效的治疗是肺移植。SP－B缺乏症的婴儿对表面活性物质的替代物显示一过性反应、对激素无反应。

（8）预后：如果无肺移植，几乎所有的患儿均死亡。

2. 表面活性蛋白C基因异常和肺部疾病

（1）基因学：表面活性蛋白C（surfactant protein C，SP－C）是由8号染色体上的SFTPC基因编码的。这个大约3.5kb的基因编码一个0.9kb的转录本，然后转录为191或197的氨基酸前蛋白。SP－C的前多肽经过一系列的蛋白水解切割产生35氨基酸的疏水的成熟的SP－C蛋白。超过35个显性表达的SFT－PC基因突变可引起从新生儿到成年人的急性和慢性的肺疾病。大约55%的突变的病例为自发的突变和散发的病例。其余的为遗传性的。这些突变可发生于整个基因的任何部位，包括错义、片段移位、插入、缺失和拼接位点的突变。最常见的突变为位于g.1295的T转为C，导致密码子73（173T）的苏氨酸代替异亮氨酸。这个突变与25%的SP－C基因突变的疾病相关。p.173T的突变在散发病例和遗传的病例均有发现。还有ISV4＋1G＞C的突变，BRICHOS显性基因突变，如c.298G＞A（G100S）、A116D的SP－C基因突变。

（2）机制：成熟的SP－C和LPS的相互作用，提示SP－C参加肺的监管。在SP－C敲除的小鼠有肺泡的持续炎症和肺泡结构性的进行性改变。在间质性肺疾病的患儿缺乏SP－C。SP－C的功能是建立在基于其特殊的结构和疏水性，但插入磷脂膜时，SP－C可干扰脂质的包装，促进脂质在膜内的运动。SP－C的生物生理特性取决于其膜整个版图的螺旋的结构，胜于其氨基酸顺序。前驱蛋白在成熟的SP－C的介导下形成非共价的聚体。SP－C基因的突变，可导致误叠的前SP－C在肺泡Ⅱ型上皮细胞的细胞质的如内质网、高尔基体的聚集，导致细胞压力反应的激活，随后的细胞损伤和凋亡。突变的频率与突变致疾病的关系不详。

在成人的一项100例的特发性肺纤维化的病例中，只有1例为SP－C基因173T的突变，说明在老年患儿的发生率低38。然而在一项639例的足月婴儿的原因不明的急性和慢性的肺疾病中，52（8%）例有SP－C基因的突变。大约一半的基因突变为新生的突变，另一半为遗传其父母一方。

（3）病理：组织学上表现多为NSIP、DIP、特发性肺纤维化、PAP以及CPI。在成人多诊断为特发性肺纤维化。与SP－B基因突变相比，这些病理表现并非SP－C基因突变特异的类型。肺泡Ⅱ型上皮细胞的超微结构的检查偶尔会发现排列紊乱的板层小体和聚集的电子致密核心的小囊泡一起出现。这些聚集包含免疫反应的SP－C前体，也代表了错误折叠和误转的聚集体。

（4）临床表现：表面活性蛋白C基因突变是引起婴儿、儿童甚至到成年急、慢性肺部疾病的少见原因。散发的SP－C基因的突变通常在患有严重特发性间质性肺炎的儿童中发现。临床表现多样，可表现为与 SP - B 缺乏症一样的新生儿期的 RDS。也可为小婴儿、儿童或直到成年起病的渐进性的呼吸功能不全、低氧血症和生长困难，可有咳嗽、气短、肺部爆裂音，杵状指（趾）。肺部高分辨 CT 可见磨玻璃影和肺外周的囊泡影。临床症状轻重不一，疾病的严重性和病程与基因突变的特异性无关。即使同一家族同一突变，其疾病的严重性和起病年龄也可能不同。

（5）诊断：明确诊断要靠 DNA 测序来确定 SFT - PC 基因的突变。鉴别诊断在新生儿期需与 RDS 鉴别。起病较晚的婴儿和儿童，还需要与病毒或非细菌性肺炎鉴别，还需要与化学、吸入肺炎、免疫介导的肺疾病等鉴别。

（6）治疗：一些病例可自行改善，一些病例用激素治疗后改善，另一些需要肺移植。

（7）预后：难以预测，因为疾病的严重性、病程与基因突变的类型无关。

3. ABCA3 缺乏症

（1）基因学：ATP 结合盒转运子 A3（ATP bindingcassette transporter A3，ABCA3）的基因突变为常染色体隐性遗传。ABCA3 是一选择性表达的 1 704 个氨基酸蛋白，它在板层小体的膜上发现。最初报道 AB - CA3 基因突变是足月新生儿致命性肺疾病的一个原因，其临床表现类似于 SP - B 缺乏症。Bullard 等取得 195 个病因学不明的患有慢性肺疾病的儿童 DNA 样本，结果发现 4 名脱屑性间质性肺炎患儿中的 3 名（分别为 16 岁、23 岁、11 岁）有 ABCA3 两个等位基因的突变，都有相同的错义突变（E292V）。

（2）机制：ABCA3 位于板层小体内，具有运输表面活性物质的磷脂的作用，其功能缺失可干扰板层小体的生物合成而引起间质性肺疾病。内质网局部 ABCA3 突变蛋白的部分或完全的表达可导致受影响细胞的死亡。

（3）病理：随着年龄的不同，组织病理学特征可有 PAP、DIP 和 NSIP。在所有 ABCA3 突变的肺活检样本中，电子显微镜可看到板层状小体缺乏或异常即反常位置的电子密度包涵体的板层小体异常如"煎蛋样"的特征。

（4）临床表现：多种多样，起病的年龄从出生到四岁之间不等。有的与 SP - B 缺乏的婴儿相似，在婴儿早期就会出现严重的不可逆转的呼吸衰竭。有的处于慢性稳定状态或者进展为间质性肺疾病，常见的表现为咳嗽、肺内湿啰音、生长发育迟缓和杵状指（趾）。肺 CT 可发现磨玻璃样改变、囊泡影。

（5）诊断：临床怀疑是诊断的关键。应该尽早做开胸肺活检和基因检测。开胸肺活检所检测到的肺部疾病的严重性程度随着年龄的不同有所差异。因为 ABCA3 基因有 30 个外显子，等位基因的变异性的程度限制了分子生物学的诊断。电镜下致密的板层状小体可协助诊断。

（6）治疗：体外实验应用糖皮质激素可增加 ABCA3 的表达，但临床有待进一步证实。

（7）预后：许多没有进行肺移植患儿也可以存活到生命的第二个十年。有些患儿的病情比较轻，但这种突变可能会导致严重的呼吸功能不全而死亡。

（郑媛媛）

第九节　儿童阻塞性睡眠呼吸暂停综合征

睡眠呼吸障碍是指睡眠过程中出现的呼吸障碍，包括睡眠呼吸暂停综合征、低通气综合征、上气道阻力综合征、慢性肺部及神经肌肉疾患引起的有关睡眠呼吸障碍等。

睡眠呼吸暂停综合征是指睡眠中口、鼻气流停止，分为中枢性睡眠呼吸暂停综合征（central sleep apnea syndrome，CSAS）、阻塞性睡眠呼吸暂停综合征（obstructive sleep apnea syndrome，OSAS）和混合性三类。中枢性呼吸暂停指口鼻气流停止，不伴有呼吸运动；阻塞性呼吸暂停指口鼻气流停止，但存在呼吸运动；混合性呼吸暂停指阻塞性呼吸暂停伴随中枢性呼吸暂停。以下主要介绍阻塞性睡眠呼吸暂停。

一、病理生理

正常人睡眠分非快速眼动睡眠期（non - rapid eye movement，NREM），包括Ⅰ、Ⅱ、Ⅲ、Ⅳ期及快

速眼动睡眠期（rapid eye movement，REM）。正常人睡眠开始后肌肉张力降低，且随睡眠加深而加重，Ⅳ期睡眠时其肌肉张力只有清醒状态下的20%~30%，REM 期最为严重。REM 期的显著特征是呼吸不规律，肋间肌活动度降低，导致低通气。REM 期与清醒状态下相比每分通气量、潮气量均明显降低。

OSAS 的发病机制主要是由于上气道解剖上的狭窄和呼吸控制功能失调。使上气道开放的力量主要是咽扩张肌的张力，包括颏舌肌及腭帆张肌。睡眠时，尤其在 REM 期，咽扩张肌张力均明显降低，加上咽腔本身的狭窄，使其容易闭合，发生 OSAS。

反复发作的低氧血症和高碳酸血症可导致神经调节功能失衡，儿茶酚胺、肾素－血管紧张素、内皮素分泌增加，内分泌功能紊乱，血流动力学改变，微循环异常等，引起组织器官缺血缺氧，导致多器官功能损害，特别是对心、肺、脑血管损害；可以引起高血压、肺动脉高压、夜间心律失常、心力衰竭等。脑功能损害可以表现为白天乏力、困倦、记忆力下降，甚至智力低下等。

二、病因

OSAS 病因包括解剖因素，先天性疾病及其他因素（表5-2）。多数儿童 OSAS 是由于腺样体和扁桃体肥大引起的，它们是引起儿童 OSAS 的最常见病因。婴儿 OSAS 中，阻塞部位52%在上腭，48%在舌后。

表5-2　儿童 OSAS 病因

解剖因素	先天因素
上呼吸道	尖头并指（趾）畸形
鼻中隔偏移	猫叫综合征
鼻息肉	颅面骨发育不全
鼻甲肥大	唐氏综合征
后鼻孔狭窄或闭锁	纳赫尔面骨不全综合征
巨舌	比埃洛宾综合征
腺样体或扁桃体肥大	肥胖通气不良综合征
小下颌	特雷彻科林综合征
上颌寄生胎	胰腺囊性纤维化
颞下颌关节强直	黏多糖病
下呼吸道	少年类风湿性关节炎
喉气管蹼	脑瘫
气管闭锁	希阿利畸形
气管内损伤	颅底畸形
气管外压迫（甲状腺肿）	小颅面
喉气管软化	
其他	肿瘤
肥胖	家庭因素
神经肌肉疾病	胃食管反流
过敏性鼻炎	

三、临床表现

儿童睡眠呼吸暂停主要临床表现见表5-3。成人 OSAS 常表现为白天嗜睡、疲乏，但儿童却往往以活动增多为主要表现，同时伴有语言缺陷、食欲降低和吞咽困难、经常出现非特异性行为困难，如不正常的害羞、发育延迟、反叛和攻击行为等。其他白天症状有：张口呼吸，晨起头痛，口干，思维混乱或易激惹；学龄儿童则表现为上课注意力不集中，白日梦，乏力，打瞌睡，学习成绩下降。夜间最显著的症状是打鼾。

表 5 - 3　儿童 OSAS 症状

白天症状	夜间症状
行为困难	张口呼吸
活动增多	打鼾
不正常的害羞	出汗
上课注意力不集中	睡眠不安
学习成绩下降	流涎
反叛或攻击行为	磨牙
发育延迟	梦游
语言缺陷	继发夜间遗尿
吞咽困难	噩梦
食欲下降	夜晚恐惧
生长困难	
白天睡眠或瞌睡	
晨起头痛	
张口呼吸	

体征包括：呼吸困难，鼻扇、肋间和锁骨上凹陷，吸气时胸腹矛盾运动；夜间出汗（局限于颈背部，特别是婴幼儿）。家长可能注意到患儿夜间不愿盖被、出现呼吸暂停，典型睡眠姿势为俯卧位，头转向一侧，颈部过度伸展伴张口，膝屈曲至胸。

有些颅面特征往往提示睡眠呼吸障碍的存在，如小下颌、下颌平面过陡、下颌骨后移、长脸、高硬腭或/和长软腭。

并发症：高血压、肺水肿、肺心病、心律失常、充血性心力衰竭、呼吸衰竭，甚至婴儿猝死综合征。

四、辅助检查及诊断

1. 多导睡眠图（polysomnography，PSG）　其被认为是诊断睡眠呼吸障碍的金标准。Marcus 等指出，1 岁以上儿童阻塞性睡眠呼吸暂停的诊断标准为：每小时睡眠中阻塞性睡眠呼吸暂停次数≥1 次，伴有 Sa（O_2）<92%。呼气末二氧化碳分压（end - tidal P_{CO_2}，PET_{CO_2}）被认为在婴幼儿睡眠呼吸障碍的诊断中至关重要，儿童患者 PET_{CO_2} > 53mmHg（7.05kPa），或 60% 以上的睡眠时间中 PET_{CO_2} > 45mmHg（5.98kpa）为异常。

全夜多导睡眠图应夜间连续监测 6~7h 以上，包括脑电图、眼动电图、下颌肌电图、腿动图和心电图，同时应监测血氧饱和度、呼气末二氧化碳分压、胸腹壁运动、口鼻气流、鼾声等，血压、食管 pH 值或压力等为可选择监测项目。

美国胸科协会推荐多导睡眠图用于以下情况：

（1）鉴别良性或原发性打鼾（不伴有呼吸暂停、低通气或心血管、中枢神经系统表现，很少需要治疗的打鼾）。

（2）评价儿童（特别是打鼾儿童）睡眠结构紊乱，白天睡眠过多，肺心病，生长困难，不能解释的红细胞增多。

（3）睡眠期间显著的气流阻塞。

（4）确定阻塞性呼吸是否需要外科治疗或是否需要监测。

（5）喉软骨软化患者睡眠时症状恶化或生长困难或伴有肺心病。

（6）肥胖患者出现不能解释的高碳酸血症、长期打鼾、白天高度嗜睡等。

（7）镰形细胞贫血患者出现 OSAS 表现。

（8）既往被诊断为 OSAS，而有持续打鼾或其他相关症状。

（9）持续正压通气时参数的设定。

（10）监测肥胖 OSAS 患者治疗后体重下降是否引起 OSAS 严重程度的改善。

（11）重症 OSAS 患者治疗后随诊。

（12）多次小睡潜伏期试验（multiple sleep latency test，MSLT）前。

国际上儿童阻塞性睡眠呼吸暂停综合征的 PSG 标准尚未完全统一。目前较为公认的标准是每夜睡眠过程中呼吸暂停/低通气指数（apnea/hypopnea index，AHI）大于 5 或阻塞性呼吸暂停指数（obstructive apnea index，OAI）大于 1。但美国睡眠研究会在 2005 年发表的第二版《国际睡眠疾病分类》中提出，儿童 OSAS 的 PSG 标准应是 AHI 大于 1。不过，书中同时指出，由于各个研究中低通气的定义不同且缺乏正常儿童低通气的范围，此标准还有待进一步研究确定。在成人，每次呼吸暂停或低通气持续的时间需大于 10s 方能认为是一次呼吸事件，但儿童呼吸频率较成人快，且不同年龄呼吸频率不同，因而在儿童，较为通用的标准是持续大于或等于两个呼吸周期的呼吸暂停和低通气即为一次呼吸事件。

2. 自动持续气道正压系统　其有诊断和治疗两个模式。诊断时不监测脑电图、眼动电图、肌电图、心电图，仅监测胸腹呼吸运动、经鼻气流和血氧饱和度，可同步监测显示呼吸暂停、鼾声、上气道阻力。

3. 静电荷敏感床　这种方法是在标准泡沫床垫下面设置一静电负荷层及运动传感器，患者睡在床上，只需一个血氧饱和度而不贴任何电极，其原始运动信号被前置放大和频率滤过后分别进入下面三个导联，并根据呼吸阻力增加的模式将 OSAS 患者分为四种周期性呼吸，目前这种方法主要用于初筛阻塞性和中枢性睡眠呼吸暂停及伴有上气道阻力增高的重症打鼾。

OSAS 的诊断应结合临床表现、体检及实验室检查结果。病史应特别注意睡眠方面的情况，如睡眠的环境、时间、姿势、深睡状态、憋醒、打鼾、喘息等，体检时应注意颅面部结构、舌、软硬腭的位置、悬雍垂的大小、长度，颈部有无肿大淋巴结、肿瘤及全面的神经系统检查。

五、治疗

儿童睡眠呼吸障碍的治疗分为四类：

（1）外科治疗：腺样体、扁桃体切除，或其他颅面手术。

（2）持续气道正压通气（continuous positive airway pressure，CPAP）。

（3）保守治疗：包括观察、体位治疗、肥胖患者的减肥等。

（4）内科治疗：吸氧、药物治疗。

（郑媛媛）

第十节　气胸与脓气胸

气胸（pneumothorax）是指肺外、胸膜腔内有气体蓄积。若胸膜腔内同时有脓液存在则称为脓气胸（pyopneumothorax）。

任何原因导致胸膜腔与外界大气相通，使空气通过壁层胸膜或破裂的肺泡、支气管胸膜瘘进入胸膜腔均可导致气胸。根据病因可分为原发性气胸和继发性气胸两大类。原发性气胸原因不明，多发生于青少年和成人，尤其是体型高而瘦的男性。有些患儿有家族史。继发性气胸可发生于胸部创伤（如肺部穿通伤、外科手术、肺或胸膜穿刺误伤、机械通气）、呼吸道严重梗阻、肺部感染、弥漫性肺间质病变，偶可继发于肺结核、恶性肿瘤、吞咽腐蚀性药物等。若继发于肺部化脓性细菌感染，则形成脓气胸。

临床上根据胸腔内压力及胸膜破裂情况，将气胸分为闭合性、开放性及张力性三种。①闭合性气胸：气体进入胸膜腔后，胸膜裂口已经闭合，一次或数次抽气后压力不再上升。②开放性气胸：胸膜裂孔开放，气体随呼吸进出胸腔，胸腔内压力与大气压相等。③张力性气胸：胸膜裂口小并形成活瓣性阻塞，在吸气时气体进入胸腔，而呼气时气体不易排出，致胸腔内压力不断增加，抽气后不久压力即再升高。

临床症状取决于胸腔内积气量多少及是否为张力性气胸。小儿气胸多急性起病，一般在原发病的基础上突然出现烦躁、咳嗽、气急及呼吸困难等症状，或原有的呼吸困难等症状突然加重；年长儿可诉胸闷、胸痛。如积气量少，症状可不明显。张力性气胸时，由于大量气体积聚，不但肺组织受压，而且纵隔严重移位，导致腔静脉回流障碍，易引起严重的心肺功能障碍，表现烦躁、发绀、全身冷汗、脉搏细速、血压下降等休克症状，甚至出现意识不清、昏迷等。典型体征为患侧胸部饱满、呼吸运动减弱或消失、叩诊呈鼓音、触觉语颤及听诊呼吸音减弱或消失，气管及纵隔移向对侧。脓气胸者可有明显的中毒症状，体格检查患侧叩诊呈鼓音或浊音，且随体位的变化而有变化。

本病常根据胸部 X 线所见做出诊断。气胸部分透亮度增加、肺纹理消失，肺组织被压向肺门呈团状，可见气胸线（即肺边缘），纵隔可向对侧移位。脓气胸可见气液面。本病应与肺大疱、大叶性肺气肿、先天性含气肺囊肿等鉴别。在诊断时应特别注意是否为张力性气胸。如有纵隔明显移位、腔静脉回流障碍或胸腔穿刺时气体迅速冲出提示为张力性气胸。

少量闭合性或开放性气胸、肺压缩程度大于 20% 者，可让患儿卧床休息，气体大多在 2～4 周内被吸收。对张力性气胸或肺压缩程度较大者，须立即进行治疗。一般采用胸腔闭式引流，若效果不好，可用胸腔连续吸引法引流。纯氧吸入可促进气体吸收。脓气胸的治疗原则与脓胸相同。

（郑媛媛）

第十一节　胸膜炎

一、概述

胸膜是介于胸壁和胸内脏器之间的浆膜组织。胸膜炎是致病因素刺激胸膜所导致的胸膜炎症。胸腔内可有液体积聚（渗出性胸膜炎）或无液体积聚（干性胸膜炎）。以胸痛、气促、咳嗽、呼吸困难、胸膜摩擦音和或胸腔积液为共同临床表现，感染性胸膜炎可伴有畏寒、发热。胸膜炎的病因相当复杂，如感染、风湿性疾病、恶性肿瘤、理化因素等，感染是儿童胸膜炎最常见的病因。多数胸膜炎症消退后，胸膜可恢复正常，未及时诊断治疗者可发生气胸、胸膜肥厚粘连。

（一）病因

1. 感染　感染为小儿胸膜炎最常见病因。因病原菌感染肺部、胸膜所致，如结核杆菌所致结核性胸膜炎，金黄色葡萄球菌、肺炎链球菌、革兰阴性杆菌所致化脓性胸膜炎，肺炎支原体、病毒、立克次体、放线菌及白色念珠菌等真菌、阿米巴病、丝虫病和肺吸虫等寄生虫所致胸膜炎等。

2. 风湿性疾病　如风湿性胸膜炎、幼年特发性关节炎、系统性红斑狼疮胸膜炎、结节性多动脉炎等。

3. 恶性肿瘤　如原发性胸膜间皮瘤、恶性淋巴瘤、白血病、胸膜肿瘤及胸膜转移瘤等。

4. 反应性胸膜炎　如膈下脓肿、病毒性肺炎、急性胰腺炎等。

5. 胆固醇性胸膜炎　见于结核病、糖尿病、肺吸虫病等。

6. 血管栓塞　如肺梗死。

7. 外伤性胸膜炎　见于胸壁各种损伤、开放性肋骨骨折、爆炸伤；新生儿产伤、新生儿窒息和呼吸暂停进行人工呼吸及体外心脏按压，胸导管破裂；心胸手术引起的医源性损伤等。

8. 乳糜胸　为胸液中含淋巴乳糜，多因肿瘤、淋巴结结核、丝虫病肉芽肿压迫或损伤胸导管和乳糜池所致。

（二）病理分型

胸膜炎症通常分为 3 型：干性（或成形性胸膜炎）、浆液纤维素性（或浆液渗出性胸膜炎）和化脓性胸膜炎（或脓胸）。

二、干性胸膜炎

干性胸膜炎，又称纤维素性胸膜炎，大多由于肺部感染侵及胸膜所致，细菌性肺炎或肺结核均可并发此症。病变多局限于脏层胸膜，胸膜表面粗糙而无光泽，一般无渗出液或很少有渗出液，迅速吸收后，留存纤维素层，形成粘连，可能逐渐吸收。

（一）临床表现及诊断

主要症状为胸痛。胸痛常突然出现，程度差异较大，可仅在患者深呼吸或咳嗽时出现，亦可持续存在并因深呼吸或咳嗽而加剧，呼吸运动受限。胸痛通常出现于正对炎症部位的胸壁，亦可为放射至腹部、颈部或肩部的牵涉痛。婴幼儿可喜患侧卧，由于深呼吸可致疼痛，故常引起呼吸浅快。胸部体征为呼吸运动受限制，呼吸音减弱及胸膜摩擦音。X线检查可见患侧膈呼吸运动减弱，肋膈角变钝，同时要注意肺部有无肺炎或结核病的病变。

（二）治疗

对原发病进行治疗。可给予镇痛药止痛。如非肺炎病例，宜用宽大胶布条紧缠患部以减少其呼吸运动或给镇咳药抑制咳嗽。

三、浆液性胸膜炎

浆液性胸膜炎，又称渗出性或浆液纤维素性胸膜炎，大多为结核性，亦发生于病毒性肺炎（如腺病毒肺炎）、真菌性肺炎和支原体肺炎的过程中，少数与肿瘤、风湿性疾病、血管栓塞等有关。有时为多发性浆膜炎的一部分。渗出液或清亮或浑浊，视所含纤维素及白细胞的多少而异。恶性肿瘤和肺梗死时积液多血性。一般限于单侧，可迅速产生大量积液，也可逐渐吸收；吸收缓慢时，常致胸膜肥厚，使叩诊浊音长期存在。

（一）临床表现

初发病时症状与干性胸膜炎相仿，数天后即出现胸腔积液。如积液量较大，咳嗽和胸痛减轻，而呼吸困难加重，甚至发生青紫及端坐呼吸。如积液聚集较慢，起病时可无明显症状，可致诊断延迟。

阳性体征为：①患侧肋间隙饱满，呼吸运动减弱。②气管、纵隔及心脏向对侧移位。③语颤减弱或消失。④叩诊可呈实音或浊音。⑤听诊呼吸音减弱或消失。⑥积液如在右侧，可使肝向下方移位；但积液不多或位于两肺叶间隙时，体征多不明显。

（二）辅助检查

1. X线检查　可见密度均匀的阴影，在正位片上中等量积液表现为外高内低的弧形阴影，空气进入胸腔后出现气液接触的水平面，大量积液时可见一侧肺呈致密暗影，患侧肋间隙增大，气管、心脏向健侧移位及膈肌下降。局限性胸腔积液或包裹性积液表现为自胸壁向肺野突出的半圆形或梭形致密影，密度均匀，边缘光滑锐利；叶间积液在后前位可见水平裂增宽，略呈棱状影，边缘模糊，侧位可见典型三棱状阴影。

2. 超声检查　可发现透声良好的液性暗区，可提示穿刺的范围、部位、深度。

3. 胸腔穿刺检查　渗出液特点为外观淡黄、黄绿或粉红色，略浑浊，较黏稠，易凝固，比重多大于1.016，细胞数多大于$0.5 \times 10^9/L$，蛋白定量常大于$25 \sim 39g/L$，胸腔积液蛋白与血清蛋白之比多大于0.5，糖定量常低于血糖，乳酸脱氢酶（LDH）多大于200IU，胸腔积液LDH：血清LDH>0.6，胸腔积液黏蛋白定性试验阳性。结核性胸膜炎腺苷脱氨酶（ADA）增高。

（三）诊断与鉴别诊断

根据病史、体检，结合影像学检查结果较易做出胸腔积液的诊断。关键是确定积液的性质，一般胸腔穿刺抽液检查才能确定。如为浆液性，首先应考虑结核性，可结合病史、结核菌素试验、X线肺门阴影、胸腔积液 ADA 增高及其他所见，与风湿性疾病鉴别，如能从积液中找到结核菌，则可确诊为结核。胸腔积液查癌胚抗原、肿瘤细胞有助于恶性肿瘤的诊断。

在鉴别胸腔积液的性质时，还要考虑其他情况。①漏出液：外观色淡黄，清，稀薄，不凝，比重多小于1.016，白细胞数少小于 $0.1 \times 10^9/L$，蛋白质定量小于 25~30g/L，胸腔积液蛋白与血清蛋白之比多小于 0.5，糖定量约与血糖相等，LDH <200U，胸腔积液 LDH：血清 LDH <0.6，胸腔积液黏蛋白定性试验阴性。多见于心力衰竭、心包炎、肾病、肝硬化、营养不良、低蛋白血症，同时常见于全身性水肿，胸腔积液常于双侧出现。②血性胸腔积液：可见于结核病或脓胸，由于血管破溃所致。肺和胸膜恶性肿瘤多见，又可见于风湿性疾病。③乳糜性胸腔积液：小儿时期少见，一般限于一侧，与胸导管的先天性畸形及胸部淋巴结或肿瘤压迫胸导管有关。

（四）治疗及预后

治疗决定于原发病的诊断。在抗菌治疗基础上可加用皮质激素和穿刺抽液。预后较好。

四、化脓性胸膜炎

化脓性胸膜炎是胸膜腔积脓，又称脓胸，在婴幼儿最多见。一般胸腔穿刺液在试管内静置24h后，1/10~1/2 应为固体成分，小于1/10 则称为胸腔积液。

（一）病因

许多化脓菌都能引起脓胸，但最常见的是金黄色葡萄球菌所致的脓胸，此外革兰阴性杆菌混合感染、肺炎链球菌、链球菌也可引起脓胸。

病原菌侵入胸膜的途径：①最主要的途径是由于肺内感染灶中的病原菌直接侵袭胸膜或淋巴组织而引起，由肺炎发展而来的占最多数。②纵隔炎、膈下脓肿、胸部创伤、手术或穿刺等操作直接污染。

（二）病理

金黄色葡萄球菌的凝固酶促使纤维蛋白从渗出液中释出，凝结并沉积，脓液的黏稠度因此增加，再加上坏死组织则将末梢小气管堵塞，呼吸时能进气而出气不畅。可造成肺大疱、纵隔气肿、脓气胸等。

发生脓胸后，胸膜也很易产生粘连，往往较早形成包裹性或多房性脓胸。无肺内病灶的原发性化脓性胸膜炎非常罕见。

（三）临床表现

脓胸多数在肺炎的基础上发生，其最初的症状是肺炎的症状，在肺炎一度好转后出现高热不退；可出现较重的中毒症状，呼吸困难加重，伴有咳嗽、胸痛；张力性脓气胸发生时，突然出现呼吸急促，发绀、烦躁、持续性咳嗽、甚至呼吸暂停。新生儿脓胸的临床表现缺少特征性，有呼吸困难、发绀时都应仔细检查肺部，叩诊出现浊音，提示肺有实变或胸腔积液，须进一步行 X 线检查。新生儿对炎症的局限能力很差，易并发败血症、胸壁感染，甚至呼吸衰竭。

（四）并发症

（1）支气管胸膜瘘。

（2）心包炎、腹膜炎、化脓性脑膜炎、化脓性关节炎和骨髓炎。

（3）营养不良、贫血，常见于慢性脓胸。

（五）诊断

根据严重的中毒症状，呼吸困难，气管和心浊音界向对侧移位，病侧叩诊大片浊音，伴呼吸音明显降低，可拟诊脓胸。结合胸部影像学检查，确定有无胸腔积液。脓胸的确诊必须根据胸腔穿刺抽得脓液。从脓液的外观，可初步推测病原菌的类别。黄色脓液多为葡萄球菌，黄绿色脓液多为肺炎球菌，淡黄色稀薄脓液为链球菌，绿色伴有臭味脓液常为厌氧菌。脓液应做培养并做药物敏感试验，为选用抗生素提供依据。

（六）鉴别诊断

1. 大范围肺萎陷或肺炎　脓胸肋间隙增宽，气管向对侧偏移；而肺萎陷肋间缩窄，气管向患侧偏移，穿刺无脓液。

2. 巨大肺大疱及肺脓肿　特别是新生儿，一侧肺全部被压缩，较难鉴别。但脓胸其肺组织集中压迫在肺门，而肺大疱则外围有肺组织张开，并出现呼吸音。

3. 膈疝　膈疝 X 线上可见多发气液影或大液平面，易被误诊为脓气胸。但膈疝患儿腹部凹陷，患侧肺部可闻及肠鸣音，穿刺液为浑浊液、黏液、粪汁。

4. 巨大膈下脓肿　胸腔也产生反应性积液，但很少有肺组织病变。B 超有助于脓肿的定位。

5. 风湿性疾病并发胸膜炎　临床表现类似败血症并发脓胸。但胸腔积液外观似渗出液或稀薄脓液，白细胞主要为多形核中性粒细胞，胸腔积液涂片及培养无病原菌，多数用肾上腺皮质激素治疗后很快吸收。

（七）治疗

采取综合治疗，原则是排除脓液解除胸腔压迫，控制感染，改善全身情况。

1. 一般治疗　卧床休息；给予高热量、富含蛋白质、维生素的饮食；高热、剧咳、缺氧等对症处理。

2. 胸腔穿刺疗法　病初为确定胸腔积液性质，应做诊断性穿刺抽脓送检；若胸腔积液量多、有呼吸困难等压迫症状，应做穿刺放液减压；脓液稀薄者，3d 内可每日用粗针穿刺抽脓使肺复张；任何时间脓液增多或有张力时，均应先穿刺再考虑引流；若效果不明显，可闭式胸腔引流。必要时胸腔内注射、抗感染药物；若治疗不顺利诊断可疑，应重复胸穿送化验检查。

3. 引流疗法

（1）插管引流：3d 内反复穿刺，分泌物增加快、多、稠，宜在 3~7d 插管行闭式胸腔引流。引流 1~2 周一般肺可张开，2 周不愈者，引流口将漏气，可考虑拔管。

（2）胸腔镜引流：插管引流 3d 后肺不能张开，宜早行胸腔镜探查并清除纤维蛋白沉积，松解粘连，并给予正压使肺膨胀，再继续引流。

（3）胸腔切开探查式引流：慢性脓胸、长期脓液不减少，高热不退疑有异物、坏死组织、脓块粘连成分者，宜切开胸腔清除病变，分离粘连，置管引流。

（4）开放引流：脓腔缩小而固定，但脓液量仍大，支气管胸膜瘘形成。

4. 抗感染　应选用对病原微生物敏感的抗菌药物，静脉给药。根据药敏试验选用抗生素，未获得培养结果之前，根据经验选择敏感的药物。金黄色葡萄球菌选用苯唑西林，甲氧西林耐药者选用万古霉素或联用利福平；肺炎链球菌和链球菌性脓胸用大剂量青霉素；革兰阴性菌选用氨苄西林、第三代头孢抗生素，如头孢曲松。葡萄球菌一般需持续给药 3~4 周。为防止脓胸复发，在体温正常后应再给药 2~3 周。

5. 手术治疗　支气管胸膜瘘行开放引流一般情况好转后可行胸膜肺切除术。胸廓畸形不能自愈者行胸膜剥脱手术。

（八）预后

早期得到适当治疗者预后较好。由金黄色葡萄球菌或混合性感染引起者预后较差。如同时有严重肺炎、佝偻病或营养不良及其他严重并发症时，预后也较差。

（白凤芝）

第十二节 呼吸衰竭

呼吸衰竭（respiratory failure）是指由于各种原因导致中枢和（或）外周性呼吸生理功能障碍，使动脉血氧分压 [Pa（O_2）] < 8kPa（60mmHg）和动脉二氧化碳分压 [Pa（CO_2）] > 6.67kPa（50mmHg），并存在呼吸困难症状的临床综合征。小儿多见急性呼吸衰竭。目前随着小儿危重病救治技术的完善和提高，尤其在急诊室和重症监护救治手段的应用，对于传统意义上的呼吸衰竭定义和认识有待进一步的发展。

一、病因和分类

（一）根据年龄分类

1. 新生儿阶段　一般指出生后28d内出现的呼吸系统或其他系统疾病导致的呼吸衰竭。多因窒息、缺氧、肺发育不成熟、吸入羊水胎粪、肺部或全身感染导致。此外，先天性畸形和发育障碍导致上、下呼吸道梗阻，膈疝使肺部受压迫等，也可以导致呼吸衰竭。

2. 婴幼儿阶段　一般为出生后1个月至2岁。此阶段气道免疫系统发育尚不完善，容易感染细菌和病毒，导致呼吸衰竭的原因多为支气管肺炎、中枢感染等。

3. 儿童阶段　多可因肺炎、先天性心脏病、哮喘持续状态、感染性疾病、肺外脏器功能衰竭等发展而来。此外，外伤、手术创伤、气道异物、溺水、中毒等也会严重影响到呼吸功能，导致急性呼吸衰竭。

（二）根据中枢性和外周性病因的分类

1. 中枢性　原发病对脑部的伤害、脑水肿或颅内高压影响呼吸中枢的正常功能，导致中枢呼吸运动神经元的冲动发放异常，而出现呼吸频率和节律异常，临床主要为通气功能异常。如颅内感染、出血、头颅创伤，窒息和缺氧等。药物中毒、酸中毒、肝肾功能障碍也可以导致中枢性呼吸衰竭。

2. 外周性　原发于呼吸器官，如气道、肺、胸廓和呼吸肌病变，或继发于肺部及胸腔以外脏器系统病变的各种疾病。

（三）根据感染和非感染性病因的分类

1. 感染性疾病　如细菌、病毒、真菌、原虫性肺炎并发呼吸衰竭，或脓毒症等全身性感染导致急性肺部炎症、损伤、水肿、出血等病变。中枢感染也是导致呼吸衰竭的重要原因。

2. 非感染性　如手术、创伤、吸入、淹溺、中毒等导致的中枢性和外周性呼吸衰竭。

（四）直接根据疾病种类的分类

直接根据原发疾病所出现的呼吸衰竭加以分类区别，如肺炎并发呼吸衰竭，脑炎、脑膜炎并发呼吸衰竭，或者多脏器功能衰竭并发呼吸衰竭。

（五）根据病理生理特点的分类

1. 急性呼吸衰竭　多为急性发作并出现持续低氧血症，依赖紧急复苏抢救。

2. 慢性呼吸衰竭　多表现为肺部基础疾病进行性损害，导致失代偿，出现高碳酸血症和酸中毒。偶尔也可见于肺外疾病，如Duchenne型肌营养不良时进行性膈肌无力导致的气体交换不足。

3. 血氧和二氧化碳水平　根据血气分析临床可诊断呼吸衰竭为Ⅰ型（低氧血症型）和Ⅱ型（低氧血症伴高碳酸血症）。

二、病理生理

（一）低氧血症及其对机体的影响

1. 氧摄取困难　当通气不足或通气中氧含量太低时，会出现机体氧摄取不足。氧分压降低时，刺激颈动脉体和主动脉弓的化学感受器,通过兴奋呼吸中枢,增强呼吸活动。慢性缺氧对刺激呼吸的影响,则主要通过促红细胞生成素调节机制,使红细胞生成增加,提高携带氧功能,以保证组织脏器供氧。

2. 通气-灌流失调 正常情况下,肺通气和肺血管灌流比例保持0.8。全肺各部分通气-灌流比例实际上并不一致,只是理论上每一部分肺泡保持此比例,才能保持和发挥肺脏的最大换气效率。如果肺泡通气量显著大于灌流,或肺灌流量显著减少,此部分通气-灌流比例显著大于1.0,则该部分肺泡不能保证血液氧和二氧化碳的交换,通气无效,无效腔通气量增加。如果通气量显著减少,此时肺内通气、灌流比例低于0.8,没有获得气体交换的血液经肺泡毛细血管流入肺静脉,出现静动脉分流。

3. 对脏器功能的影响 小儿体内氧储存量较少,以10kg体重小儿为例,肺泡功能残气中氧含量50~60ml,血液中氧与血红蛋白的结合量约180ml,总计约240ml。按动静脉氧含量差为33%[相当于Sa(O$_2$)由90%下降到60%],可以提供基础代谢所需耗氧60~80ml/min。体内储氧量仅够维持数分钟,且Pa(O$_2$)<4kPa时,大脑皮质出现不可复原的损伤。因此,机体能够耐受的急性缺氧极限时间在5min以下。从有氧代谢转化为无氧代谢,能量转化效率显著降低,产生大量乳酸,可以引起代谢性酸中毒等代谢紊乱和脏器系统功能失调。

(1)肺:持续处于低氧状态可以使肺小动脉痉挛,产生肺动脉高压和肺水肿,可以导致严重的肺通气-灌流失调。

(2)心血管:缺氧通过交感神经兴奋使心率加快、血压升高、心输出量增加。严重缺氧时心率下降、血压降低、心输出量下降。

(3)中枢神经:随缺氧程度逐渐加重,可以出现脑细胞水肿,血-脑屏障通透性增加,脑血管扩张,脑血流增加,最终导致脑水肿和颅内高压,出现中枢性呼吸衰竭的症状。

(4)肾脏:缺氧非常容易导致肾脏血管痉挛,肾血流显著下降,滤过减少,出现少尿和无尿。肾素-血管紧张素,醛固酮系统对血管张力、水、盐、电解质代谢的调节作用,亦随全身性低氧状况而丧失,进一步加重临床症状。

(5)胃肠道和肝脏:缺氧导致的循环障碍使胃肠道瘀血,引起出血、坏死性小肠结肠炎,肝脏出现小叶中心坏死,功能受损失去对体内代谢产物的加工处理。

(6)造血系统:低氧可以增加促红细胞生成素(erythropoietin,EPO),刺激骨髓红细胞生成增加。EPO主要在肾脏活化。红细胞增加可以提高携氧能力,代偿组织缺氧。但在急性呼吸衰竭时,低氧对骨髓的抑制,使EPO的作用产生缓慢或不起作用。

(二)二氧化碳潴留及其对机体的影响

1. 中枢对二氧化碳的调节敏感性和反应性 动脉血二氧化碳分压变化通过延髓和颈动脉体化学感受器影响呼吸运动强弱和通气量。二氧化碳透过血-脑屏障,进入脑脊液,解离出氢离子,刺激感受器。反应机制中颈动脉体的作用占1/3,反应快;延脑作用占2/3,作用较持续。当代谢增加,二氧化碳分压升高,可以刺激呼吸兴奋加强,同时出现精神兴奋、烦躁不安。当二氧化碳进一步升高时,可以抑制大脑皮质下层,出现嗜睡和呼吸抑制。一般而言,吸入气二氧化碳提高0.5%~1.0%可以显著提高通气,达到4%~5%时,通气量可以增加一至数倍;达5%~10%时,或Pa(CO$_2$)在6~10kPa,通气量增加可以达到10倍。超过10%后,或Pa(CO$_2$)>12kPa且持续太长时间,呼吸中枢即转为抑制,通气量迅速下降。不同个体和不同疾病状况下,外周和中枢化学感受器对于二氧化碳的不同程度变化,其敏感性和反应性不同。对于呼吸衰竭出现兴奋烦躁、与呼吸机对抗者,可以通过应用镇静剂,以降低中枢对二氧化碳反应的敏感性,但仍然可以维持中枢对二氧化碳的调节反应性。呼吸肌长期负担过重而导致动力性衰竭,或长期二氧化碳潴留,可以出现敏感性和反应性同时下降。过多使用肌松剂导致呼吸肌失用性变性等,也可以导致对二氧化碳呼吸调节作用的下降。

2. 二氧化碳潴留对脏器功能的影响

(1)呼吸系统:机体二氧化碳代谢特点表现为由组织-循环血,肺泡的二氧化碳分压递降。呼吸衰竭时可因肺通气障碍,导致肺泡内二氧化碳排出困难,在通气不足时,组织、循环和肺泡内二氧化碳潴留，而呼出气二氧化碳分压降低。当通气改善而肺血流灌注不良时，出现组织和循环二氧化碳潴留，肺泡内气和呼出气二氧化碳分压降低。当通气－灌流和肺换气功能改善，但外周循环没有改善，则循环血和呼出气二氧化碳分压逐渐提高，而且差别减小；当外周循环改善后，会出现循环血和呼出气二氧化碳分压增高的阶段，然后随组织二氧化碳潴留的解除，循环血和呼出气二氧化碳分压水平恢复到正常。呼吸运动强弱取决于中枢对二氧化碳的调节敏感性和反应性。二氧化碳增加可以使肺血管收缩，肺血流量下降。

（2）中枢神经系统：正常人脑循环对于二氧化碳敏感。当吸入气含 CO_2 5% 时，或 Pa（CO_2）提高 1~2kPa 时，脑血流量可提高 40%~50%，可以出现颅内压上升，致头痛、视神经盘水肿、肌张力增高、瞳孔变化等症状和体征。颅高压严重者可以发展为脑疝，延髓受压迫后中枢呼吸停止而死亡。

（3）心血管系统：二氧化碳分压升高可以使心率、血压、心输出量反射性增加。如果二氧化碳上升过高，可以出现心率、血压、心输出量降低，出现心律不齐，外周血管扩张症状。

（4）肾脏：二氧化碳潴留存在轻度酸中毒时，肾血管血流增加，促进肾脏排尿作用。当呼吸性酸中毒失代偿时，pH 值显著下降，肾血管痉挛、血流减少，尿量和钠离子排出量亦显著减少。

3. 酸碱失衡和电解质紊乱　二氧化碳潴留可以导致呼吸性酸中毒，并出现一系列电解质紊乱。

（1）碳酸氢根/碳酸对酸中毒的调节失代偿：组织生成的 CO_2 主要在红细胞和肾小管上皮细胞内，经碳酸酐酶催化生成碳酸，碳酸迅速解离成 H^+ 和 HCO_3^-。血液中 5% 的 CO_2 溶解在血浆中，95% 的 CO_2 进入红细胞，而大部分的 HCO_3^- 逸出红细胞外，相应的 Cl^- 进入红细胞内（氯移现象），伴随血清氯离子减少。血浆中 CO_2 总量包括溶解的 CO_2 和 HCO_3^-。HCO_3^- 的增加可以使代偿的 Pa（CO_2）增高，原发性 HCO_3^- 升高或降低，将出现代偿的 Pa（CO_2）升高或降低。原发性酸碱紊乱变化如果大于代偿变化，即会影响到 pH 值变化方向及超出正常范围的程度。如 HCO_3^- 和 Pa（CO_2）呈相反变化，表明有混合性酸碱紊乱存在。如 HCO_3^- 和 Pa（CO_2）明显异常而 pH 值正常时，也应考虑混合性酸碱紊乱存在可能。当 HCO_3^-/H_2CO_3 保持 0.6/1 或 HCO_3^-/Pa（CO_2）为 20/1 时，pH = 7.40。HCO_3^- 反映酸碱变化的代谢成分，PCO_2 反映呼吸成分。呼吸性酸中毒主要为 Pa（CO_2）变化（升高）。当呼吸性酸中毒并发代谢性酸中毒时，可以出现 HCO_3^- 的下降，还可出现严重电解质紊乱和阴离子间隙升高。

（2）氢－钾交换：细胞内酸中毒时大量氢离子产生，细胞内钾离子和细胞外液中氢离子交换（3个钾离子与 2 个钠离子、1 个氢离子交换），可以导致细胞内酸中毒和低钾。此外，远端肾小管氢－钾交换加强，随氢离子大量排出，血清钾水平升高。呼吸性酸中毒时血清钾离子水平与 pH 值呈负相关，pH 值越低，血钾越高。

（3）阴离子间隙：阴离子间隙（anion gap, AG）是间接判断酸碱紊乱的指标之一，其表达方式近似为：AG =（Na^+ + K^+）－（Cl^- + HCO_3^-），为总未测定阴离子（UA）和总未测定阳离子（UC）的差值（UA－UC）。理论上血浆阳离子总数和阴离子总数相等，Na^+ + UC = Cl^- + HCO_3^- + UA，对上式移项得到：UA－UC = Na^+ －（Cl^- + HCO_3^-），正常范围为 8~16mmol/L，平均 12mmol/L。呼吸衰竭时，由于组织缺氧，组织无氧代谢——糖酵解增强，可以出现乳酸增高伴酸中毒，为乳酸性酸中毒，常见于呼吸性酸中毒时，可以通过测定血乳酸、AG 加以诊断。尤其当治疗过程中补碱液、机体代偿使 HCO_3^- 增加并恢复到正常范围，但酸中毒仍然存在时，如果 AG 增高，仍可以判断有代谢性紊乱。但危重呼吸衰竭时，应根据临床病情和处理综合判断。

三、临床表现

小儿临床多见急性呼吸衰竭，出现低氧血症，或并发高碳酸血症，出现多种临床异常情况。

（一）呼吸系统

由于小儿肺容量小，为满足代谢需要，肺代偿通气主要依靠呼吸频率加快获得。当呼吸频率大于 40 次/min，有效肺泡通气量呈下降趋势。因此呼吸困难多表现为浅快，婴幼儿甚至可以达到 80~100 次/min。当呼吸肌疲劳后，呼吸速度变慢，同时伴严重低氧和高二氧化碳潴留，出现多种临床异常表现；当血氧饱和度小于80%时［Pa（O₂）<6.67kPa］出现发绀；但如果患儿贫血，发绀可以不明显。高碳酸血症时，可以出现皮肤潮红、口唇樱桃红色，并不反映循环改善，须加以区别。

（二）神经系统

低氧血症时出现烦躁不安、意识不清、嗜睡、昏迷、惊厥。中枢性呼吸衰竭出现呼吸节律不齐、潮式呼吸；呼吸衰竭后期出现叹息样呼吸、呼吸暂停等。出现颅内高压、脑水肿时，肌张力发生改变；当视神经受到压迫，可以出现瞳孔不等大改变。

（三）心血管系统

低氧血症早期心率加快、心输出量提高、血压上升；后期出现心率减慢、心音低钝、血压下降、心律失常。

（四）其他脏器系统

低氧可以导致内脏血管应激性收缩，消化道出血和坏死，肝功能损害出现代谢酶异常增高，肾脏功能损害可出现蛋白尿、少尿和无尿等症状。

（五）酸碱平衡失调和水盐电解质紊乱

低氧血症和酸中毒使组织细胞代谢异常，加上能量摄入不足、限制补液、利尿剂应用等，可以使患儿血液生化检查出现高血钾、低血钾、低血钠、高血氯及低钙血症。小儿肾脏对酸碱、水盐电解质平衡的调节作用有限，特别在低氧血症时，肾脏血流下降，进一步限制了肾脏的调节作用，可以加重全身性酸碱平衡失调和水、盐电解质紊乱。

四、诊断和鉴别诊断

（一）临床诊断

根据以上呼吸系统表现，加上神经系统、心血管、内脏功能变化的表现，结合血气分析，可以初步做出呼吸衰竭的临床诊断。

（二）血气分析诊断

一般认为在海平面大气压水平，吸入空气时，Pa（CO₂）>8kPa，Pa（O₂）<6.67kPa，提示呼吸衰竭。对于小儿急性和慢性呼吸衰竭的血气检查主要有以下特点。

1. 呼吸性酸中毒 动脉血pH值<7.35，Pa（CO₂）>7kPa，Pa（O₂）>8kPa，BE>−5mmol/L，HCO₃⁻浓度>20mmol/L。多见于急性梗阻性通气障碍、通气-灌流失调。

2. 混合性酸中毒 动脉血pH值<7.25，Pa（CO₂）>7kPa，Pa（O₂）<8kPa，BE<−5mmol/L，HCO₃⁻浓度<20mmol/L。多见于持续低氧血症伴通气、换气障碍，严重通气-灌流失调。

3. 呼吸性碱中毒 动脉血pH值>7.45，Pa（CO₂）<4kPa，Pa（O₂）>8kPa，BE>5mmol/L，HCO₃⁻浓度<20mmol/L。多见于机械通气过度时。

4. 代谢性酸中毒并发呼吸性碱中毒 表现为动脉血pH值<7.45，Pa（CO₂）<4kPa，Pa（O₂）>8kPa，BE<−5mmol/L，HCO₃⁻浓度<20mmol/L。可见于呼吸衰竭应用利尿剂后，以及机械通气纠正呼吸性酸中毒后。

5. 代谢性碱中毒并发呼吸性酸中毒 发生代谢性碱中毒的原因与长时间应用碱液、呋塞米、甘露醇、肾上腺皮质激素等药物，吐泻引起的低钾，机械通气掌握不当，以及肾脏调节慢等有关。

6. 氧合指数（oxygenation index，OI） 结合血气参数和机械通气参数可以判断呼吸衰竭的危重程度，可以采用OI［OI=Fi（O₂）×MAP×100/Pa（O₂），MAP为平均气道压（cmH₂O），可以从呼吸机直接读取，Pa（O₂）单位mmHg］。此公式结合吸入氧、机械通气/辅助通气参数、血气指标，从治疗措施、病儿反应等多方面因素综合。OI<5，正常或轻度呼吸功能不全；OI=5~10，呼吸功能不全和呼吸衰竭，如果气体交换有明显障碍，需要机械通气；OI=10~20，中~重度呼吸衰竭，依赖机械通气；

OI = 20 ~ 30，严重呼吸衰竭，可能伴有肺内静 - 动脉分流，有应用气道滴入肺表面活性物质治疗指征。OI = 30 ~ 40，严重呼吸衰竭伴有肺动脉高压和肺外右向左分流，有吸入一氧化氮，体外膜肺等特殊呼吸治疗、生命支持治疗指征。

（三）鉴别诊断

1. 呼吸功能不全　单纯使用血气值作为呼吸衰竭的诊断依据并不十分准确。比如在吸入 30% ~ 40% 氧后 30 ~ 60min，患儿 Pa（O_2）> 8kPa，有可能为呼吸功能不全。因此，在对呼吸困难症状出现时，采用持续非介入性正压通气或气道插管机械通气和气道清洗使黏稠分泌物导致的气道阻塞复通后，呼吸困难症状迅速缓解。因此，需要与单纯性原发于肺部或肺外疾病演变发展的严重呼吸困难加以区别。动态检查血气，进行心率和呼吸监测。

2. 急性呼吸窘迫综合征（ARDS）　ARDS 是与肺部和其他脏器感染等有关的急性肺部炎症损伤导致的临床综合征，因肺泡 - 毛细血管通透性增加而有严重肺水肿。小儿 ARDS 多为急性起病，主要表现为呼吸窘迫症状，放射学检查为双侧肺弥漫性炎症和渗出改变，血气分析提示严重低氧血症，Pa（O_2）/Fi（O_2）< 27kPa（200mmHg）。可以并发严重肺内分流和肺动脉高压，应用常规机械通气往往效果差。随着急救技术的提高和肺保护性策略的应用，临床预后已有明显改善。

3. 感染性休克和全身性炎症反应综合征　小儿感染性休克时可因心肌麻痹、肺血管痉挛、全身炎症反应时毒素刺激等，导致肺部严重损伤和呼吸功能障碍。此时应及时处理原发病因，采取抗感染和抗休克措施，解除导致呼吸功能障碍的主要原因。

五、治疗

（一）氧疗

对于呼吸功能不全者，吸入低，中浓度氧〔Fi（O_2）0.3 ~ 0.5〕数小时，可以提高血氧饱和度〔SpO_2 > 90%〕，一般认为有效。呼吸衰竭患者吸入氧 12 ~ 24h，可以解除低氧血症，发绀和呼吸困难逐渐消退。长时间吸入低浓度氧一般不会产生严重不良反应。但吸入氧大于 0.8，24 ~ 48h 可以导致气道炎症和水肿，甚至严重的气道黏膜过氧化损伤。血氧水平过高，可以导致视网膜病变。动脉氧水平的提高必须和缺氧症状的改善相联系，因组织摄取氧的能力受到氧解离曲线、血红蛋白水平、心输出量等因素影响。

（二）气道管理

保持呼吸道湿化和雾化，防止气道上皮细胞过于干燥而变性坏死。清除气道分泌物可以采用拍背、气道雾化等方法，也可以使用沐舒坦等药物化痰。对于先天性或获得性气道发育导致通气障碍者，或二氧化碳潴留者，应给予气道插管、机械通气和必要的手术处理，目的为解除气道阻塞、修复窦道等先天性畸形。气道插管后应每隔 1 ~ 2h 向气道滴入生理盐水，然后行负压气道吸引。

（三）机械通气

1. 一般参数设置原则　调节潮气和通气频率，保持通气量相对稳定，控制 Pa（CO_2）在 4.7 ~ 6.0kPa（35 ~ 45mmHg）。新生儿和小于 3 个月的婴儿通气频率 40 ~ 50 次/min，幼儿为 30 ~ 50 次/min，儿童为 20 ~ 40 次/min。容量控制或压力控制时的通气潮气量在 6ml/kg 体重。如果 Fi（O_2）> 0.4 方能够维持 SpO_2 > 85%，应将 PEEP 设置在 2 ~ 4cmH_2O（0.196 ~ 0.392kPa）。

2. 机械通气效果判断　对于肺泡通气量与血氧合状况是否合适，采用以下公式可以判断潜在通气和换气效率：a/A〔P（O_2）〕= Pa（O_2）/Pa（O_2），其中 Pa（O_2）= Fi（O_2）× （PB - PH_2O）- Pa（CO_2）/R，Pa（O_2）为肺泡气氧分压，PB 为海平面大气压（760mmHg），PH_2O 为肺泡气水蒸发分压（47mmHg），R 为呼吸商（0.8）。如果 a/A > 0.5，正常或轻度呼吸功能不全；a/A < 0.5，呼吸衰竭或严重呼吸功能不全；a/A < 0.3，严重呼吸衰竭，可以有呼吸窘迫。表 5 - 4 显示肺泡氧分压与通气和血气参数的关系。

表 5 - 4　肺泡通气和血气参数的关系

通气方式	Pa（CO_2）/mmHg	R	Fi（O_2）	PB/mmHg	Pa（O_2）/mmHg
正常通气	40	0.8	0.21	760	100
过度通气	20	0.8	0.21	760	125
过低通气	80	0.8	0.21	760	50
过低通气	80	0.8	0.40	760	185
正常通气	40	0.8	0.21	630	72

3. 过度通气　目前不主张采用过度通气的方法，因可能导致新生儿和婴幼儿脑血流显著下降，诱发缺血缺氧性脑损伤。对于通气效果不佳者，可以容许存在一定程度的高碳酸血症，即 Pa（CO_2）能够保持在 7~9kPa（50~65mmHg），而不必调高通气潮气量和气道峰压。必要时可以考虑将通气频率加快到 50~70 次/min，以增加分钟通气量。

（四）呼吸兴奋剂

对于中枢性急性呼吸衰竭，可以使用尼可刹米（可拉明）、盐酸洛贝林（山梗菜碱）等药物兴奋呼吸中枢，但疗效不持久，使用时必须确定气道通畅，新生儿一般不用。尼可刹米肌内、皮下或静脉注射，小于 6 个月 75mg/次，1~3 岁 125mg/次，4~7 岁 175mg/次。盐酸洛贝林皮下或肌肉 1~3mg/次，静脉注射 0.3~3.0mg/次，必要时间隔 30min 可重复使用。

（五）降低颅内压

遇有脑水肿时，原则上采用"边脱边补"的方式，控制出入液量，达到轻度脱水程度。常用药为甘露醇，静脉推注每次 0.25~0.50g/kg，间隔 4~6h 重复应用。一般用药后 20min 颅内压开始下降。或采用甘露醇、复方甘油（0.5~1.0g/kg）交替应用，间隔 4~6h，直至症状缓解可逐渐停药。利尿剂多采用呋塞米，肌内或静脉注射，每次 1~2mg/kg，新生儿应间隔 12~24h。主要不良反应为脱水、低血压、低血钠、低血钾、低血氯、低血钙等。已经存在水、盐电解质紊乱者应注意及时纠正。

（六）纠正酸中毒

1. 呼吸性酸中毒　呼吸衰竭时的主要代谢失衡是呼吸性酸中毒。一般应保持气道通畅，兴奋呼吸，必要时采用机械通气方式，降低组织和循环血中的二氧化碳。

2. 代谢性酸中毒　采用碱性药物，如碳酸氢钠，通过中和体内固定酸，提高血浆 HCO_3^-，纠正酸中毒。此外，酸中毒可以刺激气道痉挛和降低支气管扩张剂的作用，碳酸氢钠可以缓解支气管痉挛。低氧和酸中毒可以导致心肌麻痹及肺内小血管痉挛，补充碳酸氢钠可以起强心和舒张肺内血管作用，有利于改善肺内血液灌流。一般应用 5% 碳酸氢钠，首剂可用 1.0~1.5mmol/kg（1ml = 0.6mmol）。计算方法：HCO_3^-（mmol）= 0.3 × BE × 体重（kg），先用半量。静脉滴注或慢推注时，可以将 5% 碳酸氢钠用乳酸 - 林格液或葡萄糖生理盐水稀释（1 : 2vol/vol），以降低碱性液对静脉血管的刺激。如果补充碱性液过快，或没有及时改善通气和外周循环，可能产生代谢性碱中毒，可以导致昏迷和心跳停止。在出现代谢性碱中毒时，可以迅速适当降低通气量产生呼吸性酸中毒、补充生理盐水，或给予口服氯化铵、静脉注射或口服氯化钾纠正。

（七）强心药和血管活性药的应用

在持续低氧血症并发心力衰竭时可以使用洋地黄制剂、利尿剂、血管张力调节制剂等。

1. 毛花苷丙和地高辛　在呼吸衰竭时心肌缺氧，容易导致洋地黄中毒，应考虑减少其用量。

2. 多巴胺和多巴酚丁胺　兴奋心脏 β_1 受体，扩张肾、脑、肺血管作用，增加肾血流量和尿量，为休克和难治性心力衰竭的主要药物。其半衰期非常短，必须连续静脉滴注。多巴胺 2~10μg/（kg·min），多巴酚丁胺 2~20μg/（kg·min），可以联合应用，从低剂量开始。

3. 酚妥拉明　为 α 受体阻滞剂，可以直接扩张外周小动脉和毛细血管，显著降低周围血管阻力及心脏后负荷，提高心输出量。适用于低氧引起的肺血管痉挛、重症肺炎、急性肺水肿、充血性心力衰竭等疾病时的呼吸衰竭。剂量为静脉滴注 0.1 ~ 0.3mg/次，用 5% 葡萄糖盐水稀释，每分钟 2 ~ 6μg 速度滴入。应用中注意纠正低血压和心律失常，在伴有中毒性休克时应补充血容量。

4. 一氧化氮（NO）吸入 新生儿低氧性呼吸衰竭伴持续肺动脉高压，可以吸入 NO 治疗。起始剂量为 10 ~ 20ppm 3 ~ 6h，随后改为 5 ~ 10ppm，可以维持 1 ~ 7d 或更长时间，直到缺氧状况根本缓解。

（八）利尿剂

在呼吸衰竭伴急性肺水肿、急性心力衰竭时，可以应用呋塞米促进肺液吸收、减轻心脏负荷。

六、并发症处理和临床转归

（一）发展为严重肺损伤和急性呼吸窘迫综合征

中枢性呼吸衰竭可以发展为呼吸机相关性肺炎和肺损伤。持续机械通气时，呼吸管理不善，可以导致气道肺泡发育不良，呼吸道细菌感染，发展为肺炎，加重呼吸衰竭。化疗和免疫抑制时、肠道缺血缺氧、再灌注性损伤等可以导致严重肺部感染性损伤，并发展为 ARDS。

（二）发展为肺外脏器功能衰竭

呼吸衰竭时持续低氧血症可以导致肺部和肺外脏器功能衰竭。主要由于肺部炎症细胞大量集聚，释放促炎症介质进入循环，攻击肺外脏器，导致肺外脏器的功能和结构损害，可以发展为多脏器功能障碍和衰竭。

（白凤芝）

第十三节 急性呼吸窘迫综合征

一、概述

急性呼吸窘迫综合征（ARDS）是由严重感染、休克、创伤等引起的以呼吸窘迫、重度低氧血症为主要表现的急性缺氧性呼吸衰竭，是小儿较常见的危重症。儿科 ICU 内 2.5% ~ 3.0% 的患儿被诊断为 ARDS，其病死率高达 45% ~ 60%。

二、病因

至少有 50 种以上疾病可导致儿科 ARDS，详见表 5 - 5：

表 5 - 5 儿科 ALI 和 ARDS 的病因

病因	常见疾病
休克	感染性、出血性、心源性
创伤、烧伤	肺部挫伤、胸外颅脑损伤、肺脂肪栓塞
严重感染	肺炎（细菌、病毒、真菌、卡氏肺孢子虫等）、败血症、其他感染
误吸	胃内容物、胎粪、溺水
有害气体	高浓度氧、氨气、光气、二氧化氮和烟雾等
中毒	有机磷和药物
结缔组织病和代谢性疾病	系统性红斑狼疮、川崎病、糖尿病、肝性脑病、尿毒症
血液疾病	白血病、DIC、体外循环、大量输血
其他	心肺复苏后、急性胰腺炎、器官移植

1）损伤

（1）肺内损伤：如肺挫伤、呼吸道烧伤、胃内容物误吸、溺水、高浓度氧吸入等。

（2）肺外损伤：①烧伤、创伤、严重感染，尤其是并发休克者。②骨折后并发脂肪栓塞症。

（3）手术：如体外循环术后、大血管手术后或其他大手术后。

2）感染

肺部感染，全身感染伴全身炎症反应综合征（SIRS），全身感染是导致 ARDS 的首位原因。

3）肺外器官系统其他病变

如重症急性胰腺炎、急性肾衰竭、急性肝衰竭等。

4）休克和 DIC

5）其他

颅内压增高、癫痫、吸食海洛因、巴比妥类中毒等。大量输血或过量输液可诱发。

三、发病机制

ARDS 时肺部的基本病理改变是肺血管内皮和肺上皮急性弥漫性损伤。近年来认为，全身性炎症反应综合征（SIRS）对其发病起关键作用。如远距离的组织外伤或感染（可以是局部或全身感染）发生炎症反应，随即有多种炎症介质经自分泌或旁分泌释放入血液循环中，启动 SIRS 过程。使肺血管通透性增加，肺微循环障碍，引起间质肺水肿；继之肺表面活性物质继发性缺乏、功能残气量下降、弥漫性肺不张，进一步使肺血管阻力增加，通气血流比例失调，肺部气体交换异常，引起严重低氧血症，形成恶性循环，最终导致肺和其他多器官功能损伤，发生多器官功能不全综合征（MODS），故 ARDS 可视为 MODS 的一部分。

第 1 期：炎性因子的释放增加了中性粒细胞在血管内皮细胞的黏附作用，引起氧自由基和蛋白酶的释放，从而导致毛细血管内皮细胞的损伤，通透性增加。

第 2 期：几小时内，损伤血管的基底膜和间质以及肺泡上皮，富含蛋白质的液体在肺间质和肺泡腔内积聚，形成透明膜，使肺功能残气量减少，肺顺应性下降，通气血流比例失调，呼吸功增加，出现明显低氧血症。

第 3 期：如果炎症持续存在，肺的巨噬细胞释放趋化物质，进一步加重炎症。影响肺的修复，此阶段常存在全身血流动力学变化。

第 4 期：由于肺泡巨噬细胞清除病原体能力受损，肺部的炎症引起全身感染的机会增加。成纤维细胞活动，弹性胶原在肺沉着增加，发生不可控制和不可逆的肺纤维化。

ARDS 患者有炎症的持续存在，使肺循环对许多炎症介质的灭活作用丧失，进而导致其他器官的功能损害。各损伤器官又成为进一步的介质释放的源泉，使 SIRS 持续发展，导致更多的局部和全身组织损伤，因此。原发性的 ARDS 通常也导致 MODS 发生。

四、临床表现

1）起病急

多见于严重外伤、休克、重症感染的患者，除原发病如外伤、感染、中毒等相应症状和体征外，突然出现呼吸增快，常有不同程度呼吸困难、三凹征、鼻扇等。在 24～48h 可出现严重呼吸窘迫，呼吸时常带鼻音或呻吟，有明显发绀及胸凹陷现象。但多无咳嗽和血沫痰。到晚期可减慢。呼吸衰竭患儿呼吸方面表现可不明显。

2）其他系统的变化

常伴有烦躁、焦虑表情、出汗等。进一步发展可出现神志昏迷、惊厥。年长儿可伴有肌肉震颤等。因肺部疾患引起的呼吸衰竭可导致脑水肿，发生中枢性呼吸衰竭。心率增快、缺氧开始时血压可升高，继则下降。可有肠麻痹，消化道溃疡、出血，肝功能受损。代偿性呼吸性酸中毒，严重者少尿或无尿，甚至造成急性肾衰竭。

3）肺部体征

早期有时可闻支气管呼吸音及偶闻干湿啰音、哮鸣音，X 线胸片早期可无异常，或呈轻度间质改变。晚期肺部实变体征，如叩浊、呼吸音减低及明显管状呼吸音。缘模糊的肺纹理增多，继之出现斑片状，以至融合成大片状浸润阴影。

4）临床分期

（1）急性损伤期：ARDS 如系创伤诱发、急性损伤期的时间较为明确，如系氧中毒所引起则难以确定损伤的时间，此期并无肺或 ARDS 特征性体征，虽然某些患儿有通气过度、低碳酸血症和呼吸性碱中毒，但动脉血氧分压 [Pa（O_2）] 仍正常，胸部听诊及 X 线检查正常，原发性损伤在肺部者例外。

（2）潜伏期：亦称表面稳定期，继上期之后持续 6～48h，此期患儿心、肺功能稳定，但通气过度持续存在，胸片可见细小网状浸润和肺间质性积液。通过连续观察，发现最终发展为 ARDS 的患儿在此期的血细胞比容、动脉血氧分压、肺血管阻力和 pH 值与不发生 ARDS 者有明显区别，因此，在此期患儿虽然表面稳定，但有可能发展成为 ARDS，需提高警惕。

（3）急性呼吸衰竭期：突然气促、呼吸困难，表现为呼吸浅而快。刺激性咳嗽、咳白色泡沫痰或血痰、心率增快、恐惧感伴有发绀、鼻翼扇动、三凹征，肺部有时可闻及哮鸣音，病情严重时缺氧逐渐加重，吸氧及增加通气量后，缺氧状态不见好转。

（4）严重生理障碍期：从急性呼吸衰竭期过渡至本期的界线不明显，如患儿出现 ARDS 不常见的高碳酸血症时，表明病情转重，但并非不可逆。严重 ARDS 的慢性肺部病变，需要为时数月的呼吸支持才能消失，但有一些低氧血症及高碳酸血症的患儿对通气治疗毫无反应，最终死于难治性呼吸衰竭合并代谢紊乱。因此，也称此期为终末期。

五、辅助检查

1. 血气分析　早期可见进行性低氧血症和代谢性酸中毒，当病情逐渐发展，可发生二氧化碳潴留。

Pa（O_2）：早期 Pa（O_2）小于 60mmHg（8.0kPa）及动脉氧饱和度 [Sa（O_2）] 降低。

Pa（CO_2）：早期降低，小于 30mmHg（4.0kPa），晚期升高，大于 45mmHg（6.0kPa）。

PA－aO_2：大于 50mmHg（6.65kPa）。

Pa（O_2）/Fi（O_2）＜200。

2. 肺功能检查　显示肺潮气量减少和肺活量明显下降。

3. X 线表现　早、中期可无异常或呈轻度间质性改变，表现为肺纹理增多，边缘模糊，继之出现斑片状阴影。中晚期，斑片状阴影增多，呈磨玻璃样，或见散在小片状肺泡性实变的阴影，晚期两肺普遍密度增高，可见两肺广泛不同程度的融合性实变呈"白肺"外观；间质水肿加重，肺泡性水肿亦较前明显，支气管气相明显。恢复期病变吸收可表现为网状和线状阴影，有时用 X 线可不留异常表现。

六、诊断与鉴别诊断

以往无肺部疾患，且排除左心力衰竭；突发性进行性呼吸窘迫，每分钟呼吸多于 35 次，常用的给氧方法不能改善；胸部 X 线检查及动脉血气分析结果符合 ARDS，并能除外造成肺水肿、缺氧的其他疾病，就可诊断为 ARDS。

1. 诊断标准

（1）有严重感染或休克等基础病变。

（2）患者在发病 24～48h 突然出现呼吸窘迫，并进行性加重（小儿可达 50～80 次/min）。

（3）严重发绀和胸凹陷，吸氧难以纠正。

（4）肺部体征较少，临床症状，肺部体征和 X 线表现不成比例。

（5）血气除严重低氧血症外，有进行性 A－aDO_2 增加，一般 A－aDO_2＞200mmHg（26.7kPa）。其肺内分流量超过 10%。

（6）肺嵌入压正常，表明肺毛细血管静脉压不高。根据原发疾病抢救治疗过程中发生的进行性低氧血症，通常的氧疗法不能纠正，及血气分析和 X 线改变可做出诊断。

1992 年，欧美联席会议（American European Consensus Conference，AECC）的标准，ARDS 定义为：①急性起病。②氧合指数 [Pa（O_2）/Fi（O_2）]＜200。③正位胸片显示双肺浸润。④无左房压增高的证据，或肺动脉楔压小于等于 18mmHg（2.394kPa）。

2012 年，欧洲危重病医学会（ESICM）与美国胸科学会（ATS）组成的委员会对 ARDS 定义进一步完善，发表了柏林定义：①发病时机：在已知诱因后，或新出现或原有呼吸系统症状加重后一周内发病。②胸部影像学（胸片/CT）：双肺透光度减低，且不能完全用胸腔积液、肺叶不张或结节解释。③肺水肿来源：无法用心功能衰竭或液体负荷过多解释的呼吸衰竭；如果没有危险因素，则需要客观评估（如心脏超声检查）排除静水压升高的肺水肿。④低氧血症：轻度：PEEP/CPAP≥5cmH$_2$O（0.49kPa）时 200mmHg（26.6kPa）＜Pa（O$_2$）/Fi（O$_2$）≤300mmHg（39.9kPa）；中度：PEEP/CPAP≥5cmH$_2$O（0.49kPa）时 100mmHg（13.3kPa）＜Pa（O$_2$）/Fi（O$_2$）≤200mmHg（26.6kPa）；重度：PEEP/CPAP≥5cmH$_2$O（0.49kPa）时 Pa（O$_2$）/Fi（O$_2$）≤100mmHg（13.3kPa）。如果海拔超过 1 000m，应根据如下公式进行校正：[Pa（O$_2$）/Fi（O$_2$）×（大气压/760）]。

2. 鉴别诊断

1）支气管肺炎合并急性呼吸衰竭

多以呼吸道感染起病，病情进展较 ARDS 慢，胸片多呈一侧为主的肺实质浸润，血气可呈低氧血症，有 CO$_2$ 潴留。经抗感染、氧疗、支持疗法逐渐恢复。如双侧病变迅速发展，Pa（O$_2$）/Fi（O$_2$）＜200 则可诊为 ARDS。但应注意以下几点。

（1）未用机械通气的患儿 Fi（O$_2$）常难以确定：一般按每升氧流量可提高吸入氧浓度 4% 计算，但受给氧导管或口罩与鼻口腔距离和潮气量的影响。实际给氧浓度多低于公式计算值。

（2）需除外心力衰竭、循环功能不全、输液过快过多所致的肺瘀血和肺水肿引起的低氧血症。

2）急性型特发性肺纤维化

亦称 Hamman－Rich 综合征。其特点是起病即有咳嗽、咳痰等呼吸道症状，急性型常以感染为诱因。胸片呈弥漫性间质浸润和毛玻璃样改变，对激素治疗的反应不一，血气呈明显低氧血症，婴幼儿常自觉坚持应用鼻塞吸氧。多数患儿 Pa（O$_2$）/Fi（O$_2$）＜200，符合 ARDS 标准，因此有人称为原因不明的 ARDS。

3）新生儿肺疾患

随着 ARDS 概念的更新，已有不少作者将重症新生儿感染性肺炎和羊水胎粪吸入、肺出血等归入 ARDS 范畴。上海儿童医院报道 117 例新生儿尸解，有 30 例发现肺透明膜形成，其中早产儿 ARDS 11 例；新生儿 ARDS 19 例，后者是前者的 1.7 倍，19 例新生儿 ARDS 中，足月儿 12 例，早产儿 6 例，过期产 1 例。主要体征为发热、呼吸急促、吸气凹陷、呻吟、呼吸不规则。胸片显示间质和实质混合浸润，肺部充气多正常，可有阶段性肺不张。病理为明显间质肺泡水肿，6 例见 DIC 改变，均可见不同形态的透明膜形成。

4）心源性肺水肿

患儿可突然发生呼吸困难，肺部出现两侧或一侧大片状阴影。常有心脏或肾病史和体征，或有过量过快输液史，肺部啰音出现早，有血性泡沫样痰，发绀较 ARDS 轻，胸部 X 线显示心影明显增大，经控制输液，利尿、强心和给氧治疗有效。当患儿存在 ARDS 基础疾病，同时又有输液过多时，常难以鉴别，也可能两者同时存在。但治疗效果常可回顾性明确肺水肿原因的判定。如必须用持续气道正压（CPAP）或呼气末正压（PEEP）通气才能纠正缺氧，临床症状体征和胸片在 72h 以后才能恢复，则 ARDS 诊断可成立。

七、治疗措施

对 ARDS 的治疗主要集中在两个方面，药物治疗和通气支持。小潮气量机械通气、适宜的 PEEP 参数受到愈来愈多的关注，最近限制性液体管理成为了 ARDS 治疗的一个新的目标，关于糖皮质激素的剂量以及应用时机的争论上一直没有停止。而其他药物治疗，如一氧化氮、表面活性物质、前列腺素、沙丁胺醇、N－乙酰半胱氨酸也逐渐应用于 ARDS 的治疗。

1. 基础疾病的治疗 严重感染、休克、创伤、吸入是 ARDS 常见病因，针对原发疾病的治疗可有效地降低病死率。

2. 呼吸支持

（1）俯卧位通气：俯卧位通气可以改善 ARDS 患者氧合，其可能的机制包括增加肺容积、血流灌注的重新分布、背叶肺复张致通气血流比例改善等，并且可以降低呼吸机相关性肺炎的发生。但是俯卧位通气并不能减少呼吸机使用时间、改善生存率，同时也增加了气管导管脱出及堵塞的概率，在 ARDS 的治疗中不常规推荐俯卧位通气的使用。

（2）肺保护性通气：ARDS 患儿肺顺应性降低，为了维持足够的潮气量，往往要求较高的压力。但是常规潮气量或大潮气量、高气道压可能导致肺泡过度膨胀，气压伤致肺泡破裂。平台压是指吸气平台时的气道压力，粗略反应肺泡膨胀的水平，其过度升高可导致呼吸机相关性肺损伤。目前，大量的数据证实小潮气量通气（不超过 6ml/kg）已经成为 ARDS 患者一个新的治疗标准。

（3）PEEP 的选择：ARDS 广泛肺泡塌陷，且部分可复张的肺泡周期性塌陷开放产生剪切力，会导致或加重呼吸机相关性肺损伤。通过调节 PEEP，可增加具有正常通气功能的肺泡比例，但可能引起肺水肿、循环抑制及肺泡过度膨胀。

（4）肺复张：属于肺保护性通气策略的一种，类似呼吸机的"叹气"功能，是通过肺容量的加压达到开放肺泡的目的。复张塌陷的肺泡可短暂改善气体交换，降低吸入氧浓度［Fi（O$_2$）］，如结合适宜的 PEEP，肺复张手法的应用可以减少肺泡反复开闭的剪切力所致肺损伤。然而目前关于肺复张手法能改善氧合状态尚存有争议，一项 RCT 研究显示，采用 35～40cmH$_2$O（3.43～3.92kPa）持续 30s 的肺复张手法不能明显改善氧合，且能显著降低血压［平均 7mmHg（0.93kPa）］。一般认为肺外源性的 ARDS 对肺复张手法的反应优于肺内源性的 ARDS，但对一组 30 例肺外源性 ARDS 患者实施肺复张，增加压力至 50cmH$_2$O（4.9kPa）持续 30s 也未发现氧合明显改善，且有增加胸部气压伤、降低患者舒适性的危险。

总之，儿童 ARDS 机械通气的最新进展为：①儿科 ARDS 现行 ARDSNet 的小潮气量、压力限定通气策略的标准，动脉血 pH 值在 7.30～7.45，Pa（O$_2$）60～80mmHg（7.98～10.64kPa）［Sa（O$_2$）≥90%］。②高 PEEP、肺复张手法的应用效果不一致，俯卧位通气不改善儿科 ARDS 的临床转归，但是高 PEEP、肺复张手法和俯卧位通气这三项措施仍可作为抢救治疗严重低氧血症患者的选择。③高频振荡通气作为可提供"开放肺"的通气方式，为评估其疗效，还须进行更多 HFOV 治疗效果的深入研究；气道压力释放通气或许是结合了自主呼吸的"开放肺"通气方式，进一步研究结果有助于探讨其在 ARDS 机械通气中的治疗效果。④对于儿童患者而言，应用机械通气撤离方法的效果远不如成人。⑤糖皮质激素可减少拔管后的喘鸣发生率和再次插管率。

3. 液体管理　肺水肿形成在 ARDS 发生发展中占有重要地位。有研究显示，对于使用呼吸支持的非心源性肺水肿患者，保守的液体管理较之大量液体输注策略，死亡率分别是 25.5% 和 28.4%。正液体平衡状态下 ARDS 发生率、机械通气时间及 ICU 住院时间均较限制性液体组高。低蛋白血症是 ARDS 的一个独立危险因素，利尿剂及胶体的使用可以提高血清清蛋白水平，减轻水肿，改善氧合及维持血流动力学稳定；尤其重要的是，限制性液体管理并不增加休克发生和透析治疗的需要，已经有大量的实验研究强调了对 ARDS 患者应避免过量液体的输入。

4. 药物治疗

（1）糖皮质激素：糖皮质激素可以减轻细胞因子和毒素的释放，因而其在 ARDS 中的研究受到广泛的关注。理论上在 ARDS 渗出期，中性粒细胞浸入肺泡上皮细胞时糖皮质激素可能发挥最大的效应，然而糖皮质激素是否具有确切的作用目前尚不完全肯定。大量 RCT 试验均显示中小量糖皮质激素可以降低 ARDS 病死率、呼吸机使用时间、ICU 住院时间，且 IMODS 评分、肺损伤评分、氧合指数均有改善，并且无增加感染、神经肌肉并发症的危险性。因而建议糖皮质激素应用于 ARDS 疾病早期（病程14d 前），以中等剂量甲泼尼龙［静脉注射剂量小于 2mg/（kg·d）］，3～4 周减量停药，疾病 14d 及以后使用糖皮质激素可能增加病死率，因而不推荐使用。

（2）一氧化氮（NO）：由于 ARDS 的病理生理中涉及通气血流比例失调及肺动脉高压，因而吸入NO 的治疗成为 ARDS 治疗的研究热点。NO 可选择性扩张肺血管，同时具有抗炎的特性。新近的一项研究显示，对 1 237 例 ARDS 患者进行吸入 NO 治疗，并不能改善生存率且增加了肾功能不全的危险性，氧合指数的改善效果也非常有限，多限于开始吸入治疗的 24h（仅 13% 患者 Pa（O$_2$）/Fi（O$_2$）轻度增高），因而并不常规推荐吸入 NO 治疗。

（3）表面活性物质：ARDS 患者多伴有肺泡表面活性物质减少或功能丧失，易引起肺泡塌陷。表面活性物质可降低肺泡表面张力，防止肺泡塌陷，在低的气道压力下也能维持肺泡进行有效的气体交换，且能通过特异性、非特异性机制在宿主免疫反应中发挥重要作用。因而表面活性物质的补充可望成为 ARDS 的一项辅助治疗手段。荟萃分析显示成人 ARDS 患者表面活性物质治疗组较之安慰剂组有氧合改善趋势，但差异无统计学意义，且 30d 生存率差异也无统计学意义。而在表面活性物质的剂量、成分、给药方式上包括吸入途径与气管给药途径目前还缺乏大量的研究。因此，不推荐外源性表面活性物质作为 ARDS 一项有效的辅助治疗。

八、预后

该病起病急骤，发展迅猛，如不及早诊治，其病死率高达 50% 以上（25% ~ 90%），常死于多器官功能衰竭。严重感染所致的败血症得不到控制，则预后极差。骨髓移植并发 ARDS 病死率几乎 100%。持续肺血管阻力增加，示预后不良。脂肪栓塞引起的 ARDS，经积极处理，机械通气治疗可获得 90% 存活。刺激性气体所致的急性肺水肿和 ARDS，治疗及时亦能取得较好的疗效。ARDS 能迅速得到缓解的患者，大部分能恢复正常。虽然存活者肺容量和肺顺应性可接近正常，但大多数 ARDS 患者仍可能遗留不同程度肺间质性病变。

（白凤芝）

第六章

循环系统疾病

第一节　感染性心内膜炎

一、概述

感染性心内膜炎（infective endocarditis，IE）是由于致病微生物直接侵袭心内膜而引起的炎症性疾病，在心瓣膜表面形成的赘生物中含有病原微生物。引起心内膜感染的因素有：①病原菌侵入血流，引起菌血症、败血症或脓毒血症，并侵袭心内膜。②先天性或后天性心脏病患儿，尤其在心脏手术后，有人工瓣膜和心内膜补片者，有利于病原菌的寄居繁殖。③免疫功能低下如应用免疫抑制剂、器官移植应用细胞毒性药物者易发病。致病微生物主要为细菌，偶见霉菌、病毒、立克次体。近20年来，本病在小儿有显著增多的趋势。根据起病缓急和病情程度，本病可分2类：①急性感染性心内膜炎：原无心脏病，发生于败血症时，细菌毒力强，病程小于6周。②亚急性感染性心内膜炎：在原有心脏病的基础上感染毒力较弱的细菌，病程大于6周。随着抗生素的广泛应用和病原微生物的变化，前者已大为减少。

二、诊断思路

（一）病史要点

1. 现病史　询问患儿有无发热、乏力、食欲低下、盗汗、关节痛、肌痛、皮肤瘀点、腹痛、恶心、呕吐、腰痛、血尿、便血、头痛、偏瘫、失语、抽搐、昏迷等身体不适。发病前有无扁桃体炎、龋齿、皮肤感染、败血症、拔牙等小手术、静脉插管、心内手术等。

2. 过去史　询问有无室间隔缺损、动脉导管未闭等先天性心脏病及后天性心脏病病史，有无心脏手术、人工瓣膜或心内膜补片等病史，询问患儿有无外伤史。

3. 个人史　询问出生时喂养及生长发育情况。

4. 家族史　询问家属中有无心脏病患者。

（二）查体要点

1. 一般表现　注意有无体温升高、苍白、精神不振。寻找各器官有无栓塞表现，如指、趾尖有无红色疼痛性 Osler 结，手、脚掌有无出血性红斑（Janeway 斑）、有无指甲下条纹状出血、眼结膜出血，有无脾肿大及压痛等；有无杵状指、趾；有无肾区叩击痛、脑膜刺激征、偏瘫；视网膜有无卵圆形出血红斑；有无心力衰竭表现如肝大、水肿等。

2. 心脏检查　对原有先天性心脏病或风湿性心脏病等患者，听诊时注意心脏有无出现新杂音或心脏杂音性质改变。原有杂音可变响变粗，原无杂音者可出现乐鸣性杂音且易多变。

（三）辅助检查

1. 常规检查　如下所述。

（1）外周血常规表现为白细胞增多、中性粒细胞升高、进行性贫血，可有血小板减少。

（2）血沉增快，CRP 升高。

（3）血培养阳性。

（4）特殊检查：原有心脏病者心电图、X 线胸片等有相应异常。超声心动图检查可确定赘生物的大小、数量、位置及心瓣膜损坏情况。

2. 其他检查　尿常规中可出现蛋白及红细胞。血清球蛋白、γ 球蛋白可升高，循环免疫复合物、类风湿因子、抗心内膜抗体、抗核抗体可升高。

（四）诊断标准

1. 临床指标（2001 年中华儿科学会心血管组制定）　如下所述。

1）主要指标

（1）血培养阳性：分别 2 次血培养有相同的感染性心内膜炎常见的致病菌（如草绿色链球菌、金黄色葡萄球菌、肠球菌等）。

（2）心内膜受累证据：应用超声心动图检查有心内膜受累证据（有以下征象之一）：①附着于心脏瓣膜或瓣膜装置、心脏、大血管内膜、置入人工材料上的赘生物。②心内脓肿。③瓣膜穿孔、人工瓣膜或缺损补片有新的部分裂开。

（3）血管征象：重要动脉栓塞，脓毒性肺梗死或感染性动脉瘤。

2）次要指标

（1）易感染条件：基础心脏疾病、心脏手术、心导管术或中心静脉内插管。

（2）症状：较长时间的发热（体温大于等于38℃），伴贫血。

（3）心脏检查：原有心脏杂音加重，出现新的反流杂音或心功能不全。

（4）血管征象：瘀斑、脾肿大、颅内出血、结膜出血，镜下血尿或 Janeway 斑（手掌和足底有直径 1～4mm 的出血红斑）。

（5）免疫学征象：肾小球肾炎，Osler 结（指和趾尖豌豆大的红色或紫色痛性结节），Roth 斑（视网膜的卵圆形出血红斑，中心呈白色），或类风湿因子阳性。

（6）微生物学证据：血培养阳性，但未符合主要指标中的要求。

2. 病理学指标　如下所述。

（1）赘生物（包括已形成的栓塞）或心内脓肿经培养或镜检发现微生物。

（2）存在赘生物或心内脓肿，并经病理检查证实伴活动性心内膜炎。

3. 诊断依据　如下所述。

（1）具备以下①～⑤项中任何之一者可确诊为感染性心内膜炎：①符合临床指标中主要指标 2 项。②符合临床主要指标 1 项和次要指标 3 项。③有心内膜受累证据并符合临床次要指标 2 项。④符合临床次要指标 5 项。⑤符合病理学指标 1 项。

（2）有以下情况时可排除感染性心内膜炎诊断：①有明确的其他诊断可解释临床表现。②经抗生素治疗不超过 4d 临床表现消除。③抗生素治疗不超过 4d，手术或尸检无感染性心内膜炎的病理证据。

（3）临床考虑感染性心内膜炎：但不具备确诊依据时仍应进行治疗，根据临床观察及进一步的检查结果确诊或排除感染性心内膜炎。

（五）诊断步骤

诊断步骤见图6-1。

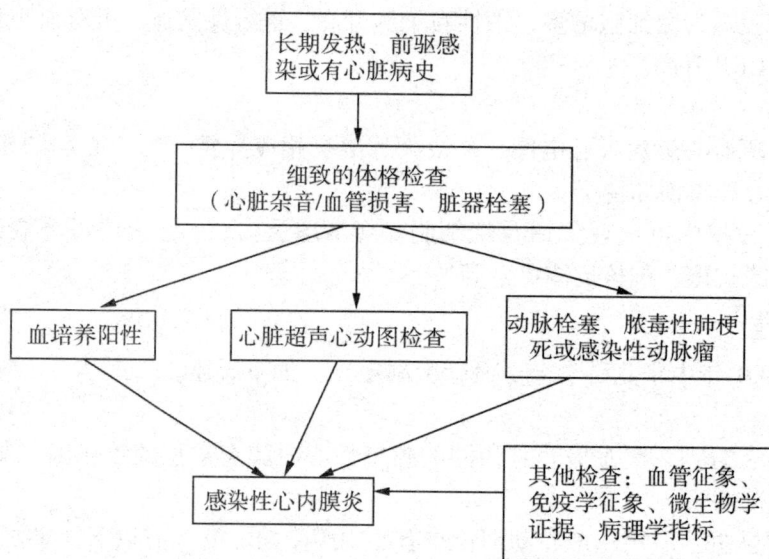

图6-1　感染性心内膜炎诊断流程图

（六）鉴别诊断

（1）本病如以发热为主要表现者，须与伤寒、败血症、结核、风湿热和系统性红斑狼疮等鉴别。

（2）本病如以心力衰竭为主要表现者，须与伴有低热者的先天性或后天性心脏病并发心力衰竭者相鉴别。

（3）与活动性风湿性心脏炎的鉴别比较困难，但感染性心内膜炎有栓塞、脾大、杵状指（趾）及血培养阳性，特别是二维超声心动图检查发现较大赘生物等，均可与上述诸病相鉴别。

（4）手术后感染性心内膜炎须与心包切开综合征及术后灌注综合征鉴别，后两者均为自限性疾病，经休息、服用阿司匹林或糖皮质激素治疗后可痊愈。

三、治疗措施

（一）经典治疗

1. 一般治疗　卧床休息，加强营养，维持水、电解质平衡，补充维生素及铁剂，对病情严重或一般情况较差者可行输血、血浆及静脉滴注免疫球蛋白等支持治疗。

2. 药物治疗　应尽早、足量、足疗程、联合、静脉应用具有杀菌作用的抗生素，然后再根据血培养结果及药物敏感情况改用敏感而有效的抗生素，最好选用药物敏感试验阳性的两种抗生素，1个疗程至少4周。对伴有严重并发症或病情顽固者1个疗程可达8周。

（1）致病菌不明者：青霉素与苯唑西林及奈替米星三者联用，前两者剂量、疗程见下述，奈替米星每日6.0~7.5mg/kg，每日静脉滴注1次，1个疗程为6~8周。根据卫生部医政司建议，小于6岁不用氨基糖苷类抗生素，大于等于6岁者应用时须监测听力或测定血药浓度。

（2）草绿色链球菌：青霉素与氨基糖苷类抗生素如奈替米星等联用，青霉素每日30万IU/kg，每4h静脉推注或静脉滴注1次，1个疗程4~6周。也可选用头孢菌素如头孢呋辛、头孢曲松。对青霉素耐药者应用万古霉素（或去甲万古霉素），但有较大不良反应，万古霉素剂量为每日40mg/kg，分2~4次静脉滴注。替考拉宁（壁霉素）不良反应少，每次12mg/kg，第1日每12h1次，以后每次6mg/kg，每日1次。

（3）葡萄球菌：对青霉素敏感者以青霉素与利福平联用，青霉素剂量、疗程同前，利福平每日10mg/kg，分2次口服，1个疗程6~8周。对青霉素耐药者选用苯唑西林（新青霉素Ⅱ）或萘夫西林

（新青霉素Ⅲ），均为每日 200mg/kg，分 4~6 次静脉推注或静脉滴注，1 个疗程 4~6 周。耐甲氧西林金黄色葡萄球菌（MRSA）感染者可用万古霉素或去甲万古霉素、替考拉宁，与利福平联用。

（4）肠球菌：可应用青霉素、氨苄西林 + 舒巴坦，对青霉素耐药者选用头孢匹罗、亚胺培南、万古霉素，可与氨基糖苷类抗生素如奈替米星等联用。1 个疗程 4~6 周。耐万古霉素肠球菌（VRE）感染者可用替考拉宁。

（5）真菌：两性霉素 B 每日 1mg/kg 静脉滴注，并用 5 - 氟胞嘧啶每日 150mg/kg，分 4 次口服，1 个疗程 6~8 周。

3. 其他治疗　手术治疗指征：①瓣膜功能不全导致难治性心力衰竭。②主动脉瓣或二尖瓣人造瓣膜置换术后感染性心内膜炎，经内科治疗不能控制感染者，应手术切除感染的人造组织或瓣膜。③先天性心脏病患者，如动脉导管未闭、室间隔缺损等并发感染性心内膜炎经内科治疗无效者，应进行导管结扎或缺损修补术。④反复发生的严重或多发性栓塞，或巨大赘生物（直径 1cm 以上），或赘生物阻塞瓣口。⑤内科疗法不能控制的心力衰竭，或最佳抗生素治疗无效，或霉菌感染。⑥新发生的心脏传导阻滞。

（二）治疗步骤

治疗步骤见图 6-2。

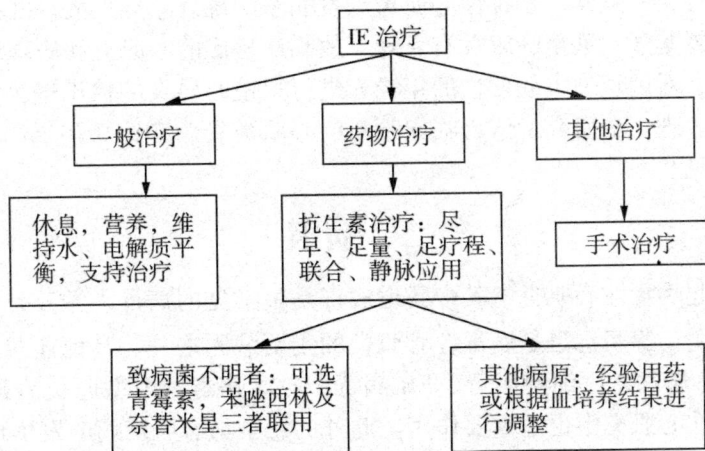

图 6-2　感染性心内膜炎治疗流程图

四、预后

本病小儿的病死率为 20%~40%。预后取决于下列因素：①治疗的早晚，治疗越早，治愈率越高。②致病菌的毒性及破坏性，金黄色葡萄球菌及真菌性心内膜炎的预后较差。③免疫功能低下或经治疗后免疫复合物滴度不下降者预后差。④抗生素治疗后赘生物不消失者预后差。治愈者由于心内膜瘢痕形成而造成严重的瓣膜变形和腱索增粗、缩短，可导致瓣膜狭窄和（或）关闭不全。

用药后体温逐渐降至正常，心脏杂音减弱甚至消失，栓塞征减轻或消失，血沉常在治疗后 1 个月或疗程结束时恢复正常，停药后血培养 3 次均无菌生长，临床上即达到治愈标准可给予出院，定期随访。

五、预防

本病复发率达 10%，复发与下列情况有关：①治疗前病程长。②对抗生素不敏感或疗程不足。③有严重肺、脑或心内膜的损害。复发病例再治疗时应联合用药，加大剂量和延长疗程。故需积极治疗原发病，疗程要足。必要时使用长效青霉素做预防性治疗。

（白凤芝）

第二节 病毒性心肌炎

心肌炎（myocarditis）是指心肌局灶性或弥漫性炎性病变，其特征为间质炎性细胞浸润以及心肌细胞的变性和坏死。炎症可累及心肌细胞、间质组织、血管成分及心包。心肌炎可由多种病因引起，感染性心肌炎最常见，其中最主要的病原为病毒感染，其他如细菌、支原体、寄生虫、真菌、衣原体等病原的感染也可导致心肌炎。此外，免疫介导疾病、中毒和过敏等因素也可引起心肌炎。本章介绍病毒性心肌炎。

病毒性心肌炎（viral myocarditis）是指病毒感染心肌后，通过对心肌细胞产生直接损伤和（或）通过自身免疫反应引起的心肌细胞坏死、变性和间质炎性细胞及纤维素渗出过程。有时病变也可累及心内膜或心包。临床可呈暴发性、急性和慢性过程。大多预后良好，少数可转为慢性，发展为扩张性心肌病。

一、流行病学

儿童期病毒性心肌炎的发病率尚不确切，由于到目前为止没有统一的病毒性心肌炎临床诊断标准，而病理组织学检查敏感性又有不同，病毒性心肌炎的发病率的统计差异很大。并且由于心肌炎临床表现差异很大，许多患者隐匿起病，甚至临床没有表现，故临床检出的心肌炎和病理诊断的心肌炎发病率差异很大。国外资料显示，对因意外事故死亡的年轻人进行尸检心肌炎的检出率为4%～5%，6%～21% 猝死儿童尸检有心肌炎表现。有研究者认为临床诊断的心肌炎发病率约0.012%。柯萨奇病毒感染后心肌炎在男性比女性更常见。

二、病因

许多病毒都可以引起病毒性心肌炎，其中肠道病毒是最常见的病毒，尤其是柯萨奇病毒 $B_1 \sim B_6$ 型多见。最近研究资料表明，腺病毒也是病毒性心肌炎的主要病因之一。其他还包括细小病毒 B_{19}、人类疱疹病毒6、呼吸道流感病毒、巨细胞病毒、EB 病毒、轮状病毒、丙型肝炎病毒、HIV 等。近年，日本学者连续报道，感染在心肌炎中也起重要作用。此外的感染与心肌疾病的发生也有关联。

三、发病机制

病毒性心肌炎的发病机制尚未完全阐明。目前认为病毒性心肌炎的发病机制主要包括病毒直接损伤心肌；病毒触发机体免疫反应损伤心肌细胞；可能与遗传有关。

1. 病毒心肌的直接损伤作用　病毒与心肌细胞膜上的病毒受体结合，进入心肌细胞进行复制，通过损伤心肌细胞膜功能、干扰心肌代谢等导致心肌细胞溶解。此外，柯萨奇病毒还能够产生蛋白酶溶解细胞－细胞间或者细胞－基质间连接，导致心肌细胞完整性破坏，促进病毒进入宿主心肌细胞进行复制，也促进病毒从心肌细胞释放，并导致心肌细胞损伤。

2. 病毒对心肌的间接免疫损伤作用　病毒感染后触发的自身免疫反应是把"双刃剑"。一方面，免疫系统的适当激活可增强机体清除病毒的能力，病毒感染后 NK 细胞和巨噬细胞被激活，清除病毒感染的心肌细胞并且抑制病毒复制；另一方面，免疫系统过度激活能够导致炎症浸润，反而破坏心肌细胞。

（1）体液免疫：目前研究已从病毒性心肌炎患者和动物体内检测出多种抗心肌成分的自身抗体，包括抗肌球蛋白抗体、抗心磷脂抗体、抗肌凝蛋白抗体等。目前一般认为抗心肌肌凝蛋白等自身抗体的产生可能主要通过抗原模拟机制，即病毒与心肌肌凝蛋白等有相同的抗原表位，病毒感染刺激产生的抗病毒抗体也可作用于肌凝蛋白等自身抗原，从而造成心肌损伤。

（2）细胞免疫：在病毒性心肌炎发病中具有重要作用。T 细胞过度激活，CD_4/CD_8 T 细胞比例失调、Th1/Th2 细胞比例失调。细胞毒性 T 细胞通过穿孔素－颗粒酶介导的细胞毒作用和 Fas/FasL 途径介导的细胞毒作用损伤心肌细胞。

（3）细胞因子：由巨噬细胞、NK 细胞和 T 细胞等分泌的细胞因子是体液免疫和细胞免疫的介质，研究证实肿瘤坏死因子、白介素和干扰素等多种细胞因子在病毒诱发的炎症和感染后免疫反应的产生及进展过程中起重要作用。此外，激活的免疫细胞产生细胞因子，引起诱导型 NO 合成酶产生 NO 增加，促进心肌损伤。

3. 遗传因素　具有遗传易感性的患者容易发生心肌炎。不同研究发现 HLA - DR4、DR12、DR15 和 DQ8 阳性可能与心肌炎发生相关。此外，具有特殊遗传背景的心肌炎患者易发生 DCM，如 CD_{45} 和编码心肌蛋白的基因可能也与慢性心肌炎/扩张性心肌病的发生有关。

四、病理

心脏可显示不同程度的扩大，心肌苍白松弛。心肌纤维之间和血管周围的结缔组织中有单核细胞、淋巴细胞等炎性细胞浸润。心肌纤维不同程度变性、横纹消失、肌浆溶解，呈小灶性、斑点性或大片状坏死。可伴浆液纤维素性心包炎和心内膜炎。慢性病例晚期除心肌纤维变性坏死外，可见纤维细胞增生，胶原纤维增多，瘢痕形成。

五、临床表现

病毒性心肌炎的临床表现轻重不一，有无任何临床表现隐性发病者，也有重症暴发起病者，还有猝死者。取决于病变的范围和严重程度。起病前常有呼吸道感染或消化道感染等前驱病毒感染史。

症状轻重相差悬殊。轻型可无自觉症状或表现为心悸、胸痛、胸闷、心前区不适、乏力、多汗、气短、头晕、面色苍白、腹痛、恶心、呕吐等。体检心脏大小正常或轻微扩大，常有窦性心动过速、第一心音低钝，时有奔马律或各种心律失常（以期前收缩多见）。

重型起病较急，可表现为：①心力衰竭：呼吸急促，呼吸困难，肺底部可闻及细湿啰音，肝脏增大，水肿。②心源性休克：四肢发冷，脉搏细弱，血压下降，面色青灰。③严重心律失常：听诊心动过缓（完全性房室传导阻滞或病态窦房结综合征）或心动过速（室上性心动过速或室性心动过速）。临床常表现为突然晕厥，重者意识完全丧失，面色苍白，常伴有抽搐及大、小便失禁，阿 - 斯综合征发作。也可发生猝死。

部分患儿呈慢性过程，演变为扩张性心肌病，临床表现为心脏扩大、心力衰竭和心功能减低等。

新生儿病毒性心肌炎病情严重，进展迅猛，死亡率高，预后差，易有流行倾向。多在生后 10d 内发病，部分患儿起病前可先有发热、腹泻、呕吐和拒食等前驱症状。临床表现多为非特异症状，病情进展很快发展为心力衰竭和心源性休克。并累及多个脏器，累及神经系统引起惊厥和昏迷，累及肝引起肝增大、肝功能损害和黄疸，累及肺引起肺炎和呼吸衰竭。还可出现类似重症败血症的表现。新生儿心肌炎易有流行倾向，多个国家报道过柯萨奇 B 病毒引起新生儿心肌炎的流行。

六、辅助检查

1. X 线胸片　心脏大小正常或不同程度增大。有心力衰竭时心脏明显增大，肺瘀血，心脏搏动减弱。

2. 心电图　急性期心电图多有异常改变，①窦性心动过速：很常见。②ST - T 改变：ST 段偏移，T 波平坦、双向或倒置。有时 ST - T 形成单向曲线，酷似急性心肌梗死。③心律失常：期前收缩常见，尤其室性期前收缩最常见。亦可见室上性及室性心动过速、心房扑动和颤动等。传导阻滞可为窦房阻滞、房室传导阻滞、左或右束支阻滞、双束支阻滞甚至 3 束支阻滞，其中以三度房室传导阻滞最重要。④其他：尚可见 QRS 波群低电压（新生儿除外），Q - T 间期延长及异常 Q 波等。

但是心电图改变缺乏特异性，强调动态观察的重要性。

3. 超声心动图　超声心动图检测不能特异性诊断心肌炎，但可除外先天性心脏病和瓣膜性心脏病、心脏肿瘤等心脏结构改变。急性心肌炎超声心动图最常见的表现是非特异性的节段性室壁运动异常。可因室壁水肿而表现一过性心室壁肥厚，但与肥厚性心肌病不同，心肌肥厚于数周或数月内恢复。可有少量心包积液和瓣膜关闭不全。慢性心肌炎可表现为类似扩张性心肌病改变，心腔扩大，心室收缩功能减低。

4. 心肌损伤的血清生化指标　如下所述。

（1）心肌酶谱：心肌受损时，血清中有十余种酶的活力可以增高，临床用于诊断病毒性心肌炎的酶主要为肌酸激酶（creatine kinase，CK）及其同工酶CK-MB。CK主要存在于骨骼肌、心肌及脑组织中。心肌受损时，一般在起病3~6h CK即可出现升高，2~5d达高峰，多数病例在2周内恢复正常。现已知CK有4种同工酶，即CK-MM（骨骼肌型）、CK-MB（心肌型）、CK-BB（脑型）和线粒体同工酶Mt。CK-MB主要来源于心肌，对早期诊断心肌炎价值较大。由于血清总CK活力值、CK-MB活力值与小儿年龄相关，因此，一般以血清CK-MB活性与CK总活性之比大于等于6%作为心肌损伤的特异性指标（正常人血清中CK-MB占CK总活性的5%以下）。CK-MB的定量分析（CK-MB质量，单位ng/ml）较活力分析（单位为IU/ml）更为精确，且小儿正常参考值不受年龄因素的影响，大于等于5ng/ml为阳性，提示心肌损伤。

（2）心肌肌钙蛋白（cardiac troponin，cTn）：是心肌收缩和舒张过程中的一种调节蛋白，由3种亚单位（cTnT、cTnI和cTnC）组成。当心肌细胞受损时，cTnT（或cTnI）易透过细胞膜释放入血，使血中cTnT（或cTnI）明显升高。近年来发现，cTn这种非酶类蛋白血清标志物对于评价心肌损伤具有高度特异性和敏感性，并且出现早，持续时间长。

5. 抗心脏抗体　以免疫荧光或者Western等方法检测外周血或者心肌活检标本中的心脏抗体，如抗肌球蛋白抗体、抗肌凝蛋白抗体、抗线粒体腺苷酸转移酶抗体、抗心肌G蛋白偶联受体抗体、抗β₁受体抗体、抗热休克蛋白抗体等，如阳性支持心肌炎的诊断。如心脏抗体持续滴度升高，高度提示发展成扩张性心肌病（炎症性心肌病，慢性心肌炎）的可能。

6. 放射性核素心肌显像　如下所述。

（1）^{67}镓-心肌炎症显像：^{67}镓（^{67}Ga）具有被心肌炎症细胞（T淋巴细胞及巨噬细胞等）摄取的性能，^{67}Ga以离子或转铁蛋白结合形式易聚集到炎症部位（血管通透性增强）而显影。^{67}Ga心肌显像对心肌炎有较高的诊断价值，特异性高，但敏感性差。

（2）^{111}铟-抗肌球蛋白抗体心肌坏死灶显像：心肌细胞坏死时，肌球蛋白轻链释放血循环中，而重链仍残留心肌细胞内。^{111}铟（^{111}In）标记的单克隆抗肌球蛋白抗体可与重链特异性结合使心肌坏死灶显像。结合量多少与坏死灶大小及程度成正比，与局部心肌血流量成反比。研究显示^{111}In-抗肌球蛋白显像对心肌炎的特异性较高为86%，敏感性为66%。但需注射后48h后延迟显像，放射性核素暴露时间长。

（3）^{99m}锝-MIBI（甲氧基异丁基异腈）心肌灌注显像：^{99m}锝（Tc）-MIBI静脉注射后能被正常心肌细胞摄取使心肌显影。心肌聚集放射性药物的量与该区冠状动脉血流灌注量呈正相关。心肌炎时，由于炎性细胞浸润，间质纤维组织增生，退行性变等，致使心肌缺血，正常心肌细胞减少，故核素心肌显像呈正常与减淡相间的放射性分布（呈花斑样改变），可做出心肌炎倾向性诊断，但特异性差。

7. 心脏磁共振显像　近十余年来，心脏磁共振显像（cardiac magnetic resonance imaging，CMR）以其安全、无创、准确、全面等优点在心血管系统疾病诊断中的应用越来越广泛。CMR除能显示心脏的形态（心腔大小、室壁厚度、心包积液）和心脏功能（收缩功能和舒张功能）外，还能显示心肌损伤的组织病理学特征改变。CMR显示心肌炎的组织病理学特征主要有3种表现。①水肿信号：炎症细胞损伤的重要特征是细胞膜通透性的增加，从而导致细胞内水肿。T_2加权像对于组织水肿很敏感，水肿部位呈现高信号。②早期增强（充血和毛细血管渗漏）：血管扩张是组织炎症的特征。由于炎症部位血容量增加，注射轧喷酸葡胺（Gd-DTPA）增强造影剂后在早期血管期（增强T_1像）其摄取增加。造影剂快速分布到间质，故早期增强仅持续几分钟。③晚期增强（坏死和纤维化）：晚期增强反映心肌坏死和纤维化等不可逆心肌损伤，可用于心肌梗死不可逆心肌损伤的诊断。晚期增强对于心肌炎的诊断特异性也很高。但是心肌梗死和心肌炎二者CMR显示的损伤部位不同：缺血损伤（心肌梗死）主要位于心内膜下；非缺血损伤（心肌炎）主要位于心外膜下，并且心室外侧游离壁更为常见。CMR早期增强、晚期增强和水肿信号相结合，对心肌炎诊断的敏感性、特异性和准确性大大提高，可清楚显示炎症的位置、范围及严重程度，并且可长期随访观察严重的活动变化情况。

8. 心内膜心肌活检 心内膜心肌活检目前仍为病毒性心肌炎诊断的金标准。但由于炎症可呈局灶分布，取样部位的局限性使阳性率不高，而假阴性率高。并且心内膜心肌活检系有创性检查，有一定的危险性，在国内很难作为常规检查项目。美国心脏病学会推荐 11 种临床情况可以考虑行心内膜心肌活检，主要包括以下 2 种情况。①近 2 周内新出现的心力衰竭，伴左心室大小正常或扩张，血流动力学稳定。②近 2 周至 3 个月内新出现的心力衰竭，左室扩张，出现新的室性心律失常，Ⅱ~Ⅲ度房室传导阻滞或经 1~2 周常规治疗反应差者。

心内膜心肌活检主要包括 3 项。

1）病理组织学诊断

目前仍沿用 1984 年 Dallas 病理组织学诊断标准，拟定心肌炎形态学的定义为：心肌炎性细胞浸润，并伴邻近心肌细胞坏死和（或）退行性病变。可分成以下 3 种。

（1）活动性心肌炎：炎性细胞浸润和邻近心肌细胞不同程度损害和坏死。

（2）临界心肌炎：有炎性细胞浸润，但无心肌细胞损害或坏死。需要心内膜心肌活检复查确认。

（3）无心肌炎：组织学正常。

病理组织学诊断心肌炎阳性率很低，约 10%，而且病理观察容易受主观因素影响。

2）免疫组织学诊断

近年来免疫组织学检查已成功应用于心肌炎的诊断。免疫组织学法是应用各种特异免疫组织学标志物的单克隆抗体来检测心肌组织中的炎症浸润淋巴细胞。由于炎症免疫组织学标记物分布于整个心肌，不易出现假阴性，因此，明显提高了诊断阳性率（50% 以上）。并且有助于分辨炎症浸润细胞（T 细胞，B 细胞和巨噬细胞等）的类型和活性。免疫组织标记物包括主要组织相容性复合体（MHC）、人类白细胞抗原（HLA）、细胞黏附分子和 CD_2、CD_3、CD_4 和 CD_8 等。

采用特异单克隆抗体直接结合人淋巴细胞细胞表面抗原对心肌组织浸润炎症细胞做定量分析。淋巴细胞数大于 2.01 高倍视野（×400），即相当于淋巴细胞数大于 $14.0/mm^2$ 为阳性。

3）病毒检测

目前应用最多的为病毒基因检测，即应用原位杂交或 PCR 法检测病毒核酸，从而明确有无病毒感染和感染病毒的类型。

9. 病毒学检查 如下所述。

（1）病毒分离：在急性期从心内膜心肌活检或心包穿刺液中可分离出病毒，但检出率极低。

（2）病毒基因检测：应用原位杂交或 PCR 法检测病毒核酸，从而明确有无病毒感染和感染病毒的类型，意义最大，应用最多。

（3）血清学检查：病程早期血清特异性病毒 IgM 阳性或者恢复期血清抗体滴度较急性期升高 4 倍以上有意义，但只能说明近期有该型病毒感染，而不能将其定位在心脏。

七、诊断

病毒性心肌炎缺乏特异性诊断方法，主要依靠综合临床资料，并须排除其他疾病。心内膜心肌活检的病理组织学及免疫组织学诊断，提供了可靠的病理诊断依据，但系创伤性检查，一般不作为常规检查。目前国际上没有统一的诊断标准。

中华医学会儿科学分会心血管学组修订的病毒性心肌炎诊断标准供临床诊断参考。

附：病毒性心肌炎诊断标准

中华医学会儿科学会心血管学组

中华儿科杂志编辑委员会

1. 临床诊断依据 如下所述。

（1）心功能不全、心源性休克或心脑综合征。

（2）心脏扩大（X线、超声心动检查具有表现之一）。

（3）心电图显示以R波为主的2个或2个以上主要导联（Ⅰ、Ⅱ、aVF、V₅）的ST-T改变持续4d以上伴动态变化，窦房传导阻滞、房室传导阻滞、完全性右或左束支阻滞，成联律、多形、多源、成对或并行性早搏，非房室结及房室折返引起的异位心动过速，低电压（新生儿除外）及异常Q波。

（4）CK-MB升高或心肌肌钙蛋白（cTnI和cTnT）阳性。

2. 病原学诊断依据　如下所述。

1）确诊指标

自患儿心内膜、心肌、心包（活检、病理）或心包穿刺液检查，发现以下之一者可确定心肌炎由病毒引起。

（1）分离出病毒。

（2）用病毒核酸探针查到病毒核酸。

（3）特异性病毒抗体阳性。

2）参考依据

有以下之一者结合临床可考虑心肌炎系病毒引起。

（1）自患儿粪便、咽拭子或血液中分离到病毒，且恢复期血清同型抗体滴度较第一份血清升高或降低4倍以上。

（2）病毒早期患儿血中特异性IgM抗体阳性。

（3）用病毒核酸探针自患儿血中查到病毒核酸。

3. 确诊依据　如下所述。

（1）具备临床诊断依据2项，可临床诊断为心肌炎。发病同时或发病前1~3周有病毒感染的证据更支持诊断。

（2）同时具备病原学确诊依据之一，可确诊为病毒性心肌炎。具备病原学参考依据之一，可临床诊断为病毒性心肌炎。

（3）凡不具备确诊依据，应给予必要的治疗或随诊，根据病情变化，确诊或除外心肌炎。

（4）应除外风湿性心肌炎、中毒性心肌炎、先天性心脏病、结缔组织病以及代谢性疾病的心肌损害、甲状腺功能亢进症、原发性心肌病、原发性心内膜弹性纤维增生症、先天性房室传导阻滞、心脏自主神经功能异常、β受体功能亢进及药物引起的心电图改变。

八、分期

1. 急性期　新发病，症状及检查阳性发现明显且多变，一般病程在半年以内。
2. 迁延期　临床症状反复出现，客观检查指标迁延不愈，病程多在半年以上。
3. 慢性期　进行性心脏增大，反复心力衰竭或心律失常，病情时轻时重，病程在1年以上。

九、鉴别诊断

病毒性心肌炎主要需与以下疾病进行鉴别。

1. 扩张性心肌病　多隐匿起病，临床上主要表现心脏扩大、心力衰竭和心律失常，超声心动图显示为左心扩大为主的全心扩大，心脏收缩功能下降。心脏扩大和心脏收缩功能下降的程度较病毒性心肌炎严重。心肌酶谱多正常。多预后不良。但应注意病毒性心肌炎如不能痊愈后期将表现扩张性心肌病，即炎症性心肌病。

2. 风湿性心脏病　多有发热、关节炎等风湿热的病史，心脏表现以心脏瓣膜尤其二尖瓣和主动脉瓣受累为主，心电图P-R间期延长最常见，ASO多升高。

3. 冠状动脉性心脏病　儿童少见，在儿童多为川崎病合并冠状动脉损害，少数为遗传性高胆固醇血症导致的冠状动脉粥样硬化性心脏病和先天性冠状动脉发育异常。心电图上具有异常Q波的病毒性心肌炎尤其需注意鉴别诊断。通过超声心动图、冠状动脉CT，必要时冠状动脉造影可确诊。

4. 心包炎　心电图会显示肢导低电压，超声心动图发现中到大量心包积液。

5. 先天性心脏病　多出生后即发现器质性心脏杂音和（或）发绀，超声心动图可发现心脏结构改变。

6. 功能性心血管疾病　包括 β 受体功能亢进和血管迷走性晕厥、体位性心动过速综合征等直立不耐受在内的一类疾病。这类疾病以学龄期儿童最常见，女孩多见，常常可以出现胸痛、胸闷、乏力、头晕、头痛等非特异症状，多有长时间直立、情绪激动、闷热环境等诱因。体检常常无阳性发现。心电图、超声心动图和生化心肌酶电解质等检查常常无阳性发现。部分 β 受体功能亢进症的儿童心电图可表现 T 波倒置，运动后或者给予普萘洛尔可使 T 波直立。直立试验或者直立倾斜试验有助于诊断，确诊前需除外器质性疾病。

十、治疗

本病目前尚无特效治疗，应结合患儿病情采取有效的综合措施，可使大部分患儿痊愈或好转。

1. 休息　卧床休息是心肌炎最重要的治疗。卧床休息可以减轻心脏负荷及减少心肌氧耗量。动物实验证实，运动可使病毒感染力增强，加重心肌损害。急性期至少卧床休息 3~4 周。有心功能不全或心脏扩大者更应强调绝对卧床休息 3 个月。恢复期也要避免剧烈运动。

2. 抗病毒治疗　对处于病毒血症阶段的早期患儿或者心肌活检证实有病毒复制的患儿，可选用抗病毒治疗。但病毒感染存在与否以及感染病毒的类型临床有时很难确定。干扰素（INF）对病毒性心肌炎有较好的疗效，它可以选择性抑制病毒 mRNA 与宿主细胞核蛋白体的结合，阻断病毒的复制，同时可抑制抗心肌抗体的产生，增强巨噬细胞的功能，调节机体免疫。利巴韦林与 INF-α 合用是 HCV 感染的标准治疗方案，并且对柯萨奇病毒感染有效。巨细胞病毒也是引起心肌炎的常见病毒，更昔洛韦对此病毒有效。pleconaril 是一种能够与柯萨奇病毒 B 直接结合，并阻止其与靶细胞结合并发感染靶细胞的药物，早期的小样本研究疗效满意，大规模临床研究正在进行。

3. 改善心肌营养与代谢药物　如下所述。

（1）大剂量维生素 C：缓慢静脉推注，对促进心肌病变的恢复、改善心肌代谢、减轻症状和纠正心源性休克有一定疗效。研究表明，大剂量维生素 C 治疗心肌炎的机制可能与清除自由基有关。用法每次 100~200mg/kg，1 次/d，2~4 周 1 个疗程。

（2）辅酶 Q_{10}：参与氧化磷酸化及能量的生成过程，并有抗氧自由基及膜稳定作用，改善心肌的收缩力，保护缺血心肌。

（3）1,6-二磷酸果糖：可改善心肌细胞线粒体能量代谢，能稳定细胞膜和溶酶体膜，抑制氧自由基生成，减轻组织损伤，保护心肌。

（4）磷酸肌酸：能够更直接地提供能量，改善心肌代谢。

4. 免疫抑制药　一直以来，应用免疫抑制药治疗病毒性心肌炎是有争议的，免疫抑制药对于心肌炎的疗效还没有定论。免疫抑制药一方面可以抑制病毒诱导的对心肌组织造成损伤的自身免疫反应，但另一方面也会抑制机体对病毒的免疫反应，引起机体免疫力下降及病毒扩散，不恰当的使用有可能会加剧病情。因此，应把握好时间和剂量，不可盲目滥用。

一般病例不宜常规应用，主要用于暴发起病有心力衰竭、心源性休克或高度房室传导阻滞、室性心动过速、室颤等严重心律失常的危重患者，或者慢性持续性心功能不全、心肌活检证实慢性心肌炎伴免疫激活而病毒检测阴性的患者。

免疫抑制药常用甲泼尼龙或泼尼松，少数病例加用硫唑嘌呤。泼尼松开始剂量 1~2mg/（kg·d），分 3 次口服，2~4 周后逐渐减量，至 8 周左右减至 0.3mg/（kg·d），维持 2~3 个月后再逐渐减量停药，总疗程根据患者具体情况确定，约半年。硫唑嘌呤 2mg/（kg·d），分 2 次口服，疗程同前。对于危重病例可采用冲击疗法，甲泼尼龙 10~30mg/（kg·d），于 1~2h 内静脉滴注，连用 3d，然后渐减量改为口服泼尼松。

5. 大剂量丙种球蛋白　疗效还没有定论，但多数研究显示静脉注射大剂量丙种球蛋白用于急性病毒性心肌炎有良好疗效。目前多用于急性起病有心力衰竭、心源性休克或高度房室传导阻滞和室性心动过速等严重心律失常的重症患儿，对于慢性心肌炎心肌活检证实伴免疫激活的患儿也可试用。总剂量为 2g/kg，于 2～3d 内静脉滴注。治疗机制可能为：①直接提供针对病毒的中和抗体。②阻断了 IgFc 段与心肌细胞上的病毒抗原 FcR 结合可改变免疫反应。③抑制炎症性细胞因子的产生，减轻补体介导的组织损伤。④影响细胞凋亡及调节细胞周期。

6. 对症治疗　如下所述。

（1）控制心力衰竭：心肌炎使心肌应激性增高，对强心苷耐受性差，易出现中毒而发生心律失常。一般病例用地高辛口服，饱和量用常规的 2/3 量。心力衰竭不重，发展不快者，可用每日口服维持量法。

（2）抢救心源性休克：及时应用血管活性药物，如多巴胺、多巴酚丁胺、氨力农、米力农等加强心肌收缩力，维持血压及改善微循环。必要时使用体外模式氧合。

（3）心律失常的治疗：仅有期前收缩而无明显症状者，可先观察而不一定给予抗心律失常药物治疗。快速型心律失常可选用抗心律失常药物，要注意选择对心肌收缩力影响不大的药物。室上性心动过速无血流动力学障碍者可静脉注射腺苷，血流动力学不稳定者应直接电转复。室性心动过速者应用胺碘酮临床有效并且提高了存活率。但对心率缓慢的三度房室传导阻滞，QRS 宽或出现阿－斯综合征者需要安装临时人工心脏起搏器，如心脏阻滞 2 周不恢复可考虑安装永久起搏器。

7. 中医中药　黄芪、麦冬、人参等具有抗病毒和调节免疫功能的作用，临床上可根据病情选择应用。

十一、预后

绝大多数患者预后良好，经适当治疗后可痊愈。少数患儿可发展成扩张性心肌病。极少数暴发起病者由于心肌弥漫性炎症和坏死，发生心力衰竭、心源性休克或者严重心律失常，在早期死亡。暴发起病者如能存活，多数预后良好，很少会发展成扩张性心肌病。新生儿病毒性心肌炎往往病情重，死亡率可高达 75%。

（梁　霞）

第三节　扩张性心肌病

心肌病（cardiomyopathy）为发生于心肌的疾病。该术语最初出现于 1957 年，当时指一组不能归因于冠状动脉病变的心肌病变。此后，心肌病的定义发生了变化。目前，心肌病的定义为心肌的结构或功能异常，且无高血压或肺动脉高压、无心脏瓣膜病变、无先天性心脏病而言。

以解剖与生理改变为依据，可将心肌病分为以下三型：①扩张（充血）型心肌病：此型左心室或双心室扩大，心肌收缩功能不同程度降低。一般其主要临床特征为收缩功能异常，表现为充血性心力衰竭的症状与体征。②肥厚性心肌病：先前称之为特发性肥厚性心肌病，以左心室肥厚为特征，可不对称。收缩功能通常正常，临床表现由左心室流出道梗阻、舒张功能障碍或心律失常引起，后者可致猝死。③限制型心肌病（restrictive cardiomyopathy）：心房显著扩大，一般心室大小及收缩功能正常，舒张功能损害，症状由肺及体循环静脉充血引起，也可出现晕厥。

一、病因

扩张性心肌病（dilated cardiomyopathy，DCM）在各种类型心肌病中最为常见，在美国及欧洲，其年发病率为 2/10 万～8/10 万人口，据估计每 10 万人口中约有 36 人患有 DCM。最近的报道显示成人 DCM 患者中 47% 为特发性，12% 与心肌炎有关，11% 与冠状动脉病变有关，另有 30% 为其他原因。在另外两个不同年龄儿童 DCM 的研究表明其中 2%～15% 有活体组织检查证实的心肌炎，其余 85%～90% 的患儿原因不明。此外，20%～30% 的 DCM 患者为家族性的。

二、病理

扩张性心肌病病变以心肌纤维化为主，心肌肥厚不显著，心腔扩大明显，二尖瓣环和三尖瓣环增大，乳头肌伸长，常有心腔内附壁血栓，可累及心肌节律点及传导系统而引起心律失常。由于心肌纤维化，心肌收缩功能减弱，导致心力衰竭。

三、临床表现

本病起病及进展缓慢，症状轻重不一。主要表现为心脏增大，心力衰竭，心律失常，小动脉栓塞。患儿先出现心脏增大，但起初无症状，因此确定起病日期较困难，有时病儿已有射血分数下降，经数年仍无症状，以后在劳累后出现气喘、乏力、心悸、咳嗽、胸闷等症状，有的可有偏瘫。体格检查可见心尖搏动弥散或抬举，心浊音界向左扩大，心率增快，有时可有奔马律，可闻及 II／VI ～ III／VI 级收缩期杂音（心力衰竭控制后杂音减轻或消失），肝脏增大，下肢水肿等。

四、实验室检查

1. 胸部 X 线检查　心影扩大，由左心室、左心房扩大引起。常存在肺静脉充血，可发展为肺水肿。左肺部分区域可因左心房扩大压迫左支气管而致不张，也可出现胸腔积液。

2. 心电图及 HOLTER　大多数患儿心电图上呈窦性心动过速。常见非特异性 ST－T 变化，左心室肥大，左右心房扩大及右心室肥大。46％ 的患儿 HOLTER 检查可发现心律失常。

3. 超声心动图　DCM 患儿的超声心动图特征包括左心室、左心房扩大，缩短分数及射血分数减低，左心室射血前期与射血期比率增加等。

4. 心导管检查与活体组织检查　由于 DCM 可由超声心动图检查确定，心导管检查主要用于排除异常的左冠状动脉起源，因这一情况在超声心动图检查时易于漏诊，必要时活体组织检查帮助确定心肌病的病因。

五、治疗

扩张性心肌病的临床特征为心输出量减少、液体潴留及血管收缩活性增加，后者为神经体液因素作用以维持足够的灌注压。因此，治疗的目的就是处理以上这些问题。此外，如怀疑代谢缺陷，应不耽搁地予以经验性补充。

增强心肌收缩力的药物：

1. 第一类为拟交感药物　包括多巴胺、多巴酚丁胺及肾上腺素。多巴胺小剂量时可改善肾脏功能，剂量加大可增强对心脏的作用，但也可引起外周血管阻力增加，并有可能致心律失常。多巴酚丁胺致心律失常作用较弱，但有报道因可引起肺动脉楔压升高而致肺水肿。这两种药物通常联合应用。

2. 第二类增强心肌收缩力的药物　为双吡啶衍生剂包括氨力农及米力农，可通过抑制磷酸二酯酶增加细胞内钙的浓度，有强心及扩张外周血管的作用。其可能的不良反应为血小板减少、肝毒性及胃肠道刺激。

地高辛为可长期应用的经典心肌收缩力增强药物，但在危重病例，因心肌损害严重及肾功能减退，应减量慎用。

3. 利尿剂　改善液体内环境平衡在扩张性心肌病的治疗中至关重要。呋塞米（速尿）为首选的药物，但应注意监测电解质水平，尤其是血钾水平，必要时可适当补充钾盐，也可与螺内酯等类药物合用。其他可应用的利尿剂包括依他尼酸、布美他尼。

4. 血管扩张剂　硝普钠及肼屈嗪可有效扩张外周血管，从而降低后负荷，增加心输出量及减低充盈压。有效的口服降低后负荷制剂包括 ACE 抑制剂。在儿科，最常用的为卡托普利及依那普利。ACE 抑制剂还有一定的抑制甚至逆转心肌病时的心室重塑作用。

5. 其他　治疗扩张性心肌病因心腔扩大，血流淤滞，有可能发生血栓形成。因而这些患儿应考虑应用华法林等类抗凝剂。如已明确有心腔内血栓，应积极以肝素治疗，最终过渡到长期华法林治疗。

急性病例应推荐卧床休息，限制水及钠盐摄入以帮助控制液体潴留。每日称体重有助于评估液体潴留情况及指导利尿。

如确定系心动过速诱导的心肌病，应予以抗心律失常药物治疗。药物的选择依心动过速的原因而定。普鲁卡因胺及 β 受体阻滞剂是有效的抗心律失常药物，但因其有负性肌力作用，在这种患儿应慎用。

6. 心脏移植　儿童心脏移植近年已增加，且改善了严重心肌病患儿的存活率。因此，重症心肌病患儿如积极的内科治疗无效，应考虑心脏移植。

（梁　霞）

第四节　肥厚性心肌病

肥厚性心肌病（hypertrophic cardiomyopathy，HCM）时左心室肥厚，但不扩张，诊断时应排除高血压、主动脉瓣狭窄、水肿及先天性心脏病等其他可引起肥厚的疾病。肥厚性心肌病命名与分类最为混乱。有的将有流出道狭窄的称为梗阻性心肌病。有的根据其心室肥厚是否对称而分类。如左右心室都肥厚的称为对称性，否则称为非对称性。一般对称性多数为非梗阻性，不对称多数为梗阻性，但也有左心室壁与室间隔肥厚，右心室壁不肥厚而左心室流出道不狭窄的，即只有不对称而无梗阻的。有的患儿室间隔特别肥厚，突入到左心室腔间，尤其在主动脉瓣下，表现为左心室流出道狭窄称为特发性肥厚性主动脉瓣下狭窄。肥厚性心肌病伴梗阻的不到总数的 25%。

一、病因

HCM 是一种原发性的通常是家族性的心脏疾病，因其发生年龄不同且许多遗传性病例呈亚临床过程，因而目前尚无其确切的发病率。有文献报道 HCM 的发病率为 2.5/10 万人口，占所有儿童原发性心肌病的 20%～30%。

HCM 通常以常染色体显性方式遗传，目前已知多个基因与典型的家族性肥厚性心肌病有关，这些基因均编码肌节蛋白，如 β 肌凝蛋白重链等。HCM 也可作为经母亲遗传的线粒体病遗传。许多患儿伴有与遗传综合征一致的畸形，如那些患有 Noonan 综合征、Pompe 病、Beckwith - Wiedemann 综合征的患儿。

二、病理

HCM 多数为左心室肥厚，心功能早期无明显障碍，临床上无明显症状，晚期有程度不等的心功能不全。梗阻型心肌病的病理特点是左心室肥厚重于右心室，室间隔肥厚更为显著，室间隔厚度与左心室壁厚度之比大于 1.3：1。左心室腔缩小，二尖瓣前叶增厚，室间隔局部肥厚增生，致左心室流出道狭窄梗阻，左心室腔收缩压升高，与左心室流出道和主动脉收缩压相比有明显压力阶差，左心室舒张末期压力也可增高，心排血量初期正常，以后愈益降低。流出道的梗阻及其引起的压力阶差可因很多生理因素而异，凡使心室收缩力增强、室腔容量减少及后负荷减低等情况均可使梗阻加重，压差更大，反之亦然。所以患者的流出道梗阻的程度并非固定，时时在变，各种影响以上三因素的情况和药物均可改变梗阻的程度。

HCM 的心肌普遍肥大（多数左心室重于右心室，心室重于心房），肌纤维增大，心肌细胞亦肥大，常有不同程度的间质纤维化、细胞变性，并有不同程度的坏死和瘢痕形成，很少有炎性细胞浸润。本病最突出的组织学改变为心肌细胞的排列杂乱无章，而非整齐划一。细胞间的连接常互相倾斜甚至垂直相连。这些错综的连接使心肌收缩时步调不整。再者，心肌细胞的凌乱排列还可影响心电的传播，甚至构成严重心律失常的病理基础。

三、临床表现

肥厚性心肌病主要表现为呼吸困难，心绞痛、晕厥、亦可发生猝死。呼吸困难主要由于左心室顺应性减退和二尖瓣反流引起左心房压力升高，左心室舒张末压力也升高，肺静脉回流受阻而引起肺瘀血。心绞痛是由于心肌过度粗大或左心室流出道梗阻引起冠状动脉供血不足。由于脑供血不足，故剧烈运动时有晕厥，甚至猝死。年小儿可表现为生长落后，心力衰竭的发生率较年长儿高。

体格检查部分病例在心尖可闻及全收缩期杂音，并向左腋下放射，此杂音是由于二尖瓣反流所致。左心室流出道梗阻者沿胸骨左缘下方及心尖可及收缩期杂音，其程度直接与主动脉瓣下压力阶差有关。可有第二心音逆分裂（即 P_2 在前，A_2 在后）。有些病例心浊音界扩大，偶可听到奔马律。

四、实验室检查

1. 胸部 X 线检查 心影扩大，但如无合并心力衰竭则肺纹理都正常。

2. 心电图 90%～95% 的 HCM 患儿有 12 导心电图异常，包括左心室肥大、ST－T 变化（如显著的 T 波倒置）、左心房扩大、异常的深 Q 波，外侧心前导联 R 波振幅降低等，但本病无特征性心电图改变。有些 HCM 患婴可有右心室肥厚的心电图表现，可能反映有右心室流出道梗阻存在。

3. 超声心动图 HCM 可见心室壁增厚，其增厚的分布并非匀称。在 M 型超声可见二尖瓣的前瓣有收缩期的向前运动，其运动的幅度和持续时间与左心室流出道的梗阻程度直接有关。梗阻型心肌病的室间隔与左心室后壁均有增厚，室间隔肥厚尤其突出，与左心室后壁的比值大于 1.3 ∶ 1（婴儿除外），而且左心室流出道内径变小。

4. 心导管检查 历史上，心导管检查在 HCM 的诊断及研究中起了重要作用。现今，超声心动图的精确应用已基本替代血流动力学研究及心血管造影。在婴儿，偶可应用心内膜心肌活体组织检查来确定病因，如线粒体肌病、糖原累积病等。不过现今骨骼肌活体组织检查更方便，且创伤更小。

五、治疗

1. 药物治疗 治疗的主旨为降低心肌的收缩力，改善舒张期的顺应性和预防猝死。

β 受体阻滞剂普萘洛尔（propranolol）为本病治疗的主要药物，它减慢心率，降低心肌收缩力，从而减轻左心室流出道梗阻；且可减低心肌的张力，使氧需量减少，缓解心绞痛；此外，普萘洛尔尚有一定的抗心律失常作用。其他临床上应用的选择性 β 受体阻滞剂有阿替洛尔（atenolol）、美托洛尔（metoprolol）等。有 1/2～1/3 的患儿用药后症状缓解。对无症状的患儿是否需长期用药意见不一。本品似可制止病变的发展和预防猝死，但目前缺乏对照资料。

维拉帕米（verapamil）主要用于成人 HCM 患者。短、长期研究表明口服维拉帕米可改善心脏症状及运动能力，但该药有潜在的致心律失常作用及偶可引起肺水肿及猝死，因而在儿童极少应用。洋地黄忌用，只有在心房颤动心室率太快时方有指征，以小剂量与普萘洛尔同用。利尿剂和血管扩张药物均不宜用。终末期 HCM 心腔扩大、心壁变薄及收缩功能减退时可应用洋地黄、利尿剂和血管扩张药物。

2. 手术治疗 对左心室流出道梗阻产生严重症状而药物治疗无效者［压差超过 50mmHg（6.65kPa）］，可经主动脉切除室间隔的部分肥厚心肌（Morrow 手术），症状大多缓解。其他手术方式有二尖瓣换置术及心尖主动脉管道，但因疗效不确切，且并发症多、在儿科均极少应用。心脏移植是另一治疗手段。

3. 其他 近年成人 HCM 患者有应用永久双腔起搏来降低左心室流出道梗阻，减轻症状，但疗效并不确切。乙醇间隔消融在某些成人 HCM 症状患者可降低左心室流出道压差，但这种实验性的治疗手段在小儿应慎用，因手术瘢痕可成为致心律失常的病理基础，增加猝死的危险。

（邢 娜）

第五节 心律失常

正常心脏激动起源于窦房结，并按一定的频率、速度及顺序传导到结间传导束、房室结、房室束、左右束支及蒲肯野纤维网而到达心室肌，此称窦性心律。如激动的频率、起源或激动传导不正常，都可构成心律失常（cardiac arrhythmia）。

一、期前收缩

（一）概述

期前收缩又称过早搏动（prematurebeat），简称早搏，由心脏异位兴奋灶发放的冲动所引起，为小儿时期最常见的心律失常。根据异位起搏点的部位不同可分为房性、房室交界性及室性期前收缩。期前收缩常见于无器质性心脏病的小儿，可由疲劳、精神紧张、自主神经功能不稳定等引起，也可发生于先天性心脏病、心肌炎。此外，药物及毒物中毒、电解质紊乱、心导管检查等均可引起期前收缩。健康学龄儿童有 1% ~ 2% 有期前收缩。

（二）诊断思路

1. 病史要点 小儿症状较轻，常缺乏主诉。个别年长儿可述心悸、胸闷、胸部不适。既往可有发作病史。

2. 查体要点 扣测脉搏或心脏听诊可检测到早搏，早搏次数因人而异，同一患儿在不同时间亦可有较大出入。某些患儿于运动后心率增快时早搏减少，但也有反而增多者。后者提示可能同时有器质性心脏病存在的可能。

3. 辅助检查 如下所述。

1）常规检查

（1）常规 12 导心电图：在发作时检查能确诊。

（2）24h 动态心电图：监测一天内的心律，诊断阳性率及意义较大。

2）其他检查

（1）窦房结心电图：可进一步明确房性/交界性早搏及窦房结功能。

（2）二维超声心动图：了解有无心内结构异常或器质性病变。

4. 诊断标准 如下所述。

（1）心脏听诊可听到提前的心搏之后有较长的间隙。

（2）心电图特点

A. 房性早搏：①P′波提前，可与前一心动的 T 波重叠，形态与窦性 P 波稍有差异，但方向一致。②P′ – R > 0.10s。③早搏之后代偿间隙不完全。④P′波之后的 QRS 波形态与窦性相同，如发生室内差异性传导，则 QRS 波可呈宽大畸形；P′波之后如无 QRS 波，称为阻滞性早搏。

B. 交界性早搏：①QRS – T 波提前，形态、时限正常，亦可出现室内差异性传导。②提前的 QRS 波前或后有逆行 P′波，P′ – R < 0.10s，R – P′ < 0.20s，P′有时可与 QRS 波重叠。③代偿间隙不完全。

C. 室性早搏：①QRS 波提前，形态异常、宽大，QRS 波 > 0.10s，T 波与主波方向相反。②代偿间隙完全。③有时在同一导联出现形态不一，配对时间不等的室性早搏，称为多源性早搏。

5. 鉴别诊断 根据室性早搏发生的基础，临床上又将室性早搏分为功能性早搏（良性早搏）和病理性早搏（器质性早搏）两类。

（1）功能性早搏：其特点是：①多为偶发性。②无器质性心脏病，即通过查体和 X 线检查、超声心动图及有关的化验均未发现其他异常。③运动后早搏减少或消失，休息或卧床时早搏可增加。④心电图除有早搏外，无其他异常。⑤早搏多起源于右室，QRS 波呈左束支传导阻滞图形。

（2）病理性早搏：其特点是：①心电图上 QRS 波形态宽大畸形特别明显，其时限可 >0.16s。②早搏频发（大于等于 8 次/min），心电图上在同一导联其形态多变，呈多源性或多形性，多呈二联律、三联律或四联律。③联律间期不等或甚短或并行心律性早搏。④有时提前出现的 QRS 波落在 T 波上，此称 R-on-T 现象，可致室性心动过速或心室颤动。⑤早搏后常继以 ST 段或 T 波的改变。⑥运动后早搏增加。⑦心电图上有 QRS 波低电压或几种类型的早搏同时存在。⑧早搏伴 Q-T 间期延长或 P-R 间期改变。⑨早搏多起源于左室，QRS 波呈右束支传导阻滞图形。⑩通过查体、X 线检查、超声心动图或有关化验检查，多发现有心脏病的基础。应用洋地黄类药物出现早搏时，应考虑药物中毒，应予停药。

（三）治疗措施

1）一般治疗

生活规律，睡眠充足，避免过累或紧张，停用可疑药物，避免接触毒物。必须针对基本病因治疗原发病。

2）基本药物治疗

（1）室上性（房性及交界性）早搏：大多数发生于无明显其他症状的小儿，一般不须治疗。如果有以下情况则须进行治疗：①器质性心脏病伴室上性早搏增多。②虽无器质性心脏病但有较重自觉症状。③室上性早搏触发室上性心动过速。治疗可选用以下药物之一：①普罗帕酮（心律平）：用于心功能正常者，每日 8~15mg/kg，分 3 次口服。②$β_1$ 受体阻滞剂：适用于活动、情绪激动或窦性心律增加时易发的早搏。普萘洛尔（心得安），每日 1mg/kg，分 3 次口服。③上述药物疗效不佳者，可口服地高辛，或地高辛与普萘洛尔联合用药，亦可选用维罗帕米（异搏定）、奎尼丁、胺碘酮等。

（2）室性早搏：无明显其他症状、无器质性心脏病者一般不需治疗。如果以下两种情况并存，有可能发生室性心动过速与室颤而须用药物治疗：①有器质性心脏病（风湿性心脏病、心肌炎）证据。②出现复杂的室性早搏，如多源、成对或起始于 T 波或 U 波上的早搏。③早搏次数大于 10 次/min，有自觉症状。常用药物有普萘洛尔，每日 1mg/kg，分 3 次口服；普罗帕酮每日 8~15mg/kg，分 3 次口服，也可选用美西律（慢心律），每日 10mg/kg，分 3 次口服；胺碘酮每日 10mg/kg，7~10d 后减为每日 5mg/kg；莫雷西嗪（乙吗噻嗪）每次 2~6mg/kg，每 8h 一次口服。如为洋地黄中毒者，除停用洋地黄外，首选苯妥英钠，每次 3~5mg/kg，每日 3 次口服；并口服氯化钾每日 75~100mg/kg。心脏手术后发生的室性早搏也可用苯妥英钠。Q-T 间期延长综合征发生的室性早搏需长期服较大剂量的普萘洛尔，并避免用延长 Q-T 间期的药物如胺碘酮、奎尼丁。

（四）预后

本病预后取决于原发疾病。有些无器质性心脏病的患儿早搏可持续多年，不少患儿早搏最终消失，个别患儿可发展为更严重的心律失常，如室性心动过速等。应该指出，小儿时期绝大多数早搏预后是良好的。

（五）预防

避免诱发因素，如疲劳、紧张；对可能引起早搏的心脏病，如风湿性心脏病、心肌炎要积极治疗和预防，注意电解质紊乱或药物的影响。

二、阵发性室上性心动过速

（一）概述

阵发性室上性心动过速（paroxysmal supraventricular tachycardia）简称室上速，是由心房或房室交界处异位兴奋灶快速释放冲动所产生的快速心律失常。可发生于任何年龄，但初次发作多见于 1 岁以内的婴儿，有反复发作倾向，是对药物反应良好的儿科急症之一，若不及时治疗易致心力衰竭。该心律失常多发生于无器质性心脏病的小儿，可由疲劳、精神紧张、过度换气、呼吸道感染等诱发，但也见于器质性心脏病的患儿，如先天性心脏病、心内膜弹力纤维增生症、预激综合征、病毒性心肌炎、扩张型心肌病、风湿性心瓣膜病等，也见于心脏手术时和手术后及心导管检查等。

（二）诊断思路

1. 病史要点　如下所述。

（1）现病史：询问患儿有无发作性烦躁不安、面色青灰、皮肤湿冷、呼吸增快、脉搏细弱现象。询问在上述发作时有无伴发干咳或呕吐现象。对年长儿询问有无心悸、心前区不适、头晕等症状，并注意询问是否有突然发作和突然停止特点，每次治疗后发作持续时间多久。发作前有无疲劳、精神紧张、过度换气等。

（2）过去史：询问有无先天性心脏病、心内膜弹力纤维增生症、预激综合征、病毒性心肌炎、扩张型心肌病、风湿性心瓣膜病、洋地黄中毒、呼吸道感染、心脏手术、心导管检查等病史。

（3）个人史：询问出生时是否是早产儿，询问自幼是否有喂养困难现象。

（4）家族史：询问直系亲属中有无类似心动过速发作史，有无心脏病史。

2. 查体要点　如下所述。

（1）一般表现：发作时患儿突然表现烦躁不安，面色青灰，口唇发绀，皮肤湿冷、多汗，呼吸增快，脉搏细弱。

（2）心脏检查：室上性心动过速以阵发性、突发突停、心率加速、心律绝对匀齐为特点。心率突然增快在 $160 \sim 300$ 次/min，第一心音强度完全一致。每次发作可持续数秒至数日。发作停止时心率突然恢复正常，如发作时间超过 24h，可查见肝大等心力衰竭体征。

3. 辅助检查　如下所述。

1）常规检查

常规 12 导心电图或 24h 动态心电图，心电图特点见下述，在室上性心动过速发作间歇期部分患儿可有预激综合征的心电图表现。

2）其他检查

（1）X 线胸片及二维超声心动图（2 - DE）检查取决于原来有无器质性心脏病变和心力衰竭。透视及 2 - DE 下可见心脏搏动减弱。

（2）原发病为病毒性心肌炎、先天性心脏病、心内膜弹力纤维增生症、风湿性心瓣膜病、感染时各有相应的实验室检查表现。

4. 诊断标准　如下所述。

1）临床表现

心动过速突发突止。发作时患儿突然出现面色苍白、烦躁不安、口唇发绀、呼吸急促；儿童心率大于 160 次/min，婴儿心率大于 230 次/min，心音强弱一致，心律绝对规则。每次发作时持续数秒、数分或数小时，然后突然终止。

2）心电图表现

（1）P - R 间期绝对匀齐，心室率婴儿 $230 \sim 325$ 次/min，儿童 $160 \sim 220$ 次/min。

（2）QRS 波形态同窦性，若伴有室内差异性传导则呈右束支阻滞型。

（3）P 波常与前 - 心动的 T 波重叠，无法分辨。若 P 波出现，房性心动过速 P - R 间期大于 0.10，交界性心动过速 P 波呈逆行性，P II 、P III、PavF 倒置，PavR 直立，$P' - R$ 间期小于 0.10s。

（4）发作时间较久者可有暂时性 ST - T 波改变，发作终止后仍可持续 1 ~ 2 周。

5. 鉴别诊断　如下所述。

（1）窦性心动过速：与室上性心动过速的鉴别见表 6 - 1。

表 6 - 1　室上性心动过速与窦性心动过速鉴别

项别	室上性心动过速	窦性心动过速
病史	既往有反复发作史	多由哭闹、发热、运动、缺氧引起
心率	心率快而匀齐，心率多在 200 次/min 左右	心率快，有时有窦性心律不齐，心率 <160 ~ 180 次/min

项别	室上性心动过速	窦性心动过速
刺激迷走神经	可使发作突然终止	仅使心率减慢
心电图	P波显示不清或形态变异，R-R间期均匀	正常窦性P波，R-R间期不均匀

（2）室性心动过速：与室上性心动过速的鉴别见表6-2。

表6-2 室上性心动过速与室性心动过速鉴别

项别	室上性心动过速	室性心动过速
病史	常有反复发作，多无器质性心脏病史	较少反复发作，多在严重心脏病的基础上发生
查体	心率快而匀齐，心音强度一致，颈静脉搏动与心率一致	心率多小于230次/min，不匀齐，心音不一致，颈静脉搏动与心率不一致
刺激迷走神经	有效	无效
心电图	P-R间期正常，QRS波正常P波形态异常，发作开始可先有房性或交界性早搏	QRS波宽大畸形，P波消失或呈房室分离

（三）治疗措施

1. 一般治疗 如下所述。

（1）潜水反射法：可提高迷走神经张力。用4~5℃的湿毛巾敷患儿面部，每次10~15s，隔3~5min可重复再用，一般不超过3次，此法适用于新生儿、小婴儿。对年长儿可令其吸气后屏气，再将面部浸入5℃冷水中，未终止者可停数分钟后重复1次。

（2）压迫颈动脉窦法：用于年长儿，可提高迷走神经张力。患者仰卧，头略后仰、侧颈。在甲状软骨水平触到右侧颈动脉搏动后，用大拇指向颈椎横突方向压迫，以按摩为主，每次5~10s，一旦转律，立即停止，如无效，再试压左侧，禁忌两侧同时压迫。

（3）刺激咽部：以压舌板或手指刺激患儿咽部，使之产生恶心、呕吐。

（4）屏气法：用于较大儿童，让患儿深吸气后屏气10~20s。

2. 药物治疗 如下所述。

（1）洋地黄类药物：平均复律时间2h。用于发作大于24h、病情较重或合并心力衰竭者。禁忌证：①室性心动过速或洋地黄中毒引起的室上性心动过速者。②逆传型房室折返性心动过速。低血钾、心肌炎、伴房室传导阻滞者慎用。一般采用快速饱和法。毛花苷C（西地兰）饱和量，小于2岁者0.03~0.04mg/kg，大于2岁者0.02~0.03mg/kg；地高辛饱和量，小于2岁者0.05~0.06mg/kg，大于2岁者0.03~0.05mg/kg，总量不超过1.5mg/kg。均先以半量静脉推注，余量每6~8h后分2次静脉推注。12h内完成饱和量。

（2）普罗帕酮（心律平）：平均复律时间8min。剂量为每次1.0~1.5mg/kg，溶于10ml葡萄糖溶液中，静脉缓慢推注10~15min。无效者可于10~20min后重复1~2次。有效时可改为口服，剂量每次5mg/kg，每6~8h 1次。有心力衰竭、房室传导阻滞者禁用。

（3）β₁受体阻滞剂：可用于预激综合征或自律性室上性心动过速。常用普萘洛尔，小儿静脉注射剂量为每次0.05~0.20mg/kg，以5%葡萄糖溶液稀释后缓慢静脉推注，时间5~10min，可每6~8h重复一次。重度房室传导阻滞，伴有哮喘症及心力衰竭者禁用。

（4）维拉帕米（异搏定）：剂量为每次0.1mg/kg，静脉滴注或缓慢静脉推注，每分钟不超过1mg，最大量小于3mg。有心力衰竭、低血压、逆传型房室折返性心动过速、新生儿和3个月以下的婴儿禁用。

（5）三磷酸腺苷（ATP）：平均复律时间20s。有房室传导阻滞及窦房结功能不全者慎用。剂量0.1mg/kg，在3~5s内快速静脉推注，如无效，3min后可重复第2剂，每次按0.05~0.10mg/kg递增，直至最大量0.25~0.3mg/kg。不良反应有面色潮红、恶心呕吐、头痛、窦性心动过缓、房室传导阻滞等，多持续数秒钟消失。若心动过缓不消失，可用氨茶碱解救，剂量5~6mg/kg，静脉推注。

（6）奎尼丁或普鲁卡因胺：奎尼丁口服剂量开始为每日30mg/kg，分4~5次，每2~3h口服1次，转律后改用维持量。普鲁卡因胺口服剂量为每日 50mg/kg，分 4～6 次口服；肌肉注射用量为每次 6mg/kg，每 6h 一次，至心动过速停止或出现中毒反应为止。

（7）胺碘酮：主要用于顽固性病例，尤其是用于普罗帕酮治疗无效者或疗效较差者。1mg/kg，用 5% 的葡萄糖稀释后静脉推注，或每分钟 5～10μg/kg 静脉滴注，注意避光。口服每日 10mg/kg，分 3 次口服，7d 后减量为每日 5mg/kg，分 2 次口服，每周服 5d，停 2d。注意甲亢或甲减、心动过缓、低血压等。

3. 其他治疗　对药物疗效不佳者可考虑用同步直流电击复律，或心房调搏治疗。近年来对发作频繁、药物难以满意控制的室上性心动过速、房室旁道折返心动过速采用射频消融术治疗取得成功。

（四）预后

阵发性室上性心动过速属于对药物反应好、可以完全治愈的儿科急症之一，若不及时治疗易致心力衰竭。本病急性发作期，经治疗终止发作，发作终止后口服药物预防复发，对反复发作或并发心力衰竭者，发作终止后可口服地高辛维持量 6～12 个月。对预激综合征患者奎尼丁或普萘洛尔预防复发的效果较好，可持续用半年至 1 年。部分患儿随年龄增长而自愈。如治疗效果不理想，应注意导致室上性心动过速的原因，改用确切药物治疗。对反复发作患儿而且确诊为房室旁道折返所致，应进行射频消融术治疗。经射频消融术治疗后随访 3 年无复发且无器质性心脏病者为治愈。

（五）预防

避免诱发因素，如疲劳、精神紧张、过度换气、呼吸道感染等，对可能引起发作的器质性心脏病如先天性心脏病、预激综合征、病毒性心肌炎、风湿性心瓣膜病等，应积极治疗，对心脏手术时和手术后、心导管检查中可能引起的发作也应积极处理。

三、阵发性室性心动过速

（一）概述

阵发性室性心动过速（paroxysmal ventricular tachycardia）简称室速，是由心室异位兴奋灶快速释放冲动所产生的以连续发生 3 个或 3 个以上的室性早搏为特征的快速心律失常。室速可导致严重的心排血量不足，也可为室颤的前奏。多发生于器质性心脏病如心肌炎、扩张型心肌病、先天性心脏病、心肌浦肯野细胞瘤等，也见于心脏手术、心导管检查、药物中毒、抗心律失常药的作用、酸中毒、感染、缺氧、电解质紊乱等患儿，小儿时期较少见。

（二）诊断思路

1. 病史要点　如下所述。

（1）现病史：询问患儿在发作前有无诱因，如有无感染、缺氧及电解质紊乱等。询问患儿发作时有无烦躁不安、面色苍白、呼吸急促等。对年长儿询问有无心悸、心前区痛、胸闷，有无晕厥、休克及心力衰竭等表现。

（2）过去史：有无心肌炎、先天性心脏病、扩张型心肌病、心肌浦肯野细胞瘤病史，有无接受心脏手术、心导管检查病史。有无接受抗心律失常药治疗。

（3）个人史：询问患儿出生时及生长发育时有无心率过快或过慢现象。

（4）家族史：询问患儿父母及其他亲属中有无类似发作史，有无心脏病史。

2. 查体要点　如下所述。

（1）一般表现：注意患儿有无面色苍白、气促、烦躁不安等情况。注意有无原发病的表现。

（2）心脏检查：听诊时注意在患儿体温正常及安静时心率是否增快，常大于 150 次/min，节律整齐或稍有不齐，心音可有强弱不等。对发作持续 24h 以上者注意有无肝脏肿大等心力衰竭体征。

3. 辅助检查　如下所述。

1）常规检查

常规 12 导心电图或 24h 动态心电图，心电图特点见下述。

2）其他检查

（1）X线胸片及二维超声心动图：（2-DE）检查取决于原来有无器质性心脏病变和心力衰竭。透视及2-DE下可见心脏搏动减弱。

（2）原发病为病毒性心肌炎、先天性心脏病、扩张型心肌病、酸中毒、感染、缺氧、电解质紊乱时各有相应的实验室检查表现。

4. 诊断标准　如下所述。

1）临床表现

起病快，在原有心脏病的基础上突然烦躁、心悸、气促、胸闷、头晕，严重者可引起心力衰竭、心源性脑缺血综合征（阿-斯综合征），甚至猝死。心率150~250次/min，婴儿可达300次/min，稍有心律不齐，第一心音强弱不等。

2）心电图表现

（1）QRS波畸形宽大，时间大于0.10s，T波与QRS波主波方向相反。

（2）心室率150~250次/min，R-R间期略不齐。

（3）P波频率较QRS波为慢，P波与QRS波之间无固定关系。

4）可出现心室夺获及室性融合波。

5. 鉴别诊断　如下所述。

（1）室上性心动过速伴室内差异性传导：常发生于无明显器质性心脏病患儿，一般情况相对较好，有反复发作史，刺激迷走神经可终止发作。心电图T波中可发现P波，QRS呈右束支阻滞型，R-R匀齐，心率多大于200次/min。

（2）非阵发性室性心动过速：心室率100次/min左右，心室率与窦性心律相近或稍快，无症状。

（三）治疗措施

1. 一般治疗　立即卧床休息，吸氧。针对病因治疗原发病。

2. 药物治疗　注意分析室速病因，选用恰当药物治疗，以免发展为室颤，如治疗后仍有反复发作者可在治疗原发病同时试用射频消融治疗。

（1）利多卡因：为首选药物，用于无血流动力学障碍者。剂量为1mg/kg静脉滴注或缓慢静脉推注。必要时可每10~15min重复，总量不超过5mg/kg。控制心动过速后，以每分钟20~50μg/kg静脉滴注。该药剂量过大能引起惊厥、传导阻滞等毒性反应，少数患者对此药有过敏现象。

（2）美西律（慢心律）：1~2mg/kg加入5%葡萄糖溶液20ml静脉推注。必要时20min后重复使用，不超过3次。见效后改为每分钟5~10μg/kg静脉滴注或口服。对心肌疾病及心功能不全者亦较安全。有严重心动过缓及传导阻滞者禁用。

（3）苯妥英钠：3~5mg/kg溶于生理盐水20ml缓慢静脉推注，一次量不宜超过150mg。有效后改为口服。对洋地黄中毒引起的室性心律失常治疗效果较佳。该药为强碱性，不可溢出静脉外。

（4）普罗帕酮：1.0~1.5mg/kg溶于5%葡萄糖20ml静脉推注，数分钟起作用，必要时20min可再用。有效后改口服。有心功能不全者联合应用地高辛。

（5）普萘洛尔：0.10~0.15mg/kg加入5%葡萄糖10~20ml，于10min缓慢静脉推注，一次量不超过3mg。注射后2~5min起作用，必要时6~8h可重复注射。有效后改为口服。此药对Q-T间期延长综合征及二尖瓣脱垂引起的室性心律失常治疗效果好。

（6）异丙肾上腺素：0.5~1.0mg溶于5%葡萄糖200ml静脉滴注，每分钟0.10~0.25μg/kg，用于Q-T间期延期综合征并发的尖端扭转型室性心动过速。

（7）胺碘酮：2.5~5.0mg/kg加入5%葡萄糖溶液20ml静脉推注。可重复2~3次。

3. 其他治疗　如下所述。

（1）同步直流电击复律：对急性重症病例、有血流动力学障碍者、药物治疗无效者可应用同步直流电击复律。禁用于洋地黄中毒者。术前静脉推注地西泮（安定）0.2~0.5mg/kg，或氯胺酮0.7~1.0mg/kg，再用利多卡因1mg/kg静脉滴注。开始放电，电能量2J/kg，无效时隔20~30min重复电击，不宜超过 3 次。个别患儿采用射频消融治疗获得痊愈。

（2）手术治疗：心肌浦肯野细胞瘤须手术切除。

（四）预后

本病的预后比室上性心动过速严重，同时有心脏病存在者病死率可达 50% 以上，原先无心脏病者可发展为心室颤动，甚至死亡。所以必须及时诊断，予以适当处理。对重症病例首选同步直流电复律。药物治疗首选利多卡因。室性心动过速经治疗消失后，如随访 3 年无复发且无器质性心脏病者为治愈。肥厚型心肌病者可服用普萘洛尔或维拉帕米（异搏定）预防复发。心肌炎、扩张型心肌病及缺血性心肌病可口服普罗帕酮、莫雷西嗪、胺碘酮、美西律预防复发。先天性心脏病者可口服苯妥英钠、胺碘酮预防复发。

（五）预防

对可能引起发作的器质性心脏病如心肌炎、扩张型心肌病、先天性心脏病、心肌浦肯野细胞瘤等，应积极治疗，对心脏手术时和手术后、心导管检查中可能引起的发作也应积极处理。

四、房室传导阻滞

（一）概述

房室传导阻滞（atrioventricular conduction block）是由于房室传导系统某部位的不应期异常延长，致使激动传导延缓或部分甚至全部不能下传所发生的缓慢性心律失常。按其阻滞程度不同，在心电图上分三度：第 Ⅰ 度：全部激动能下传到心室，但速度减慢；第 Ⅱ 度：部分激动不能下传到心室；第 Ⅲ 度，全部激动不能达到心室，又称完全性房室传导阻滞。常见的病因有：①药物作用：以洋地黄作用最为常见，过量的奎尼丁或普鲁卡因胺也可产生 Ⅰ 度或 Ⅱ 度阻滞。②各种感染：以风湿性心脏炎最为常见。病毒性或原因不明的心肌炎、急性感染也可引起房室传导阻滞。③先天性心脏病：房间隔或室间隔缺损最常见。④原因不明的心肌病，特别是扩张型心肌病。⑤其他：迷走神经张力过高、心脏手术对传导系统的创伤，先天性完全性房室传导阻滞可见于母亲患系统性红斑狼疮的婴儿。

（二）诊断思路

1. **病史要点**　如下所述。

（1）现病史：询问患儿有无乏力、气短、胸闷、心悸、眩晕和晕厥，甚至发生阿 – 斯综合征现象，可突然意识丧失、抽搐。询问婴儿有无嗜睡、拒奶、无力。询问有无发热、关节疼痛、环形红斑、舞蹈病等风湿热表现及病毒性心肌炎表现。询问是否在服用强心药或某些抗心律失常药物。

（2）过去史：询问自幼患儿体质如何，有无先天性心脏病、风湿性心肌炎、心肌炎、心肌病、心内膜弹力纤维增生症、低血钙、酸中毒、白喉病史，是否接受过心脏手术。

（3）个人史：询问患儿有无按时接受预防接种。

（4）家族史：询问家属中有无类似患者，询问母亲在妊娠早期有无先兆流产、感染、接触放射线等病史，母亲有无系统性红斑狼疮或其他自身免疫性疾病病史。

2. **查体要点**　如下所述。

（1）一般表现：注意有无意识改变、血压改变，有无心力衰竭表现如肝大、水肿等。

（2）心脏检查：注意有无心界扩大。注意有无第一心音低钝、强弱不齐，有无第三或第四心音，有无心律不齐、搏动脱漏。心底部是否有喷射性收缩期杂音。先天性完全性房室传导阻滞者生后心率缓慢，有时心房与心室同时收缩使第一心音增强呈"大炮音"，心脏多无畸形。

3. **辅助检查**　如下所述。

1）常规检查

常规 12 导心电图或 24h 动态心电图，心电图特点见下述。

2）其他检查

（1）X 线胸片及二维超声心动图（2 – DE）检查取决于原来有无器质性心脏病变和心力衰竭。

（2）可有原发病的表现如血沉增快、ASO 或心肌酶谱升高等。

4. 诊断标准　如下所述。

1）临床表现

（1）Ⅰ度房室传导阻滞：多无自觉症状，仅第一心音较低钝。

（2）Ⅱ度房室传导阻滞：亦可无症状，有时有头晕、乏力、心悸，剧烈运动时可由Ⅱ度转为Ⅲ度房室传导阻滞而引起心源性脑缺血综合征。

（3）Ⅲ度房室传导阻滞：有头晕、乏力、心悸、气急，亦可无症状，剧烈运动诱发心源性脑缺血综合征时，有休克表现。心率慢而规则，心率多在 40 次/min 左右，第一心音强弱不一，有时可闻及第三心音或第四心音。大部分患儿在心底部可听到Ⅰ～Ⅱ级喷射性杂音。

2）心电图表现

（1）Ⅰ度房室传导阻滞：P‑R 间期延长超过正常最高值，小儿大于 0.18s，成人大于 0.20s。每个 P 波后面均有 QRS 波。

（2）Ⅱ度房室传导阻滞：①Ⅱ度一型（莫氏一型，又称文氏现象）：P‑R 间期逐渐延长，R‑R 间期逐渐缩短，直至发生 1 次心室漏搏。脱漏前后两个 R 波距离小于最短 R‑R 间期的 2 倍。②Ⅱ度二型（莫氏二型）：P‑R 间期正常或延长而固定，P 波规律出现，部分 P 波后无 QRS 波，房室阻滞的比例为 2∶1 或 3∶1。脱漏前后两个 R 波距离为 R‑R 间期的简单倍数。

（3）Ⅲ度房室传导阻滞：P 波与 QRS 波之间无固定关系，P‑P 间隔与 R‑R 间隔各有其固定的规律，心房率比心室率快，心室心律为交界性或心室自身节律。

5. 鉴别诊断　如下所述。

（1）迷走神经张力过高：小儿无任何自觉症状，一般在静卧后、按压颈动脉或眼球后 P‑R 间期延长，但在直立或运动后 P‑R 间期常缩短至正常。

（2）Ⅱ度窦房传导阻滞：Ⅱ度房室传导阻滞中，心室漏搏中无 QRS 但仍有 P 波，Ⅱ度窦房传导阻滞的漏搏中无 QRS 也无 P 波。

（三）治疗措施

1. 一般治疗　对病因明确者应积极治疗病因。根据原发病及临床症状给予对症处理。

2. 药物治疗　如下所述。

（1）Ⅰ度和Ⅱ度一型房室传导阻滞：无须特殊治疗。

（2）Ⅱ度二型房室传导阻滞：心动过缓者（小于 60 次/min）可试用阿托品，每次 0.01～0.03mg/kg，每日 3～4 次口服或皮下注射。也可用山莨菪碱，或小剂量异丙肾上腺素5～10mg，每日 2～3 次，舌下含化。如症状明显或发生阿‑斯综合征，可静脉滴注异丙肾上腺素，每分钟 0.10～0.25μg/kg，同时吸氧、纠正酸中毒。

（3）Ⅲ度房室传导阻滞：先天性无症状者，一般不需使用药物治疗，但应跟踪随访，每年复查动态心电图。发生阿‑斯综合征或心力衰竭可静脉滴注异丙肾上腺素、吸氧、纠正酸中毒。后天性如重症心肌炎患儿，应使用糖皮质激素、异丙肾上腺素、阿托品等药物，如效果仍不佳时应装临时起搏器，直至炎症被控制、阻滞减轻或消失后停用。

3. 其他治疗　安置人工起搏器适应证如下：①阿‑斯综合征或心力衰竭。②伴频发或多源性室性早搏或室性心动过速。③房室传导阻滞在房室束以下，QRS 波畸形宽大。④中度或重度活动受限。⑤婴儿心室率持续小于 55 次/min，1 岁以上低于 40 次/min；并发先天性心脏病者小于 60 次/min。⑥急性心肌炎或心内手术后发生严重完全性房室传导阻滞。⑦新生儿期伴有呼吸窘迫综合征。可先装临时起搏器，如 2 周内仍未恢复，则安置永久起搏器。

（四）预后

本病预后不一，非手术引起的获得性者，可能完全恢复，手术引起者预后较差。先天性Ⅲ度房室传导阻滞，尤其是不伴有其他先天性心脏病者预后较好；Ⅰ、Ⅱ度房室传导阻滞经治疗去除病因及诱发因素，心室率正常，无低心排血量症状或心源性脑缺氧综合征，心电图正常，随访 3 年无复发且无器质性心脏病者为治愈。

（五）预防

对可能引起发作的器质性心脏病、感染以及药物影响，应积极监测和治疗，对心脏手术时应尽量减少对房室传导区的创伤。

（邢　娜）

第六节　心力衰竭

心力衰竭（heart failure，简称心衰）是指心脏工作能力（心肌收缩或舒张功能）下降使心排血量绝对或相对不足，不能满足全身组织代谢需要，出现肺循环和（或）体循环瘀血的病理生理状态。《成人慢性心力衰竭诊断和治疗指南》（2005 年，ACC/AHA）中定义心力衰竭为由于心脏器质性或功能性疾病损害心室充盈和射血能力而引起的临床综合征。由于并非所有患者在就诊时即有容量负荷过重，因此，主张使用"心力衰竭"这一术语替代旧的术语"充血性心力衰竭"。心力衰竭是小儿时期危重症之一，特别是急性心力衰竭，起病急，进展快，如不早期诊断及处理，则严重威胁小儿的生命。

一、病因

引起小儿心衰的病因很多，根据血流动力学及病理生理改变可大致分为以下几种。①心肌收缩功能障碍（心肌衰竭）包括各种原因所致的心肌炎、扩张性心肌病等。②心室前负荷过重（容量负荷过重）包括左向右分流型先天性心脏病、瓣膜反流性疾病、输液过多过快等。③心室后负荷过重（压力负荷过重）左室压力负荷过重见于高血压、主动脉瓣狭窄、主动脉缩窄等；右心室压力负荷过重见于肺动脉高压、肺动脉瓣狭窄等。④心室充盈障碍包括缩窄性心包炎、限制性心肌病或肥厚性心肌病等。

另外，支气管肺炎、贫血、营养不良、电解质紊乱和缺氧等都是儿童心衰发生的诱因。

二、发病机制

心力衰竭的发病机制比较复杂，不同原因所致的心力衰竭以及心力衰竭发展的不同阶段其机制都有所不同，但其基本机制多为心肌收缩和心肌舒张功能障碍。心力衰竭时由于心排血量下降，组织氧供不足，机体动用各种储备力量进行代偿。这些代偿机制初始对机体是有益的，使心功能维持在正常水平，但是长期维持最终发生失代偿，并且代偿机制也有负性效应，最终发生心力衰竭。心衰的发生不仅由于血流动力学的障碍，同时还有神经体液因素的参与，并且心肌重构在其发生中起重要作用。

1. 血流动力学机制　心排血量主要根据以下因素进行控制和调节：前负荷；后负荷；心肌收缩力；心率。

（1）前负荷：按照 Frank - Starling 定律，心脏前负荷的增加使回心血量增加，心室舒张末期容积增加，心肌纤维拉长，从而增加心肌收缩力和心排血量。若容量过度增加，心肌牵张超过一定的长度，心排血量反而下降。

（2）后负荷：心脏后负荷的增加常以心肌肥厚作为主要的代偿机制，使心排血量在相当长时间内维持正常。随着疾病发展，心肌细胞结构和功能进一步破坏，使心功能下降，心力衰竭随之发生。

2. 神经内分泌体液机制　心力衰竭时，体内出现一系列的神经内分泌和体液因子的变化进行代偿。神经内分泌的长期慢性激活促进心肌重构，加重心肌损伤和心功能恶化，又进一步激活神经内分泌系统和细胞因子等形成恶性循环。

（1）交感肾上腺素能系统：心力衰竭时，交感神经兴奋性增高，大量去甲肾上腺素和肾上腺素释放入血，血中儿茶酚胺水平增高，借以增强心肌收缩力、加快心率、收缩外周血管和维持血压起代偿作用。但这种交感神经兴奋增高及儿茶酚胺持续增高对机体是有害的。①直接心肌毒性作用。②心肌细胞 β 肾上腺素能受体密度下调（重度心力衰竭可减少 50%）和 β 肾上腺素能受体对 β 肾上腺素能受体激动药的反应性明显降低，降低心肌收缩力。③交感神经兴奋并刺激肾素－血管紧张素－醛固酮系统（rennin angiotensin aldosterone system，RAAS），导致外周血管阻力增高，水钠潴留，心肌氧耗加大。④损害舒张功能。

（2）肾素－血管紧张素－醛固酮系统：心力衰竭时RAAS激活，血中肾素、血管紧张素Ⅰ、Ⅱ及醛固酮水平均明显增高，导致外周血管阻力增加、水钠潴留及血容量增加，前后负荷增加，对心力衰竭起代偿作用。同时，血管紧张素Ⅱ及醛固酮的分泌增加，使心脏、血管平滑肌细胞和内皮细胞发生了一系列改变，结构发生重构，促进心衰恶化。近年来通过生物化学分子生物学技术的发展，发现在肾外组织尤其是脑和心血管系统，还存在局部组织的RAAS。心衰时心脏局部组织RAAS活性增高，通过细胞自分泌、旁分泌产生的血管紧张素Ⅱ也参与心肌收缩性及血管收缩性的调节，并有促生长作用引起心室肥厚及血管平滑肌生长（心室和血管重构）。

（3）利钠肽类：对心力衰竭发病机制中神经内分泌变化，也注意到具有血管扩张、利尿和排钠作用的心脏保护因子，如利钠肽类、前列腺素、血管内皮舒张因子和肾上腺髓质素等。已证实有3种利钠肽，即心房利钠肽、脑利钠肽（brain natriureticpeptide，BNP）和C－利钠肽。BNP具有利尿、排钠和扩张血管的作用，并且有抑制肾素、醛固酮和交感神经系统作用。心力衰竭时，由于心室扩张、容量负荷过重导致心室壁应力增加，刺激心室肌细胞合成和分泌BNP，其增高程度与心力衰竭严重程度呈正相关。因此，血浆BNP水平可作为评定心力衰竭进程和判断预后的指标。

（4）其他：研究表明许多炎症细胞因子参与了心力衰竭的发生和发展，如肿瘤坏死因子、白细胞介素、单核细胞趋化蛋白等。此外，内皮素、血管加压素和生长激素等多种血管活性物质可能参与了心力衰竭的发生。

3. 心肌重构　心肌重构是由于一系列复杂的分子和细胞机制导致心肌结构、功能和表型的变化，包括心肌细胞肥大、凋亡，胚胎基因和蛋白的再表达，心肌细胞外基质的量和组成的变化等。在初始的心肌损伤以后，有各种不同的继发性介导因素直接或间接作用于心肌而促进心室重构，形成恶性循环，心力衰竭进行性恶化。

三、临床表现

年长患儿心力衰竭的临床表现与成年人相似，而婴幼儿时期则不完全相同。其特点分述如下。

1. 年长患儿心力衰竭　如下所述。

1）心肌功能障碍的表现

（1）心脏扩大：由于心肌收缩功能减低，导致心室腔扩张或肥厚。但急性心肌炎、快速性心律失常、肺静脉阻塞等的早期心功能减低时，心脏扩大常不明显。

（2）心动过速：心衰时由于心排血量绝对或相对减少，通过反射引起交感神经兴奋及迷走神经抑制，引起代偿性心率增快。

（3）心音改变：心音低钝，重者常出现奔马律，舒张期奔马律常为心力衰竭的重要体征。

（4）可见脉压小，少部分患儿可出现交替脉，四肢末端发凉。

2）肺瘀血的表现

（1）呼吸急促：呼吸频率增快（间质性肺水肿所致），如心力衰竭进展导致肺泡和支气管水肿，则呼吸频率更加增快，重者可有呼吸困难与发绀。

（2）肺部啰音：肺泡水肿可出现湿啰音。支气管黏膜水肿或肺动脉和左房扩大（尤其是左向右大分流量型先天性心脏病）压迫支气管可出现哮鸣音。

（3）咳泡沫血痰：肺泡和支气管黏膜瘀血所致。

3）体循环瘀血的表现

（1）肝增大：肝由于瘀血肿大伴触痛。肝大小常表示容量负荷过重的程度。

（2）颈静脉怒张：可见颈外静脉膨胀（半坐位）。压迫肿大肝时，颈静脉充盈更明显（肝颈静脉回流征阳性）。

（3）水肿。

2. 婴幼儿心力衰竭　婴幼儿心力衰竭最显著的临床表现是呼吸急促，尤其是在哺乳时更加明显。喂养困难，多表现为食量减少及进食时间延长，但哺喂困难缺乏特异性。常伴有显著多汗（可能与交感神经兴奋有关），体重增长缓慢。正常婴幼儿的肝虽可于肋下可触到 1~2cm，但如肿大超过此范围，尤其是短期内改变，更有临床意义。婴幼儿容量血管床相对较大，极少表现周围性水肿，婴儿眼睑轻度水肿较常见。婴幼儿心力衰竭少见咳泡沫血痰。婴儿由于颈部较短，皮下脂肪较丰满，颈静脉怒张常不明显。

四、辅助检查

1. X 线检查　心脏扩大，可见心搏动减弱（透视下），肺瘀血（上叶肺静脉扩张，肺纹理增多、模糊，肺野透光度降低，肺门阴影增宽模糊）或肺水肿（以肺门为中心的对称性分布的大片状阴影）表现。

2. 超声心动图　超声心动图测定心功能和血流动力学监测是非创伤技术，它具有无创、操作简单、可重复性等优点。

（1）射血分数（ejection fraction，EF）：为心脏每搏量与左心室舒张末期容量之比，即左心室舒张期末容量与左心室收缩期末容量之差，除以左心室舒张期末容量。是反映左心室泵血功能敏感的指标，是应用最广泛的左心室收缩功能指标之一。EF 正常值为 56%~78%。按照美国超声心动图学会制定的指南，以二维超声心动图检测的 EF<55% 为不正常，中度及重度异常分别为 44% 及 30%。

（2）短轴缩短率（fractional short，FS）：为左心室收缩时缩短的百分率，即左室舒张期末内径与左室收缩期末内径之差，除以左室舒张期末内径。其意义与 EF 相同。左心室收缩不完全同步或对称、室壁增厚、运动差异、室隔平坦均可影响 FS 的检测。FS 正常值为 28%~38%，心衰时 FS 降低（小于 25%）。

（3）心肌做功指数：亦称 Tei 指数，是用于评价心室整体功能（收缩功能和舒张功能）的指标。多采用脉冲多普勒检测血流的方法，亦可应用 TDI 技术测定 Tei 指数。测量方法简便、重复性强，且不受心率、心室几何形态和压力影响。根据脉冲多普勒二尖瓣口血流图和左心室流出道血流图计算 Tei 指数。按照下列公式计算，Tei 指数 =（ICT + IRT）/ET。其中 ICT 为等容积收缩时间，IRT（IVRT）为等容舒张时间，ET 为射血时间。Tei 指数从出生至 3 岁之间有所下降，但 3 岁以后至成人阶段保持相对稳定。心力衰竭患者 Tei 指数明显延长。

（4）脉冲多普勒超声心动图：测定心室舒张功能，正常的二尖瓣、三尖瓣流速曲线呈正向双峰。第 1 峰较高，出现在心室快速充盈期，称 E 峰。第 2 峰较低，出现在心房收缩期，称 A 峰。E 波的峰值流速，舒张功能异常者常有 E 峰减低。A 波的峰值流速，舒张功能异常者 A 峰增高。E 峰/A 峰的血流速度的比值，是敏感反映心室舒张功能的指标，舒张功能异常者 E/A 减低。二尖瓣血流 E 波减速时间（DT）正常值为（193±23）ms。舒张功能异常 DT 延长，可用于评价快速充盈率。

（5）组织多普勒显像（tissue Doppler imaging，TDI）：是采用特殊滤波装置将高频率和低振幅的血流信号删除而保留低频率和高振幅的室壁运动信号，并以色彩、频谱或曲线选择性地显示室壁运动的频率或振幅信息的显像技术。TDI 可反映心肌局部收缩和舒张功能。

3. 有创性血流动力学测定　目前主要采用 Swan-Ganz 气囊漂浮导管和温度稀释法。气囊漂浮导管可进行心脏血管内压力（肺动脉压力，肺动脉楔压）测定，结合热稀释法测每分钟心排血量，并计算出血流动力学参数。①每搏输出量和心排血指数：每搏输出量即心脏在单位时间内泵出的血量，因为每搏量受体表面积影响大，故以单位体表面积的每搏输出量即心排血指数来估价心排血功能更为正确。②外周血管阻力和肺血管阻力：可代表左、右心室后负荷，小儿患者常按体表面积计算，即外周血管阻力指数及肺血管阻力指数。③心室每搏做功指数：可反映心室的容量和压力做功。心肌收缩性能是决定心排血量的重要因素。左、右心室每搏做功指数是衡量心室收缩性能的指标。

一般来讲，肺小动脉楔压反映左心前负荷，肺动脉楔压增高［正常值为 2~14mmHg（0.27~

1.86kPa）］，提示肺瘀血或肺水肿。而中心静脉压反映右心前负荷。

4. 脑利钠肽 脑利钠肽（BNP）是心肌分泌的重要肽类激素，心力衰竭时由于室壁应力增加，导致其分泌和释放增加。BNP 循环水平升高与心室容量负荷过重、心室功能和血流动力学密切相关。心力衰竭时，患者循环中 BNP 水平升高，并与心力衰竭的严重程度呈正相关，可作为辅助诊断心力衰竭的客观生化标记物。BNP 水平有助于心力衰竭病情轻重程度和心功能的判断以及心衰治疗的监测。BNP 和 NT－pro BNP 两者以 1：1 比例存在，故均可作为诊断标记物。NT－pro BNP 具有更高的血浆浓度稳定性（半衰期为 60～120min，生理活性相对稳定，冻存－70℃活性可保存数月；BNP 半衰期为 20min）。美国 FDA 已批准检测血浆 BNP 作为辅助诊断心力衰竭的方法。欧洲心力衰竭指南（2001 年）建议以血浆 BNP 的检测作为筛选诊断心衰的指标，以鉴别心源性和非心源性呼吸急促。

五、诊断

1. 心力衰竭诊断 心力衰竭的诊断是综合病因、病史、症状、体征及客观检查而做出的。首先应有明确的器质性心脏病的诊断或具有引起心力衰竭的病因，其次心力衰竭的症状和体征是诊断心力衰竭的重要依据（参见临床表现）。

2. 心力衰竭类型的判断 如下所述。

1）急性心力衰竭和慢性心力衰竭

依据心力衰竭发生速度、发展过程及机体是否具有充分时间发挥其代偿机制，将心力衰竭分为急性和慢性。

（1）急性心力衰竭：是由于突然发生心脏结构或功能异常，导致短期内心排血量明显下降，器官灌注不良和静脉急性瘀血。急性心力衰竭可表现为急性肺水肿或心源性休克。见于心脏手术后低心排血量综合征、暴发性心肌炎和川崎病并发心肌梗死。

（2）慢性心力衰竭：是逐渐发生的心脏结构和功能异常或急性心力衰竭渐变所致。一般均有代偿性心脏扩大或肥厚及其他代偿机制参与，心室重构是其特征。稳定的慢性心力衰竭患儿在多种因素作用下（如感染、心律失常、中断治疗等）可促发突然出现急性加重表现，又称慢性心力衰竭急性失代偿期（急性发作）。

2）左侧心力衰竭、右侧心力衰竭和全心力衰竭

（1）左侧心力衰竭：指左心室代偿功能不全引起，临床上以肺循环瘀血及心排血量降低表现为主。

（2）右侧心力衰竭：指右心室代偿功能不全引起，临床上以体循环瘀血表现为主。单纯右侧心力衰竭主要见于肺源性心脏病、肺动脉瓣狭窄及肺动脉高压等。

（3）全心力衰竭：左、右心室同时受累，左侧与右侧心力衰竭同时出现；或者左侧心力衰竭后肺动脉压力增高，使右心负荷加重，经长期后右心衰竭相继出现。

3）收缩性心力衰竭和舒张性心力衰竭

（1）收缩性心力衰竭：是由于心室收缩功能障碍导致心脏泵血功能低下并有静脉瘀血的表现。临床特点为左心室扩大、左心室收缩期末容量增大和射血分数降低（LVEF≤40%）。

（2）舒张性心力衰竭：是由于心室舒张期松弛和充盈障碍导致心室接受血液能力受损，表现为左心室充盈压增高并有静脉瘀血的表现。临床通常采用多普勒超声心动图记录的二尖瓣和肺静脉血流频谱估测左室舒张功能。

4）低心排血量型心力衰竭和高心排血量型心力衰竭

（1）低心排血量型心力衰竭：指心排血量降低，有外周循环异常的临床表现，如外周血管收缩、发冷、苍白等。

（2）高心排血量型心力衰竭：由于容量负荷过重导致的心力衰竭，心排血量正常或高于正常。主要见于左向右分流型先心病、急性肾小球肾炎的循环充血、甲状腺功能亢进、严重贫血、脚气病、体动－静脉瘘等。

3. 心力衰竭临床状况评估 纽约心脏病学会（NYHA）提出一项小儿心脏病患者心功能分级方案

来评价心力衰竭的程度，主要根据患者自觉的活动能力分为 4 级。Ⅰ级：体力活动不受限制。学龄期儿童能够参加体育课并且能和同龄儿童一样参加活动。Ⅱ级：体力活动轻度受限。休息时无任何不适，但一般活动可引起疲乏、心悸或呼吸困难。学龄期儿童能够参加体育课，但是能参加的活动量比同龄儿童小。可能存在继发性生长障碍。Ⅲ级：体力活动明显受限。少于平时一般活动即可引起症状，例如步行 15min，就可感到疲乏、心悸或呼吸困难。学龄期儿童不能参加体育，存在继发性生长障碍。Ⅳ级：不能从事任何体力活动，休息时亦有心力衰竭症状、并在活动后加重，存在继发性生长障碍。以上的心功能分级适用于儿童。

婴儿可按 Ross 等提出的心力衰竭分级，见表 6 - 3。

表 6 - 3 婴儿心力衰竭 Ross 分级评分法

	评分		
	0	1	2
喂养情况			
奶量（ml/次）	>100	60 ~ 100	<60
时间（ml/次）	<40	>40	-
体格检查			
呼吸频率（次/min）	<50	50 ~ 60	>60
心率（次/min）	<160	160 ~ 170	>170
呼吸型	正常	异常	
外周灌注	正常	减少	-
S_3 或舒张期隆隆样杂音	无	存在	-
肝肋下缘（cm）	<2	2 ~ 3	>3

注：S_3：第三心音；舒张期隆隆样杂音示左向右分流型先心病婴儿提示分流量大，肺动脉血流量显著增加；0 ~ 2 分心力衰竭；3 ~ 6 分轻度心力衰竭；7 ~ 9 分中度心力衰竭；10 ~ 12 分重度心力衰竭。

六、治疗

急性心力衰竭以循环重建和挽救生命为目的。慢性心力衰竭的治疗目标为改善症状，提高运动耐量，改善生活质量，降低病死率。目前慢性心衰的治疗已从过去短期应用改善血流动力学药物（如利尿药、正性肌力药和血管扩张药）的治疗转为长期应用神经内分泌拮抗药（如血管紧张素转化酶抑制药和 β 受体阻滞药）修复性的治疗策略，以改善衰竭心脏的功能。

1. 病因治疗　急性风湿热需用抗风湿药物，如肾上腺皮质激素、阿司匹林等。先天性心脏病需介入或手术矫治，内科抗心力衰竭治疗往往是术前准备，术后也需继续治疗一个时期。如心力衰竭由重度贫血、甲亢以及病毒性心肌炎引起，需及时治疗原发疾病。

积极防治心力衰竭的诱发因素，如控制感染和心律失常，纠正水、电解质酸碱平衡失调。

2. 一般治疗　如下所述。

（1）休息和镇静：休息可减轻心脏负荷。应尽量避免患儿烦躁，必要时适当应用镇静药。

（2）限盐限水：控制钠盐摄入，限制液体入量，一般控制在 60 ~ 80ml/kg。

（3）吸氧：对于呼吸急促和发绀的患儿及时给予吸氧。

3. 药物治疗　如下所述。

1）正性肌力药物

（1）洋地黄类药物：洋地黄（digitalis）作用于心肌细胞膜上的 $Na^+ - K^+ - ATP$ 酶抑制其活性，使细胞内 Na^+ 浓度升高，通过 $Na^+ - Ca^{2+}$ 交换使细胞内 Ca^{2+} 升高，增强心肌收缩。除正性肌力作用外，洋地黄还具有负性传导作用（减慢房室结传导）及负性频率作用。此外，心力衰竭时，洋地黄可改善压力感受器的敏感性和功能，直接抑制过度的神经内分泌活性（主要是交感活性）。

洋地黄对左心瓣膜反流、心内膜弹性纤维增生症、扩张性心肌病和某些先天性心脏病等所致的充血性心力衰竭均有益。迄今为止洋地黄类药物仍是儿科临床上应用广泛的强心药物之一。

强心苷的治疗量与正性肌力作用呈线性关系，即小剂量有小作用，随剂量递增正性肌力作用亦见加强，直到出现中毒为止。儿科最常应用的洋地黄制剂为地高辛，可口服和静脉注射。地高辛的负荷量为 $0.03 \sim 0.04mg/kg$，首次给总量的 $1/2$，余量分 2 次，隔 $6 \sim 8h$ 给予。负荷后 12h 给维持量，每天维持量为负荷量的 $1/5$，分 2 次给予，疗程据病情而定。心肌炎和心肌病的患儿对洋地黄耐受性差，一般在常规剂量的基础上减 $1/3 \sim 1/2$。

在用药过程中注意心率和心律的变化，如出现心律失常要考虑洋地黄中毒的可能，常见的心律失常类型包括室性期前收缩、房室传导阻滞和阵发性心动过速等。此外，洋地黄中毒常常还有胃肠道和神经系统的症状。洋地黄中毒时应立即停用洋地黄和利尿药，同时补充钾盐，并针对心律失常进行治疗。

（2）非洋地黄类正性肌力药：通过增加心肌细胞内环磷酸腺苷含量等机制，增加细胞 Ca^{2+} 浓度或通过增加心肌肌钙蛋白对 Ca^{2+} 的敏感性发挥正性肌力作用。

常用药物包括以下两种：

a. β 肾上腺素能受体激动药：主要药物有多巴胺和多巴酚丁胺，多用于紧急情况的急性心力衰竭，危重难治性心力衰竭和心源性休克患儿。联合应用常取得较好疗效。但是只能通过静脉滴注用药，并具有正性变速作用及致心律失常作用，且使心肌氧耗量增加，临床应用受到限制。

多巴胺的生物学效应与剂量大小有关，小剂量 $2 \sim 5\mu g/$（$kg \cdot min$）主要兴奋多巴胺受体，增加肾血流量，尿量增多；中等剂量 $5 \sim 15\mu g/$（$kg \cdot min$）主要兴奋 β_1 肾上腺素能受体，增加心肌收缩力及肾血流量；大剂量大于 $15\mu g/$（$kg \cdot min$）主要兴奋 α_1 肾上腺素能受体，使肾血流量减少，可引起外周血管阻力和肺血管阻力增加及心率加快，从而更增加心肌氧耗量。中等剂量对小儿较为适宜。急性心力衰竭伴有心源性休克或低血压以及少尿者宜选用多巴胺，但肺血管阻力升高者宜慎用。多巴胺的正性变速性作用及心肌氧耗量增加为其缺点，使用时避免漏出血管外（局部坏死），禁与碱性药伍用（失活）。

多巴酚丁胺主要作用于 β_1 肾上腺素能受体，亦作用于 β_2 肾上腺素能受体。本药适用于不伴有低血压的急性心力衰竭，尤其是手术后低心排血量综合征宜选用。其血流动力学效应优于多巴胺，但增加心排血量的作用与剂量和年龄呈正相关，即新生儿及婴儿较儿童效果差。易产生耐药性，一般用药不超过24 $\sim 72h$。

多巴胺和多巴酚丁胺联合应用，常取得较好疗效。对心源性休克患儿各 $7.5\mu g/$（$kg \cdot min$），肺动脉楔压不升高，心排血量增高，血压上升。

b. 磷酸二酯酶抑制药：此类药物具有正性肌力及血管扩张作用，能明显改善心力衰竭患儿的血流动力学，不影响心率，也不影响心肌氧耗量。适用于心脏手术后心力衰竭或持续肺动脉高压者。长期治疗不良反应多，对长期生存率可能有不利影响，故多用于急性心力衰竭或难治性心力衰竭的短期治疗，治疗持续时间多不超过 1 周。常用药物包括氨力农和米力农。米力农静脉首次剂量 $50\mu g/kg$（10 $\sim$ 15min），维持量以 $0.25 \sim 0.50\mu g/$（$kg \cdot min$）静脉滴注维持。

2）利尿药

通过抑制肾小管的不同部位，阻止钠和水的再吸收产生利尿作用，从而直接减轻水肿，减轻前负荷，缓解心衰症状。

（1）袢利尿药：主要作用于 Henle 袢上升支，能可逆性地抑制 Na^+、K^+、Cl^- 的转运，抑制钠、氯的再吸收。由于钠钾交换，故尿内排钠、氯及钾。利尿作用强大迅速，用于急性心力衰竭伴有肺水肿或重症及难治性心力衰竭患儿。此类药包括呋塞米（速尿）、布美他尼等。

（2）噻嗪类利尿药：主要作用在远端肾曲小管，抑制钠的再吸收，远端钠与钾的交换增多，亦促进钾的排出。此类药包括氢氯噻嗪（双氢克尿塞）等，用于轻、中度水肿患儿。

（3）保钾利尿药：包括螺内酯、氨苯蝶啶及阿米洛利等。螺内酯主要作用于远端肾曲小管和集合管，竞争性抑制醛固酮的作用，并可抑制醛固酮引起的心肌间质纤维化。目前一般在 NYAH 心功能Ⅲ级和Ⅳ级的患者在常规治疗基础上可加用小剂量螺内酯治疗。如出现高血钾或肾功能不全，螺内酯应适当减量或停用。

同类的利尿药一般无协同作用，尚可增加不良反应，不主张合用。保钾和排钾利尿药合用是常用的联合方式，有明显协同作用，并防止低钾，可不必补钾。肾功能不全者禁用保钾利尿药。在用药过程中注意体液或电解质紊乱情况，如低钠血症、低钾血症、低血容量等。心衰症状控制后，不能将利尿药作为单一治疗，应与 ACEI 和 β 受体阻滞药联合应用。

3）血管扩张药

血管扩张药对心衰的血流动力学影响，可因患儿的临床情况而异，对左心室充盈压增高者，血管扩张药可使心排血量增加；反之，对左室充盈压降低或正常者，则可使心排血量减少。故应用血管扩张药时，应预先了解患者的左心室充盈压情况（常以肺动脉楔压为指标），并在治疗中进行必要的监测。对于依赖升高的左心室充盈压来维持心排血量的阻塞性心瓣膜病（如二尖瓣狭窄、主动脉瓣狭窄及左心室流出道梗阻）的患儿不宜应用强效血管扩张药。

选用血管扩张药应按患儿血流动力学变化特征与药物作用及其效应而定，前负荷过度者，宜选用扩张静脉药；后负荷过度者，宜选用扩张小动脉药；前后负荷均过度者，宜选用均衡扩张小动脉和静脉药。但上述原则，必须结合具体病情而选用。

常用药物包括以下几种：

（1）硝普钠：能释放一氧化氮，使环磷酸鸟苷升高而松弛血管平滑肌。直接扩张小动脉、静脉的血管平滑肌，具有作用强、生效快和持续时间短的特点。硝普钠对急性心力衰竭（尤其是左心衰竭与肺水肿）伴有外周血管阻力明显增加者效果显著，在婴幼儿心脏手术出现的低心排血量综合征，常与多巴胺或多巴酚丁胺联合应用。本药需静脉滴注给药，应临时配制并且避光使用，开始量宜小，递增到有效剂量。静脉滴注过程中应密切注意低血压或氰化物中毒（头痛、呕吐、呼吸急促、心动过速及意识改变），必要时测血硫氰酸盐（thiocyanate）水平（应小于 5mg%）。

（2）硝酸甘油：有较强的直接扩张静脉血管平滑肌的作用。对心室充盈压增高及急性肺水肿者，可静脉滴注硝酸甘油。前负荷降低时不宜使用，以免使心排血量减少加重。本药治疗常可产生耐药性。为防止耐药性发生，可采用最小有效剂量，间歇用药，补充巯基供体（如 N - 乙酰半胱胺酸或蛋氨酸），加用卡托普利等方法。可从 $0.25 \sim 0.50\mu g/$（kg·min），每天 6h 静脉滴注开始，每天递增 $0.25 \sim 0.50\mu g/$（kg·min），疗程多不超过 7d。

（3）酚妥拉明：主要阻滞 α_1、α_2 肾上腺素能受体，扩张小动脉，降低后负荷。但因可增加去甲肾上腺素的释放，因而有增快心率的不良反应。目前临床应用逐渐减少。

（4）血管紧张素转化酶抑制药：治疗心力衰竭疗效突出，已超越单独的血管扩张作用，目前已广泛用于临床。

4）血管紧张素转化酶抑制药及血管紧张素 II 受体拮抗药

血管紧张素转化酶抑制药（angiotensin converting enzyme inhibitor，ACEI）不仅能缓解心力衰竭的症状，还可降低患儿的死亡率并改善长期预后。ACEI 能够防止心室重构，包括无症状的心力衰竭患者，被誉为慢性心力衰竭治疗的"基石"，成为能使顽固性充血性心力衰竭患者延长寿命的少数药物之一。

ACEI 作用机制主要包括以下几方面。①血流动力学效应：扩张小动脉和静脉，降低心脏前、后负荷，使心肌氧耗量减少及减少冠状血管阻力、增加冠状动脉血流、增加心肌供氧、保护心肌。②抑制 RAAS：阻断循环或心脏组织血管紧张素 II 的生物效应，防治心脏重构从而保护心肌。③抗自由基：含有巯基的 ACEI 具有清除氧自由基，防止脂质过氧化，保护心肌。④作用于缓激肽系统：使缓激肽的降解减少，加强内源性缓激肽作用，激活 β_2 受体，产生一氧化氮与前列腺素，发挥扩张小动脉和保护细胞的作用。

小儿先天性心脏病并发心力衰竭、心内膜弹性纤维增生症和扩张性心肌病常选用此药。目前主张只要没有应用禁忌，心衰患者应尽早开始并坚持长期 ACEI 治疗。儿科临床上应用最多的是卡托普利和依那普利。应从小剂量开始，如果耐受逐渐增加剂量，直到最大耐受剂量或靶剂量（目标剂量），而不按症状改善与否及程度来调节剂量。ACEI 不宜用于严重肾功能不全、高钾血症、双侧肾动脉狭窄及明显主动脉瓣及二尖瓣狭窄等疾病。不良反应有低血压、肾功能恶化、高血钾、咳嗽和血管性水肿等。

血管紧张素受体拮抗药 (angiotensin receptor blocker, ARB) 可同时阻断血管紧张素转化酶和非血管紧张素转化酶介导的血管紧张素 II 生成效应, 理论上其阻断血管紧张素 II 的作用更完全。目前已有资料尚不足以证明 ARB 治疗心力衰竭的疗效与 ACEI 相当或更佳, 故仍以 ACEI 为治疗首选。ARB 不影响缓激肽降解和前列腺素合成, 无 ACEI 常见不良反应 (咳嗽、血管神经性水肿), 因此, 常用于不能耐受 ACEI 不良反应患者的替代治疗。

5) β 受体阻滞药

β 受体阻滞药主要通过阻断内源性神经激素, 抑制交感神经系统而发挥作用。①保护心脏: 阻止儿茶酚胺毒性对心肌的损害, 减少去甲肾上腺素引起的心肌细胞内钙负荷过重, 减少儿茶酚胺代谢过程中产生的氧自由基。②β 肾上腺素受体上调: 可使 β 受体数量及密度增加, 恢复 β 受体正常的敏感性。③减慢过快心率, 减少氧的消耗及增加心肌能量的贮备。④降低前、后负荷: 通过抑制儿茶酚胺直接对血管的收缩作用; 间接改变 RAAS, 扩张血管, 减轻水钠潴留。⑤改善心肌舒张功能。

儿童 β 受体阻滞药治疗经验有限。使用时应注意以下几点。①目前主要用于扩张性心肌病引起的心力衰竭。对血流动力学稳定 (未静脉应用血管活性药物) 的左心室收缩功能不全的 II 级和 III 级心力衰竭患儿, 在 ACEI、利尿药和洋地黄类药物应用的基础上可谨慎使用。②宜用选择性 β_1 受体阻滞药 (如美托洛尔和比索洛尔) 和非选择性 β_1、β_2 和 α_1 受体阻滞药 (如卡维地洛)。③部分患者使用 β 受体阻滞药后病情恶化或不能耐受而停止治疗, 故剂量宜从小量开始, 严密观察下缓慢增加剂量, 美托洛尔初始剂量为 0.5mg/ (kg·d), 分 2 次服, 2~3 周逐渐增加剂量可达 2mg/ (kg·d)。卡维地洛剂量初始为 0.05~0.10mg/ (kg·d), 分 2 次口服, 每 1~2 周递增 1 次, 每次增加 0.1mg/ (kg·d), 最大耐受量 0.3~0.5mg (kg·d), 在第 1 次用药和每次加剂量后需观察 2h, 注意心动过缓或者低血压。④不适用于急性心力衰竭, 因其起效常需 2~6 个月。

6) 心肌代谢赋活药

能量代谢障碍可作为引起心力衰竭的原因, 也可作为心力衰竭的继发后果。近年来多推荐应用辅酶 Q_{10}、1,6 二磷酸果糖和磷酸肌酸等心肌代谢赋活药物。

4. 舒张性心力衰竭的治疗 目前关于舒张功能衰竭的治疗仍是经验性和对症的。首先寻找和治疗基本病因, 如通过介入或者外科手术治疗主动脉缩窄、主动脉瓣狭窄、左心室流出道梗阻, 缩窄性心包炎行心包切除术, 积极控制高血压等。其次, 需改善心室的顺应性, 增加心室的充盈, 从而改善心室舒张功能。主要药物包括以下几种: ①β 受体阻滞药: 可减慢心率, 降低心肌收缩力, 延长心室充盈时间, 从而改善心室舒张功能。肥厚性心肌病, 尤其是梗阻性肥厚性心肌病, β 受体阻滞药常为首选药物。②钙通道阻滞药: 可改善心室舒张功能, 阻滞钙通道, 使进入细胞内 Ca^{2+} 减少, 改善心肌的去收缩活动; 且具有一定的负性肌力作用, 而改善心室的舒张、增加充盈率和充盈度。常选用维拉帕米、地尔硫䓬等药物。③ACEI: 抑制血管紧张素 II 的产生, 从而抑制心室肥厚; 改善舒张期的心肌伸展性和降低室壁应力。④利尿药或静脉扩张药: 急性期或急剧恶化期, 临床表现为肺瘀血或水肿者应采用利尿药 (袢利尿药) 或静脉扩张药 (硝酸酯类)。

5. 难治性心力衰竭的治疗 心力衰竭的患者, 经常规合理的最佳治疗方法, 效果不满意, 仍不能改善症状或症状持续恶化, 称难治性心力衰竭。难治性心力衰竭的治疗需注意以下几方面。

1) 针对病因和诱因进行治疗: 仔细分析造成难治性心力衰竭的病因和诱因并采取相应的治疗措施予以纠正。

2) 控制液体潴留: 难治性心力衰竭患者肾灌注减少常使肾对利尿药的反应减弱, 常需要两种利尿药联用或大剂量静脉利尿药或与能够增加肾血流的药物, 如多巴胺静脉滴注合用。经以上治疗水肿仍难以消退, 也可考虑透析疗法 (超滤或血滤)。

3) 合理使用神经体液拮抗药: 难治性心力衰竭患者使用 ACEI 易出现低血压和肾功能不全, β 受体阻滞药易使心力衰竭恶化。故这两类药物只能耐受小剂量或者不能耐受。对于低血压及周围低灌注者, 不能使用这两类药物。有明显液体潴留者不能应用 β 受体阻滞药。

4) 血管活性药物联合应用: 联合使用血管扩张药 (硝普钠或硝酸甘油) 和正性肌力药物 (多巴

胺、多巴酚丁胺或米力农）常有相加作用，改善心功能、利尿，稳定临床状况。有条件者应采用球囊漂浮（Swan – Ganz）导管监测血流动力学指标以指导临床用药。

5）机械辅助治疗：应用常规疗法强化治疗无效时可酌情选用以下机械辅助疗法。

（1）主动脉内球囊反搏：将一根带气囊导管置于降主动脉近端，气囊导管（根据气囊充气量多少，有 4 ~ 40ml 等不同容积，供不同体重儿童选用）连接在压力泵上，用心电图控制气泵的节律，在心室舒张时快速气囊充气，以提高主动脉内舒张压从而提高冠状动脉灌注压，心肌供血增加；心室收缩前，气囊快速排气，减少左室射血阻力，降低后负荷从而改善心功能。

（2）左心机械辅助循环：是将左心室的血引入主动脉，以减轻左心室做功，同时保障体内重要脏器的供血。适应证为心脏移植患者的过度治疗；心源性休克（心脏手术后低心排综合征、暴发型心肌炎）经治疗无效者。

（3）心脏再同步化治疗（cardiac resynchronization therapy，CRT）：指通过置入右心室及左心室电极，同时起搏左右心室，通过多部位起搏恢复心室同步收缩，临床研究证实，对于药物治疗无效并伴有左心室收缩不同步的重度心力衰竭患者，CRT 可以改善心功能，并可减少进行性心力衰竭导致的死亡。

2006 年，中华医学会心电生理和起搏分会心脏再同步治疗慢性心力衰竭的建议中认为，凡是符合以下条件的慢性心力衰竭患者，除非有禁忌证，均应接受 CRT：LVEF≤35%；窦性心律；左心室舒张末期内径大于等于 55mm；使用优化药物治疗，仍为 NYHA 3 ~ 4 级；心脏不同步（QRS≥120ms）。

6）心脏移植：心肌病终末期心力衰竭和对于药物治疗和外科干预无效的复杂先天性心脏病晚期心力衰竭患者，心脏移植作为一种治疗手段被逐渐接受。发达国家心脏移植术后 5 年存活率为 65% 左右。除了供体心脏短缺外，心脏移植的主要问题是移植排异，也是术后死亡的主要原因。

6. 研究中的治疗方法　如下所述。

（1）药物治疗：包括内皮素受体拮抗药、肾上腺髓质素、生长激素、肿瘤坏死因子单克隆抗体等都是研究中有治疗前景的药物。

（2）心力衰竭的细胞移植：近年来，采用自体骨髓源性干细胞移植修复心肌细胞的再生已成为研究的热点。自体骨髓来源的干细胞具有取材方便、无免疫源性、具有多向分化潜能、合乎伦理学要求等特点。细胞移植所采用的途径主要经冠状动脉注入、开胸手术时注入心外膜下和经导管注入心内膜下 3 种。自体骨髓干细胞移植治疗心衰是很有前途的新方法，临床研究已开始进行，但要广泛应用于临床尚有许多问题待解决，而目前还没有促使干细胞对心肌组织特异性靶向趋化的有效方法，干细胞在损伤心肌中的生存条件还需要进一步阐明。

（3）基因治疗：是在分子水平上纠正致病基因的结构或表达缺陷。心力衰竭的基因治疗，目前仍在实验阶段尚未应用于临床。但近年由于分子生物学理论和技术的进展，分子心血管病学的研究亦取得了飞速的进展，对心衰的治疗展示了良好的发展前景。

（陈　洋）

第七节　高血压危象

一、概述

高血压危象（hypertensive crises）是指一系列需要快速降低动脉血压治疗的临床高血压紧急情况。高血压危象包括高血压急症（hypertensive emergencles，HE）和高血压亚急症（hypertensive urgencies，HU）。

高血压急症是指原发性或继发性高血压患者，在某些诱因作用下，血压突然和明显升高［BP 大于 180/120mmHg（23.94/15.96kPa）］，同时伴有进行性心脏、脑、肾等重要靶器官功能不全的表现。高血压急症包括高血压脑病、颅内出血（脑出血和蛛网膜下隙出血）、脑梗死、急性心力衰竭、肺水肿、急性冠状动脉综合征（不稳定型心绞痛、急性非 ST 段抬高和 ST 段抬高心肌梗死）、主动脉夹层、子痫等，应注意血压水平的高低与急性靶器官损害的程度并非呈正比。一部分高血压急症并不伴有特别高的血压值，如并发于妊娠期或某些急性肾小球肾炎的患者，但如血压不及时控制在合理范围内会对脏器功能产生严重影响，甚至危及生命，处理过程中需要高度重视。并发急性肺水肿、主动脉夹层、心肌梗死者，即使血压仅为中度升高，也应视为高血压急症。

高血压亚急症是指血压明显升高但不伴靶器官损害。患者可以有血压明显升高造成的症状，如头痛、胸闷、鼻出血和烦躁不安等。相当多的患者有服药顺从性不好或治疗不足的问题。血压升高的程度不是区别高血压急症与高血压亚急症的标准，区别两者的唯一标准是有无新近发生的急性进行性的严重靶器官损害。

二、儿童高血压

儿童高血压以原发性高血压为主，表现为轻、中度血压升高，通常没有自我感知，没有明显的临床症状，除非定期体检，否则不易被发现。儿童中血压明显升高者多为继发性高血压。肾性高血压是继发性高血压的首位病因，占继发性高血压的80%左右。随年龄增长，原发性高血压的比例逐渐升高，进入青春期的青少年高血压多为原发性。

儿童与青少年舒张压读数取柯氏音第Ⅳ时相（K_4）还是第Ⅴ时相（K_5），国内外尚不统一。成人取K_5为舒张压，考虑到我国儿科教学和临床一直采用K_4为舒张压以及相当比例的儿童与青少年柯氏音不消失的现实状况，建议实际测量中同时记录K_4和K_5。

目前国际上统一采用P_{90}、P_{95}、P_{99}作为诊断"正常高值血压""高血压"和"严重高血压"标准。

表6-4和表6-5为2010年依据我国11余万儿童青少年血压调查数据制定出的中国儿童青少年血压参照标准。

表6-4　中国男性儿童血压评价标准

年龄/岁	收缩区			舒张区 K_4			舒张区 K_5		
	P_{90}	P_{95}	P_{99}	P_{90}	P_{95}	P_{99}	P_{90}	P_{95}	P_{99}
3	102	105	112	66	69	73	66	69	73
4	103	107	114	67	70	74	67	70	74
5	106	110	117	69	72	77	68	71	77
6	108	112	120	71	74	80	69	73	78
7	111	115	123	73	77	83	71	74	80
8	113	117	125	75	78	85	72	76	82
9	114	119	127	76	79	86	74	77	83
10	115	120	129	76	80	87	74	78	84
11	117	122	131	77	81	88	75	78	84
12	119	124	133	78	81	88	75	78	84
13	120	125	135	78	82	89	75	79	84
14	122	127	138	79	83	90	76	79	84
15	124	129	140	80	84	90	76	79	85
16	125	130	141	81	85	91	76	79	85
17	127	132	142	82	85	91	77	80	86

注：K_4：第Ⅳ时相；K_5：第Ⅴ时相。正常高值血压：收缩压和（或）舒张压大于等于P_{90}～<P_{95}，或12岁及以上儿童，收缩压和（或）舒张压大于等于120/80mmHg（15.96/10.64kPa）；高血压：收缩压和（或）舒张压大于等于P_{95}～<P_{99}；严重高血压：收缩压和（或）舒张压大于等于P_{90}。

表6-5 中国女性儿童血压评价标准

年龄（岁）	收缩区			舒张区 K₄			舒张区 K₅		
	P90	P95	P99	P90	P95	P99	P90	P95	P99
3	101	104	110	66	68	72	66	68	72
4	102	105	112	67	69	73	67	69	73
5	104	107	114	68	71	76	68	71	76
6	106	110	117	70	73	78	69	72	78
7	108	112	120	72	75	81	70	73	79
8	111	115	123	74	77	88	71	74	81
9	112	117	125	75	78	85	72	76	82
10	114	118	127	76	80	86	73	77	83
11	116	121	130	77	80	87	74	77	83
12	117	122	132	78	81	88	75	78	84
13	118	123	132	78	81	88	75	78	84
14	118	123	132	78	82	88	75	78	84
15	118	123	132	78	82	88	75	78	84

注：K_4：第Ⅳ时相；K_5：第Ⅴ时相。正常高值血压：收缩压和（或）舒张压大于等于 P_{90} ~ <P_{95}，或12岁及以上儿童，收缩压和（或）舒张压大于等于 120/80mmHg（15.96/10.64kPa）；高血压：收缩压和（或）舒张压大于等于 P_{95} ~ <P_{99}；严重高血压：收缩压和（或）舒张压大于等于 P_{99}。

三、发病机制

高血压危象的发生机制，多数学者认为是由于高血压患者在诱发因素的作用下，血液循环中肾素、血管紧张素Ⅱ，去甲肾上腺素和精氨酸加压素等收缩血管活性物质突然急骤的升高，引起肾出、入球小动脉收缩或扩张。这种情况若持续性存在，除了血压急剧增高外，还可导致压力性多尿，继而发生循环血容量的减少，又反射性引起血管紧张素Ⅱ、去甲肾上腺素和精氨酸加压素生成和释放增加，使循环血中血管活性物质和血管毒性物质达到危险水平，从而加重肾小动脉收缩。由于小动脉收缩和扩张区交叉所致，故其呈"腊肠串"样改变。引起小动脉内膜损伤和血小板聚集，导致血栓素等有害物质进一步释放形成血小板血栓，引起组织缺血缺氧，毛细血管通透性增加，并伴有微血管内凝血点状出血及坏死性小动脉炎，以脑和肾损害最为明显。有动脉硬化的血管特别易引起痉挛并加剧小动脉内膜增生，于是形成病理性恶性循环。此外，交感神经兴奋性亢进和血管加压性活性物质过量分泌不仅引起肾小动脉收缩，而且也会引起全身周围小动脉痉挛，导致外周血管阻力骤然增高，使血压进一步升高，从而发生高血压的危险。

四、临床表现

诱因为精神创伤、情绪变化、过度疲劳、寒冷刺激、气候变化和内分泌失调（如经期）等。突然起病，病情凶险。

1. 血压显著增高　收缩压升高可达 200mmHg（26.6kPa）以上，严重时舒张压也显著增高，可达 117mmHg（15.56kPa）以上。

2. 交感神经强烈兴奋　表现为发热、出汗、心率增快、皮肤潮红、口干、尿频、排尿困难及手足颤抖等。

3. 靶器官急性损害的表现　①视物模糊，视力丧失，眼底检查可见视网膜出血、渗出、视盘水肿。②胸闷、心绞痛、心悸、气急、咳嗽，甚至咳泡沫痰。③尿频、尿少、血浆肌酐和尿素氮增高。④一过性感觉障碍、偏瘫、失语，严重者烦躁不安或嗜睡。⑤头痛、恶心、呕吐、嗜睡、抽搐、昏迷。

五、治疗

1. 高血压急症的处理　当怀疑高血压急症时，应进行详尽的病史收集、体检和实验室检查，评价靶器官功能受累情况，以尽快明确是否为高血压急症。但初始治疗不能因为对患者整体评价过程而延迟。

高血压急症的患者应进入急诊抢救室或加强监护室，持续监测血压；尽快应用适合的降压药；酌情使用有效的镇静药以消除患者恐惧心理；并针对不同的靶器官损害给予相应的处理。

高血压急症需立即进行降压治疗以阻止靶器官进一步损害。在治疗前要明确用药种类、用药途径、血压目标水平和降压速度等。理想的药物应能预期降压的强度和速度，常用药物详见表6-6。

表6-6　高血压急症静脉注射或肌肉注射用降压药

药名	剂量	起效时间/min	持续时间	不良反应
硝普钠	0.25～10.00μg/（kg·min）静脉滴注	立即	1～2min	恶心、呕吐、肌肉痉挛、出汗
硝酸甘油	5～100μg/min 静脉滴注	2～5	5～10min	头痛、呕吐
酚妥拉明	2.5～5.0mg 静脉注射，0.5～1.0mg/min 静脉滴注	1～2	10～30min	心动过速、头痛、潮红
尼卡地平	0.5～10.0μg/（kg·min）静脉滴注	5～10	1～4h	心动过速、头痛、潮红
艾司洛尔	250～500μg/kg 静脉注射，此后 50～300μg/（kg·min）静脉滴注	1～2	10～20min	低血压、恶心
乌拉地尔	10～50mg 静脉注射，6～24mg/h	5	2～8h	头晕、恶心、疲倦
地尔硫䓬	10mg 静脉注射，5～15μg/（kg·min）静脉注射	5	30min	低血压、心动过缓
二氮嗪	200～400mg/（kg·min）静脉注射，累计不超过600mg	1	1～2h	血糖过高，水钠潴留
拉贝洛尔	20～100mg 静脉注射，0.5～2.0mg/min 静脉注射，24h 不超过300mg	5～10	3～6h	恶心、呕吐、头麻、支气管痉挛、传导阻滞、直立性低血压
依那普利拉	1.25～5.00mg，每6h 静脉注射	15～30	6～12h	高肾素状态血压陡降、变异度较大
肼屈嗪	10～20mg 静脉注射，10～40mg 肌肉注射	10～20 / 20～30	1～4h / 4～6h	心动过速、潮红、头痛、呕吐、心绞痛加重
非诺多泮	0.03～1.60μg/（kg·min）静脉注射	<5	30min	心动过速、头痛、恶心、潮红

注：急症降压药使用详见各种药物的说明书。

在严密监测血压、尿量和生命体征的情况下，应视临床情况的不同使用短效静脉降压药物。降压过程中要严密观察靶器官功能状况，如神经系统症状和体征的变化，胸痛是否加重等。由于已经存在靶器官的损害，过快或过度降压容易导致组织灌注压降低，诱发缺血事件。所以起始的降压目标并非使血压正常，而是渐进地将血压调控至不太高的水平，最大限度地防止或减轻心脏、脑、肾等靶器官损害。

一般情况下，初始阶段（数分钟到1h内）血压控制的目标为平均动脉压的降低幅度不超过治疗前水平的25%。在随后的2～6h内将血压降至较安全水平，一般为160/100mmHg（21.28/13.30kPa）左右，如果可耐受这样的血压水平，临床情况稳定，在以后24～48h逐步降低血压达到正常水平。

降压时需充分考虑到患者的年龄、病程、血压升高的程度、靶器官损害和并发的临床状况，因人而异地制定具体的方案。如果患儿为急性冠状动脉综合征或以前没有高血压病史的高血压脑病（如急性肾小球肾炎、子痫所致等），初始目标血压水平可适当降低。若为主动脉夹层，在患者可以耐受的情况下，降压的目标应该低至收缩压100～110mmHg（13.30～14.63kPa），一般需要联合使用降压药，并要给予足量β受体阻滞剂。降压的目标还要考虑靶器官特殊治疗的要求，如溶栓治疗等。一旦达到初始靶目标血压，可以开始口服药物，静脉用药逐渐减量至停用。

在处理高血压急症时，要根据患儿具体临床情况做其他相应处理，争取最大限度保护靶器官，并针对已经出现的靶器官损害进行治疗。

2. 高血压亚急症的处理　对高血压亚急症患儿，可在24～48h 将血压缓慢降至160/100mmHg（21.28/13.30kPa）。没有证据说明此种情况下紧急降压治疗可以改善预后。

许多高血压亚急症患儿可通过口服降压药控制，如钙拮抗剂、ACEI、ARB、α受体阻滞剂、β受体阻滞剂，还可根据情况应用襻利尿剂。初始治疗可以在门诊或急诊室，用药后观察5～6h，2～3d后门诊调整剂量。此后可应用长效制剂控制至最终的靶目标血压。

到急诊室就诊的高血压亚急症患者在血压初步控制后，应给予调整口服药物治疗的建议，并建议患儿定期去高血压门诊调整治疗。具有高危因素的高血压亚急症如伴有心血管疾病的患者可以住院治疗，注意避免对某些无并发症但血压较高的患儿进行过度治疗，在这些患儿中静脉或大剂量口服负荷量降压药可产生不良反应或低血压，并可能造成相应损害。

预防高血压的发生及系统管理治疗高血压患者是一项涉及全社会的系统工程。防治对象不仅包括已诊断的高血压患者，还包括社区中所有可能发生高血压的高危个体。防治对策应该是可执行的、经济有效的，并且是可持续发展的。

（陈　洋）

第八节　心源性休克

一、概述

心源性休克（cardiogenic shock）是指纠正前后负荷后，心脏泵功能急剧减退导致组织低灌注的临床综合征。

心源性休克的特征：①血流动力学异常：血压下降［收缩压小于80mmHg（10.64kPa）］，持续半小时以上或平均动脉压下降大于30mmHg（3.99kPa），心脏指数小于等于2.2L/（min·m^2），且肺毛细血管楔压大于等于15mmHg，中心静脉压（CVP）大于12cmH$_2$O，周围血管阻力＞1 400dyn·s·cm^5［达因·秒·厘米$^{-5}$］。②周围组织低灌注状态：四肢湿冷、少尿［大于0.5ml/（kg·h）］、神志改变。

从低心排综合征到心源性休克是一个连续的过程。排除其他原因所致血压下降，如严重的心律失常，使心排血量急剧下降；血容量不足；代谢性酸中毒；剧烈疼痛；心肌抑制药物的作用等。

关于低血压问题，多数小儿心源性休克存在低血压，但由于心源性休克是由于心力衰竭导致靶器官低灌注状态，因此，不管有无低血压，只要存在心脏原因所导致的组织低灌注即为心源性休克，尤其是休克早期。

二、病因及发病机制

成人心源性休克多是急性心肌梗死的严重并发症，也是其致死的主要原因。小儿期主要原发病为暴发性或重症心肌炎、先天性心脏病（包括心脏手术后低排综合征）、体肺循环高压、大量心包积液（心脏压塞）、心包狭窄、心肌病、严重心律失常（如阵发性室上性心动过速、室性心动过速、心室颤动）、感染性疾病等。虽然小儿心源性休克的患病率不如感染性休克多见，但其常起病急骤，发展迅猛，有时尚未明确诊断，在急诊室或入院不久即死亡。

1. 心肌弥漫性损害（心肌收缩无力）　病毒或细菌感染所引起的心肌炎、急性克山病、各类心肌病、冠状动脉起源异常、川崎病并发冠状动脉瘤及冠状动脉栓塞、心脏手术后低心排综合征、先天性左心发育不良综合征等均可导致心肌收缩无力，心排血量不足，其中以暴发性心肌炎最常见。

2. 心室的压力负荷（后负荷）过重　体、肺循环高压，左、右心室流出道狭窄，主动脉或肺动脉狭窄，高血压等，使心室射血时阻力增高，后负荷加重，引起继发性心肌舒张、收缩功能的减弱。

3. 心室的容量负荷（前负荷）过重　瓣膜关闭不全，心内或大血管间左向右的分流，主动脉窦瘤破裂入心腔，心脏外伤、穿孔，输液、输血过多、过快等，可引起继发性心肌收缩力减弱。

4. 心室前负荷不足　大量心包积液（心脏压塞）、心包缩窄、限制型心肌病、二尖瓣狭窄、心房黏液瘤嵌顿、张力性气胸及急性肺梗死等，可引起心室充盈受限，回心血量减少。

5. 严重心律失常　快速型心律（室上性、室性心动过速）、室颤、起搏器综合征（设定的室率大于房率）、严重心动过缓等，可引起心排血量不足。

6. 全身因素　缺氧、缺血、代谢障碍（低血糖）、电解质紊乱（酸中毒、低或高钾血症）、药物中毒（洋地黄、奎尼丁、维拉帕米等过量）等，可继发严重的心律失常或（和）心肌收缩力下降，均可引起心排血量下降。

三、病理生理

心源性休克首要的病理机制是心排血量急剧下降导致微循环障碍和生命器官灌注不足，继而急性细胞缺氧，细胞毒性物质生成堆积而导致器官衰竭。在整个过程中，机体不断地进行自身代偿以期扭转、减缓病理改变，如果失代偿则进入不可逆状态。

1. 心脏病理学及全身反应

（1）早期：血流低灌注发生在能承受较长时间缺血的组织器官，如皮肤、脂肪、肌肉和骨骼。通过颈动脉窦和主动脉弓压力感受器的作用，反射性兴奋交感神经 - 肾上腺髓质系统，血中儿茶酚胺水平增高，选择性使内脏、皮肤组织的小动脉、微动脉、终末动脉收缩，导致毛细血管前阻力显著增加；另外，肾素 - 血管紧张素 - 醛固酮系统激活及抗利尿激素分泌增多，以保证生命器官的血液供应，并维持血压。因而，在此阶段患者血压尚可维持正常，神志亦清楚。代谢性酸中毒尚未出现或轻微，动脉血 pH 正常。

（2）中期：血流低灌注发生在除心脏和脑以外的生命器官，这些器官只能承受短时间的缺血。如肝、肠道和肾等。上述代偿性机制造成了循环阻力升高，心脏后负荷增加，成为心搏量下降的又一因素。随之左心室舒张末期压力升高，左心房压力上升，肺毛细血管楔压增高，发生肺瘀血。组织缺血缺氧使无氧酵解增加，乳酸增多，出现代谢性酸中毒。后者造成微动脉、毛细血管前括约肌松弛，此时微静脉、小静脉仍收缩，从而血液灌入多，流出少，外周阻力下降，加之缺血所致的左心室做功受损、瓣膜功能及乳头肌功能异常导致心搏量的进一步减少，因而血压下降。

（3）晚期：血流低灌注波及心脏或脑。此前，机体已通过代偿机制尽可能保留这两个重要器官的灌注，休克继续进展，脑血管和冠状动脉灌注不良，全身其他组织器官的血管床进一步收缩，机体呈现严重酸中毒和意识障碍。

低血压或组织低灌注可刺激交感神经兴奋和儿茶酚胺类物质分泌增加，起到一定的代偿作用。但儿茶酚胺类物质分泌增加可使心肌耗氧增加，使心肌缺血更加严重。儿茶酚胺类物质还有致心律失常作用。肾素 - 血管紧张素系统（renin - angiotensin system，RAS）激活也有一定的代偿作用。但 RAS 激活可使心脏后负荷增加，并加重水钠潴留和肺水肿。神经激素激活可使总外周血管阻力（systemlc vascular resistance，SVR）增加。SVR 增加虽有升高血压的作用，但可使组织灌注更趋减少。当 SVR 明显降低时，要考虑心源性休克合并感染性休克。

2. 细胞病理学　组织低灌注及随之发生的细胞低氧血症引起无氧糖酵解而耗竭三磷腺苷及细胞内能量储备，无氧糖酵解导致乳酸堆积而引起细胞内酸中毒，而能量依赖的离子转运泵耗竭引起跨膜电位降低而致细胞内钠、钙堆积及心肌细胞"痛饮"。细胞缺血及细胞内钙堆积将激活细胞内保护酶。另外，研究表明缺血性心肌病变中，程控细胞坏死也将引起心肌细胞损失。

四、临床表现

该病临床表现可分为原发病和休克两方面的症状。

1. 原发病的症状　因原发病不同而异。感染所致心肌炎可发生在感染的急性期或恢复期。有的以突然发生心源性休克而起病，听诊时心音低钝，有奔马律或心律失常。如病因为室上性阵发性心动过速，多有阵发性发作病史，并有典型的心电图改变；如系急性心脏压塞症，则有心包炎的病史，并有颈静脉怒张、奇脉及心音遥远等心脏压塞症状；如系肺梗死，则多发生于感染性心内膜炎、栓塞性静脉炎及手术后患者，常有突然胸痛、呼吸困难及咯血等症状。

2. 休克症状　心源性休克一般进展迅速，根据其发生、发展的病理生理学特征，临床可分为三期。

（1）休克初期（代偿期）：表现为直立性低血压，即血压在坐位和立位时降低，而平卧位可以正常，收缩压变化大于 10mmHg（1.3kPa）。脉压减低，心率加快，神志清醒，但烦躁不安，焦虑或易激惹；患儿畏寒，面色苍白，四肢湿冷；尿量正常或稍减少。

（2）休克期（失代偿期）：出现间断平卧位低血压，收缩压降至 80mmHg（10.64kPa）以下。脉压在 20mmHg（2.6kPa）以下；患儿神志尚清楚，但反应迟钝，意识模糊；皮肤湿冷，呈大理石样花纹，毛细血管再充盈时间延长；心率更快，脉搏无力；浅表静脉萎陷，呼吸稍快，肠鸣音减弱；尿量减少或无尿，婴儿少于 2ml/（kg·h），儿童少于 1ml/（kg·h）。

（3）休克晚期：血压降低且固定不变或不能测出；患儿昏迷，肢冷发绀；心率更加快速或转为缓慢；脉搏微弱或触不到；呼吸急促或缓慢、不整；腹胀，肠麻痹；少尿或无尿。此期患儿可出现弥散性血管内凝血和多脏器损伤。前者表现为皮肤黏膜出血、便血、呕血及血尿，最终导致呼吸衰竭、肾衰竭以及多脏器衰竭，甚至死亡。

3. 按休克严重程度大致可分为轻、中、重和极重度休克

（1）轻度休克：表现为患者神志尚清，但烦躁不安，面色苍白，口干，出汗，心率大于 100 次/min，脉速有力，四肢尚温暖，但肢体稍发绀、发凉，收缩压大于等于 80mmHg（10.64kPa），尿量略减，脉压小于 30mmHg（4.0kPa）。

（2）中度休克：面色苍白，表情淡漠，四肢发冷，肢端发绀，收缩压在 60～80mmHg（8～10.64kPa），脉压 <20mmHg（2.67kPa），尿量明显减少（小于 17ml/h）。

（3）重度休克：神志欠清，意识模糊，反应迟钝，面色苍白、四肢厥冷、发绀，皮肤出现大理石样改变，心率大于 120 次/min，心音低钝，脉细弱无力或稍加压后即消失，收缩压降至 40～60mmHg（5.32～8.0kPa），尿量明显减少或尿闭。

（4）极重度休克：神志不清、昏迷，呼吸浅而不规则，口唇皮肤发绀，四肢厥冷，脉搏极弱或扪不到，心音低钝或呈单音心律，收缩压小于 40mmHg（5.32kPa），无尿，可有广泛皮下、黏膜及内脏出血，并出现多器官衰竭征象。

必须指出，上述休克的临床分期和严重程度的划分是人为的，其相互之间并非一刀切，可有过度类型，只能作为临床工作中判断病情的参考。

五、诊断及鉴别诊断

心源性休克的诊断实际上包括对休克和对其心源性病因两部分的综合诊断。应与儿科常见的感染性休克，吐泻引起的水、电解质紊乱所致休克，过敏性休克，急性中枢神经系统疾病，重症衰竭等相鉴别。诊断为心源性休克后应进一步确定原发病，为采取有效措施提供重要依据。

六、治疗

1. 监测　对心源性休克的监测项目与其他类型休克相同，如心率、血压、体温、呼吸、尿量、经皮测血氧饱和度、血气、X 线胸片、心电图、超声心动图、血生化（电解质、肝肾功能），必要时进行血流动力学监测，包括中心静脉压、肺毛细血管楔压、心排血量等。

2. 对症治疗　治疗原则是积极抢救休克的同时，重视原发病的相应治疗。治疗关键是提高心排血量，改善组织细胞氧供应及减少氧消耗。

1）保持安静，以减少耗氧量

平卧位或头稍低位，鼻管或面罩给氧，必要时加压给氧。

2）改善机体氧供，纠正酸碱失衡

维持动脉 $P(O_2)$ ≥70mmHg（9.31kPa），经皮血氧测定的氧饱和度 ≥90%。纠正代谢性酸中毒，当出现高碳酸血症、呼吸性酸中毒时，需行气管插管机械通气。

3）补液及纠正电解质紊乱

心源性休克主要因心功能不全引起，扩容往往不能使心排血量多，输液过多或过快反而会导致肺水

肿，使病情恶化。首次输液可给予100g/L 葡萄糖氯化钠溶液或低分右旋糖酐，5～10ml/kg，于30min 内静脉滴注，休克状态无改善可重复1次，静脉输液总量为1 000～1 200ml/（m² · 24h）（不宜超过50ml/kg），严格掌握液体量及输液速度，多用100g/L 葡萄糖液缓慢均匀静脉滴注。

4）正性肌力药物

（1）儿茶酚胺类药物：多巴胺和多巴酚丁胺常用剂量3～8μg/（kg · min），多巴胺在提高血压方面优于多巴酚丁胺，但引起心动过速和心律失常方面重于多巴酚丁胺。异丙肾上腺素仅应用于对阿托品无效或起搏器不能立即使用时应用。需注意可能产生的室性心律失常。美国心脏病学学会/美国心脏学会（ACC/AHA）指南推荐异丙肾上腺素可用于严重心源性休克低血压状态。

（2）磷酸二酯酶抑制剂：米力农可提高细胞内cAMP水平而增加心肌收缩力，兼有冠状动脉及外周血管扩张作用。小儿静脉注射负荷量每次25～75μg/kg，间隔10min后重复1次，可重复3次，以后静脉滴注0.25～0.50μg/（kg · min）。

（3）洋地黄制剂：洋地黄类药物对心源性休克初始不起作用。仅用于阵发性室上性心动过速和心房纤颤转复无效时为控制心率才使用。暴发性心肌炎尽量避免使用洋地黄制剂。

（4）血管扩张剂：在应用正性肌力药的同时，血管扩张药可减轻心脏前后负荷，提高心排血量，扩张静脉可减低前负荷。扩张动脉可减少动脉阻力，减轻左室后负荷，改善左室射血，心排血量增加。扩张微循环血管，增加营养性毛细血管血流。

（5）利尿剂：应用利尿剂可减轻肺瘀血并增加携氧，但危重情况下应慎用，因为骤然利尿有加重低血压及减少冠状动脉血流灌注的危险。如利尿效果不理想时应考虑系低血容量、心排血量严重下降以及肾血流量不足（肾衰竭）的影响。

（6）体外机械辅助装置：休克时应用各种辅助装置是现代休克治疗的进展之一。主要有主动脉内气囊反搏（IABP）、心室（左心室或双心室）辅助装置（VAD）、人工膜肺（ECMO）等技术。国外有学者将人工膜肺作为救治的首选方法。

（7）改善心肌代偿：可使用大剂量维生素C、1,6-二磷酸果糖等。

（8）皮质激素：目前对并发感染的心源性休克患儿应用皮质激素，国内外仍有争议，但对伴有心源性休克的肾上腺皮质功能危象者，应用皮质激素是必要的。

3. 病因治疗

（1）暴发性或重症心肌炎、心肌病：可采用皮质类固醇冲击治疗。在病情稳定前不宜应用β受体阻滞剂、钙通道阻滞剂及血管紧张素转换酶抑制剂，因其可加重心源性休克患者的低血压。

（2）严重心律失常：快速性心律失常，如室上性心动过速可选用胺碘酮负荷量5～7mg/kg，1h内滴入；维持量10～15μg/（kg · min）。室性心动过速目前不主张首选利多卡因，而建议应用胺碘酮，但要用负荷量。对血流动力学不稳定者可选用电击复律。直流电击复律方法，电能量为0.5～1.0J/（s · kg），电击于QRS波峰上，如无效可加大能量重复电击，但不宜超过3次。电击复律的特点是作用快，安全且效果好，但对洋地黄中毒者应禁用。缓慢心律失常或合并严重快速心律失常，应尽快安装起搏器。

（3）心包压塞：宜行心包穿刺引流减压。

（张亚昱）

第七章

消化系统疾病

第一节 感染性口炎

一、细菌感染性口炎

（一）球菌性口炎（coccigenic stomatitis）

细菌性口炎以球菌感染多见，常以黏膜糜烂、溃疡伴假膜形成为其特征，又称膜性口炎或假膜性口炎。

1. 病因 在正常人口腔内存在一定数量的各种细菌，在一般情况下并不致病。但当内外环境发生变化，身体防御能力下降时，如感冒、发热、感染、滥用抗生素及（或）肾上腺皮质激素、化疗和放疗等，口腔内细菌增殖活跃，毒力增强，菌群关系失调，就可发病。致病菌主要包括链球菌、金黄色葡萄球菌及肺炎球菌等。

2. 临床表现及诊断 发病急骤，伴有全身反应如发热、头痛、咽痛、哭闹、烦躁、拒食及颌下淋巴结肿大等，病损可发生于口腔黏膜各处，以舌、唇内及颊黏膜多见。初起为黏膜充血水肿，继之出现大小不等的糜烂或溃疡，散在、聚集后融和均可见到表面披有灰白色假膜，易于擦去，但留下溢血的创面，不久又被假膜覆盖。实验室检查白细胞总数和中性粒细胞显著增多。

葡萄球菌性口炎发病部位以牙龈为主，覆有暗白色苔膜，易被拭去，但不引起溃疡，口腔其他部位的黏膜有不同程度的充血，全身症状轻微。涂片可见大量葡萄球菌，细菌培养可明确诊断。

链球菌口炎呈弥漫性急性齿龈口炎，在口腔黏膜急性充血的基础上，出现大小不等的黄色白苔膜，剥去假膜则留有出血糜烂面，不久又重新被假膜覆盖。全身症状明显，常并发有链球菌性咽炎。苔膜涂片或细菌培养检查发现链球菌，即可确诊。

肺炎球菌性口炎多发生于冬春季节，或气候骤变时，好发于硬腭、口底、舌下及颊黏膜。在充血水肿黏膜上出现银灰色假膜，伴有不同程度的全身症状。苔膜涂片或细菌培养检查发现肺炎双球菌而确诊。

3. 治疗 主要是控制感染，局部涂2%甲紫及金霉素甘油，病情较重者要给予抗生素静脉滴注或肌肉注射，如青霉素及红霉素等，也可根据细菌药物敏感实验选用抗生素，则效果更好。止痛是对症处理的重要措施，常用2%利多卡因涂患处，外用中药养阴生肌散也能消肿止痛和促进溃疡愈合，口腔局部湿敷也必不可少。此外还要加强口腔护理，保持口腔卫生。

（二）坏死性龈口炎（necrotic gingivostomatitis）

1. 病因 主要致病菌为梭形杆菌和奋森螺旋体，这些细菌是口腔固有的，在正常情况下不致病，当机体代谢障碍、免疫功能低下、抵抗力下降或营养不良时，或口腔不卫生时，则细菌大量繁殖而致病。

2. 临床表现 发病急骤，症状显著，有发热、全身不适以及颌下淋巴结肿大。溃疡好发于牙龈和颊黏膜，形态不定，大小多在1cm左右，表浅，披以污秽的、灰白色苔膜，擦去此苔膜时，出现溢血的溃疡面，但不久又再被覆以同样的苔膜，周围黏膜有明显充血水肿，触痛明显，并有特别强烈的坏死组织臭味。此病确诊的依据为特殊性口臭，苔膜与小溃疡，涂片中找到大量梭形杆菌与奋森螺旋体。

3. 治疗　原则是去除病因，控制感染、消除炎症，防止病损蔓延和促进组织恢复。全身抗感染治疗可给予广谱抗生素如青霉素、红霉素及交沙霉素等。局部消炎可用3%过氧化氢清洗坏死组织，然后用2%甲紫液或2%碘甘油或2%金霉素甘油涂患处。饮食上应给予高维生素、高蛋白饮食，必要时输液以补充液体和电解质。另外，由于本病具有传染性，应做好器具的清洁消毒工作，防止交叉感染。

二、病毒感染性口炎

病毒感染性口炎中，疱疹性口炎（herpetic stomatitis）的发病率最高。终年可以发生，以2～4月份最多，具传染性，可群体发病。

（一）病因

疱疹性口炎又称疱疹性齿龈口炎，由疱疹病毒感染而引起，通过飞沫和接触传染。发热性疾病、感冒、消化障碍以及过度疲劳等均可为诱因。

（二）临床表现及诊断

该病多见于1～5岁儿童。在疱疹出现前2～3d（潜伏期）患儿常有烦躁、拒食、发热与局部淋巴结肿大。2～3d后体温下降，但口腔症状加重，病损最初表现为弥漫性黏膜潮红，在24h内渐次出现密集成群的针尖大小水疱，呈圆形或椭圆形，周围环绕红晕，水疱很快破溃，暴露出表浅小溃疡或溃疡相互融合成大溃疡，表面覆有黄白色分泌物。本病为自限性，1～2周内口腔黏膜恢复正常，溃疡愈合后不留瘢痕。疱底细胞、病毒分离和血清学实验可帮助诊断。

（三）治疗

该病无特效治疗，主要是对症治疗以减轻痛苦、促进愈合。一般不用抗生素，局部可用疱疹净（研细涂之）或中药锡类散等。进食前为减轻疼痛可用2%利多卡因局部涂之。有发热者给予退热剂，患病期间应加强全身支持治疗如给予高维生素高营养流质，或静脉补充营养。口腔护理是必要的，包括保持口腔清洁、勤喂水，禁用刺激性、腐蚀性、酸性或过热的食品、饮料及药物。

三、真菌感染性口炎

鹅口疮（thrush）：念珠菌感染引起的口炎中以白色念珠菌致病力最强，儿童期感染常称为鹅口疮。念珠菌是人体常见的寄生菌，其致病力弱，仅在一定条件下感染致病，故为条件致病菌，近年来随着抗生素及肾上腺皮质激素的广泛应用，使念珠菌感染日益增多。

（一）病因

该病为白色念珠菌感染。诱因有营养不良、腹泻及长期使用抗生素、肾上腺皮质激素等，这些诱因加上乳具污染，便可引起鹅口疮。

（二）临床表现及诊断

鹅口疮的特点是口腔黏膜上出现白色乳凝块样物，分布于颊黏膜、舌、齿龈和上腭表面。初起时呈小点状和小片状，渐融合成大片，不易擦去，若强行擦拭后局部潮红，可有溢血。患儿一般情况良好，无痛，不影响吃奶，偶有个别因累及消化道、呼吸道而出现呕吐、声嘶或呼吸困难。细菌涂片和培养可帮助诊断。

（三）治疗

鹅口疮的治疗，主要是用碱性药物及制霉菌素。局部治疗，因为口腔的碱性环境可抑制白色念珠菌的生长繁殖。一般用2%碳酸氢钠清洗口腔后，局部涂抹2%甲紫或冰硼散，每日1～2次，数日后便可痊愈。若病变广泛者可用制霉菌素10万IU，加水1～2ml涂患处，每日3～4次。

（张亚昱）

第二节 非感染性口炎

一、创伤性口炎

机械性或热性刺激可能是此病的主要发病条件。锐利的牙根、残冠，口腔异物，较硬橡皮奶头等机械性因素均可造成黏膜撕裂伤、出血、溃疡或糜烂；过烫的饮料、茶水或食物则引起黏膜烫伤。

病变发生于直接受损部位，多见于舌的侧缘，也可发生于唇、颊及他处黏膜，可表现为红肿、出血或溃疡，伴有局部疼痛，如继发感染，则可引起局部淋巴结肿大。去除病因后，病变通常在 1~2 周内痊愈。

治疗为去除病因如拔去残根，磨改锐利牙齿或边缘。冰硼散、锡类散及青黛散可局部消炎止痛。药物漱口水含漱，多喝凉开水以清洁口腔。

二、过敏性口炎

过敏性口炎亦称变态反应性口炎（allergic stomatitis），是由于个体差异，一些普通无害的东西如各种口腔药物漱口水、牙膏碘合剂或药物作为抗原刺激黏膜，使局部产生抗原抗体反应而引起的黏膜损害。接触致敏物质 24~48h 或数天后才出现症状和体征。轻者仅表现为红斑，水疱；重者表现为局部组织坏死、溃疡，可伴有皮肤或其他部位的黏膜损害。致敏物质去除后，口腔炎症还要持续一段时间。主要是去除致敏物质和抗过敏治疗。抗过敏药物有盐酸苯海拉明及氯苯那敏。必要时可用泼尼松及地塞米松。对症治疗包括局部止痛和抗感染等。

（王兴翠）

第三节 急性胃炎

急性胃炎（acute gastritis）系由不同病因引起的胃黏膜急性炎症。病变严重者可累及黏膜下层与肌层，甚至深达浆膜层。临床上按病因及病理变化的不同，分为急性单纯性胃炎、急性糜烂性胃炎、急性腐蚀性胃炎及急性化脓性胃炎，其中临床上以急性单纯性胃炎最为常见，而由于抗生素广泛应用，急性化脓性胃炎已罕见。儿童中以单纯性与糜烂性多见。

一、病因

（一）微生物感染或细菌感染

进食污染微生物和细菌毒素的食物后引起的急性胃炎中，多见沙门菌属、嗜盐杆菌及某些病毒等。细菌毒素以金黄色葡萄球菌为多见，偶为肉毒杆菌毒素。近年发现幽门螺杆菌也是引起急性胃炎的一种病原菌。

（二）化学因素

（1）药物：水杨酸盐类药物如阿司匹林及吲哚美辛等。

（2）误食强酸（如硫酸、盐酸和硝酸）及强碱（如氢氧化钠和氢氧化钾）引起胃壁腐蚀性损伤。

（3）误食毒蕈、砷、灭虫药及杀鼠剂等化学毒物，均可刺激胃黏膜引起炎症。

（三）物理因素

进食过冷、过热的食品或粗糙食物均可损伤胃黏膜，引起炎症。

（四）应激状态

某些危重疾病如新生儿窒息、颅内出血、败血症、休克及大面积灼伤等使患儿处于严重的应激状态是导致急性糜烂性胃炎的主要原因。

二、发病机制

（1）外源性病因可严重破坏胃黏液屏障，导致氢离子及胃蛋白酶的逆向弥散，引起胃黏膜的损伤而发生糜烂、出血。

（2）应激状态使去甲肾上腺素和肾上腺素大量分泌，内脏血管收缩，胃血流量减少，缺血、缺氧进一步使黏膜上皮的线粒体功能降低，影响氧化磷酸化过程，使胃黏膜的糖原贮存减少。而胃黏膜缺血时，不能清除逆向弥散的氢离子；缺氧和去甲肾上腺素又使碳酸氢根离子分泌减少，前列腺素合成减少，削弱胃黏膜屏障功能，导致胃黏膜急性糜烂性炎症。

三、临床表现及分型

（一）急性单纯性胃炎

起病较急，多在进食污染食物数小时后或24h发病，症状轻重不一，表现上腹部不适、疼痛，甚至剧烈的腹部绞痛。厌食、恶心、呕吐，若伴有肠炎，可有腹泻。若为药物或刺激性食物所致，症状则较轻，局限上腹部，体格检查有上腹部或脐周压痛，肠鸣音可亢进。

（二）急性糜烂性胃炎

该病多在机体处在严重疾病应激状态下诱发，起病急骤，常以呕血或黑粪为突出症状，大量出血可引起晕厥或休克，伴重度贫血。

（三）急性腐蚀性胃炎

该病误服强酸、强碱史，除口腔黏膜糜烂、水肿外，中上腹剧痛、绞窄感、恶心、呕吐、呕血和黑粪，并发胃功能紊乱，急性期过后可遗留贲门或幽门狭窄，出现呕吐等梗阻症状。

四、实验室检查

感染因素引起者其末梢血白细胞计数一般增高，中性粒细胞比例增大。腹泻者，粪便常规检查有少量黏液及红、白细胞。

五、影像学检查

（一）内镜检查

胃黏膜明显充血、水肿，黏膜表面覆盖厚的黏稠炎性渗出物，糜烂性胃炎则在上述病变上见到点、圆、片、线状或不规则形糜烂，中心为红色新鲜出血或棕红色陈旧性出血，伴白苔或黄苔，常为多发亦可为单个。做胃镜时应同时取胃黏膜做幽门螺杆菌检测。

（二）X线检查

胃肠钡餐检查病变黏膜粗糙，局部压痛，但不能发现糜烂性病变，且不能用于急性或活动性出血患者。

六、诊断与鉴别诊断

急性胃炎无特征性临床表现，诊断主要依靠病史及内镜检查，以上腹痛为主要症状者应与下列疾病鉴别。

（一）急性胰腺炎

该病有突然发作的上腹部剧烈疼痛，放射至背部及腰部，血清淀粉酶升高，B超或CT显示胰腺肿大，严重患者腹腔穿刺可抽出血性液体且淀粉酶增高。

（二）胆道蛔虫症

骤然发生上腹部剧烈绞痛，可放射至左、右肩部及背部，发作时辗转不安，剑突下偏右压痛明显，可伴呕吐，有时吐出蛔虫，B 超见胆总管内有虫体异物。

七、治疗

1. 单纯性胃炎　以对症治疗为主，去除病因，解痉止吐，口服黏膜保护剂，对细菌感染尤其伴有腹泻者可选用小檗碱、卡那霉素及氨苄西林等抗生素。有幽门螺杆菌者，则应做清除治疗。

2. 糜烂性胃炎　应控制出血，去除应激因素，可用 H_2 受体拮抗剂：西咪替丁 $20 \sim 40mg/$（kg·d），法莫替丁 $0.4 \sim 0.8mg/$（kg·d），或质子泵阻滞剂奥美拉唑 $0.6 \sim 0.8mg/$（kg·d），以及应用止血药如巴曲酶注射，凝血酶口服等。

3. 腐蚀性胃炎　应根据腐蚀剂性质给予相应中和药物，如口服镁乳氢氧化铝、牛奶和鸡蛋清等治疗强酸剂腐蚀。

（王兴翠）

第四节　慢性胃炎

慢性胃炎（chronic gastritis）是指各种原因持续反复作用于胃黏膜所引起的慢性炎症。慢性胃炎发病原因尚未明了，各种饮食、药物、微生物、毒素以及胆汁反流，均可能与慢性胃炎的发病有关。近年的研究认为幽门螺杆菌的胃内感染是引起慢性胃炎最重要的因素，其产生的机制与黏膜的破坏和保护因素之间失去平衡有关。

一、病因及发病机制

（一）幽门螺杆菌

自从 1983 年澳大利亚学者 Warren 和 Marshall 首次从慢性胃炎患者的胃黏液中分离出幽门螺杆菌以来，大量的研究表明，幽门螺杆菌与慢性胃炎密切相关：在儿童中原发性胃炎幽门螺杆菌感染率高达 40%，慢性活动性胃炎高达 90% 以上，而正常胃黏膜几乎很难检出幽门螺杆菌。感染幽门螺杆菌后，胃部病理形态改变主要是胃窦黏膜小结节，小颗粒隆起，组织学显示淋巴细胞增多，淋巴滤泡形成，用药物将幽门螺杆菌清除后胃黏膜炎症明显改善；此外成人健康志愿者口服幽门螺杆菌证实可引发胃黏膜的慢性炎症，并出现上腹部痛、恶心及呕吐等症状；用幽门螺杆菌感染动物的动物模型也获得了成功，因此幽门螺杆菌是慢性胃炎的一个重要病因。

（二）化学性药物

小儿时期经常感冒和发热，反复使用非甾体类药物如阿司匹林和吲哚美辛等，使胃黏膜内源性保护物质前列腺素 E_2 减少，胃黏膜屏障功能降低，而致胃黏膜损伤。

（三）不合理的饮食习惯

食物过冷、过热、过酸、过辣、过咸，或经常暴饮暴食、饮食无规律等均可引起胃黏膜慢性炎症，食物中缺乏蛋白质及 B 族维生素也使慢性胃炎的易患性增加。

（四）细菌、病毒和（或）其毒素

鼻腔、口咽部的慢性感染病灶，如扁桃腺炎、鼻旁窦炎等细菌或其毒素吞入胃内，长期慢性刺激可引起慢性胃黏膜炎症。有报道 40% 的慢性扁桃腺炎患者其胃内有卡他性改变。急性胃炎之后胃黏膜损伤经久不愈，反复发作亦可发展为慢性胃炎。

（五）十二指肠液反流

幽门括约肌功能失调时，使十二指肠液反流入胃增加。十二指肠液中含有胆汁、肠液和胰液。胆盐可减低胃黏膜屏障对氢离子的通透性，并使胃窦部 G 细胞释放胃泌素，增加胃酸分泌，氢离子通过损伤的黏膜屏障并弥散进入胃黏膜引起炎症变化、血管扩张及炎性渗出增多，使慢性胃炎持续存在。

二、临床表现

小儿慢性胃炎的症状无特异性,多数有不同程度的消化不良症状,临床表现的轻重与胃黏膜的病变程度并非一致,且病程迁延。主要表现是反复腹痛,无明显规律性,通常在进食后加重。疼痛部位不确切,多在脐周。幼儿腹痛可仅表现不安和正常进食行为改变,年长儿症状似成人,常诉上腹痛,其次有嗳气、早饱、恶心、上腹部不适及泛酸。进食硬、冷、辛辣等食物或受凉、气温下降时可引发或加重症状。部分患儿可有食欲缺乏、乏力、消瘦及头晕,伴有胃糜烂者可出现黑便。体征多不明显,压痛部位可在中上腹或脐周,范围较广泛。

三、实验室检查

(一)胃酸测定

浅表性胃炎胃酸正常或偏低,萎缩性胃炎则明显降低,甚至缺酸。

(二)幽门螺杆菌检测

包括胃镜下取胃黏液直接涂片染色,组织切片染色找幽门螺杆菌,幽门螺杆菌培养,尿素酶检测。其次是非侵袭法利用细菌的生物特性,特别是幽门螺杆菌的尿素酶水解尿素的能力而形成的呼气试验(^{13}C-尿素呼气)检测幽门螺杆菌。血清学幽门螺杆菌 IgG 抗体的测定,因不能提供细菌当前是否存在的依据,故不能用于目前感染的诊断,主要用于筛选或流行病学调查。以上方法中,以尿素酶法最为简便、快速,常一步完成。^{13}C-尿素呼气试验,因此法价格昂贵,临床普及受到限制。

(三)其他检查

在 A 型萎缩性胃炎(胃体胃炎)血清中可出现壁细胞抗体、胃泌素抗体和内因子抗体等。多数萎缩性胃炎的血、尿胃蛋白酶原分泌减少,而浅表性胃炎多属正常。恶性贫血时血清维生素 B_{12} 水平明显减少。

四、X 线钡餐检查

X 线钡餐检查对慢性胃炎的诊断无多大帮助。依据国外资料,胃镜确诊为慢性胃炎者 X 线检查显示有胃黏膜炎症者仅 20% ~ 25%。虽然过去多数放射学者认为,胃紧张度的障碍、蠕动的改变及空腹胃内的胃液,可作为诊断胃炎的依据,但近年胃镜检查发现,这种现象系胃动力异常而并非胃炎所致。

五、胃镜检查

胃镜检查是慢性胃炎最主要的诊断方法,并可取黏膜活体组织做病理学检查。慢性胃炎在胃镜下表现为充血、水肿,反光增强,胃小凹明显,黏膜质脆易出血;黏液增多,微小结节形成,局限或大片状伴有新鲜或陈旧性出血点及糜烂。当胃黏膜有萎缩改变时,黏膜失去正常的橘红色,色泽呈灰色,皱襞变细,黏膜变薄,黏膜下血管显露。病理组织学改变,上皮细胞变性,小凹上皮细胞增生,固有膜炎症细胞浸润,腺体萎缩,炎症细胞主要是淋巴细胞及浆细胞。

六、诊断与鉴别诊断

慢性胃炎无特殊性表现,单凭临床症状诊断较为困难,对反复腹痛与消化不良症状的患儿确诊主要依靠胃镜检查与病理组织活体检查。根据有无腺体萎缩诊断为慢性浅表性胃炎或慢性萎缩性胃炎。根据炎症程度分为轻度(炎症浸润仅限于黏液的浅表 1/3)、中度(炎症累及黏膜的浅层 1/3 ~ 2/3)及重度(炎症超过黏膜浅层 2/3 以上);若固有层内有中性粒细胞浸润则说明"活动性"。此外,常规在胃窦大弯或后壁距幽门 5cm 内取组织切片染色,快速尿素酶试验或细菌培养,或 ^{13}C-尿素呼气试验检查幽门螺杆菌,如阳性则诊断为"幽门螺杆菌相关性胃炎"。发现幽门口收缩不良,反流增多,胆汁滞留胃内,病理切片示纤维组织增生,常提示胃炎与胆汁反流有关。

鉴别诊断：在慢性胃炎发作期时，可通过胃镜、B 超、24hpH 值监测综合检查，排除肝、胆、胰、消化性溃疡及反流性食管炎。在胃炎发作期，应注意与胃穿孔或阑尾炎早期鉴别。

七、预防

早期去除各种诱发或加重胃炎的原因，避免精神过度紧张、疲劳与各种刺激性饮食，注意气候变化，防止受凉，积极治疗口腔及鼻咽部慢性感染灶，少用对胃黏膜有刺激的药物。

慢性胃炎尚无特殊疗法，无症状者无需治疗。

（1）饮食：宜选择易消化无刺激性食物，少吃冷饮与调味品。

（2）根除幽门螺杆菌：对幽门螺杆菌引起的胃炎，尤为活动性胃炎，应给予抗幽门螺杆菌治疗。

（3）有腹胀、恶心、呕吐者，给予胃动力药物，如多潘立酮及西沙比利等。

（4）高酸或胃炎活动期者，可给予 H_2 受体阻滞剂（西咪替丁、雷尼替丁和法莫替丁）。

（5）有胆汁反流者，给予胃达喜、熊去氧胆酸与胆汁酸结合及促进胆汁排空的药。

（严瑞红）

第五节　功能性消化不良

功能性消化不良（functional dyspepsia，FD）是指有持续存在或反复发作的上腹痛、腹胀、早饱、嗳气、厌食、胃灼热、泛酸、恶心及呕吐等消化功能障碍症状，经各项检查排除器质性疾病的一组小儿消化内科最常见的临床综合征。功能性消化不良的患儿主诉各异，又缺乏肯定的特异病理生理基础，因此，对这一部分患者，曾有许多命名，主要有功能性消化不良、非溃疡性消化不良（non ulcer dyspepsia，NUD）、特发性消化不良（idiopathic dyspepsia）、原发性消化不良（essential dyspepsia）、胀气性消化不良（flatulent dyspepsia）以及上腹不适综合征（epigastric distress syndrome）等。目前国际上多采用前三种命名，而"功能性消化不良"尤为大多数学者所接受。

一、流行病学

FD 发病十分普遍，美国东北部郊区 507 名社区青少年调查发现，5%～10% 的受调查者具有典型的消化不良症状。西伯利亚青少年消化不良调查表明，女性患病率为 27%，男性为 16%。意大利北部校园儿童研究表明 3.5% 存在溃疡样消化不良的表现，3.7% 存在动力障碍样消化不良，但本研究中未纳入 12 岁以上的青少年，所以患病率低。一项在儿科消化专科门诊进行的研究表明，4～9 岁功能性胃肠病患儿中，13.5% 被诊断为消化不良，10～18 岁中有 10.2% 有消化不良。

在我国此病有逐年上升的趋势，以消化不良为主诉的成人患者约占普通内科门诊的 11%、占消化专科门诊的 53%。国内儿科患者中功能性消化不良的发病率尚无规范的统计。

二、病因及发病机制

FD 的病因不明，其发病机制亦不清楚。目前认为是多种因素综合作用的结果。这些因素包括了饮食和环境、胃酸分泌、幽门螺旋杆菌感染、消化道运动功能异常、心理因素以及一些其他胃肠功能紊乱性疾病，如胃食管反流性疾病（GERD）、吞气症及肠易激综合征等。

（一）饮食与环境因素

FD 患者的症状往往与饮食有关，许多患者常常主诉一些含气饮料、咖啡、柠檬或其他水果以及油炸类食物会加重消化不良。虽然双盲法食物诱发试验对食物诱因的意义提出了质疑，但许多患儿仍在避免上述食物并平衡了膳食结构后感到症状有所减轻。

（二）胃酸

部分 FD 的患者会出现溃疡样症状，如饥饿痛，在进食后渐缓解，腹部有指点压痛，当给予制酸剂或抑酸药物症状可在短期内缓解。这些都提示这类患者的发病与胃酸有关。

然而绝大多数研究证实 FD 患者基础胃酸和最大胃酸分泌量没有增加，胃酸分泌与溃疡样症状无关，症状程度与最大胃酸分泌也无相关性。所以，胃酸在功能性消化不良发病中的作用仍需进一步研究。

（三）慢性胃炎与十二指肠炎

功能性消化不良患者中有 30% ~50% 经组织学检查证实为胃窦胃炎，欧洲不少国家将慢性胃炎视为功能性消化不良，认为慢性胃炎可能通过神经及体液因素影响胃的运动功能，也有作者认为非糜烂性十二指肠炎也属于功能性消化不良。应当指出的是，功能性消化不良症状的轻重并不与胃黏膜炎症病变相互平行。

（四）幽门螺杆菌感染

幽门螺杆菌是一种革兰阴性细菌，一般定植于胃的黏液层表面。幽门螺杆菌感染与功能性消化不良关系的研究结果差异很大，有些研究认为幽门螺杆菌感染是 FD 的病理生理因素之一，因为在成人中，功能性消化不良患者的胃黏膜内常可发现幽门螺杆菌，检出率在 40% ~70% 之间。但大量的研究却表明：FD 患者的幽门螺杆菌感染率并不高于正常健康人，阳性幽门螺杆菌和阴性幽门螺杆菌者的胃肠运动和胃排空功能无明显差异，且幽门螺杆菌阳性的 FD 患者经根除幽门螺杆菌治疗后其消化不良症状并不一定随之消失，进一步研究证实幽门螺杆菌特异性抗原与 FD 无相关性，甚至其特异血清型 CagA 与任何消化不良症状或任何原发性功能性上腹不适症状均无关系。目前国内学者的共识意见为幽门螺杆菌感染为慢性活动性胃炎的主要病因，有消化不良症状的幽门螺杆菌感染者可归属于 FD 范畴。

（五）胃肠运动功能障碍

许多的研究都认为 FD 其实是胃肠道功能紊乱的一种。它与其他胃肠功能紊乱性疾病有着相似的发病机制。近年来随着对胃肠功能疾病在生理学（运动－感觉）、基础学（脑－肠作用）及精神社会学等方面的进一步了解，并基于其所表现的症状及解剖位置，罗马委员会制定了新的标准，即罗马Ⅲ标准。罗马Ⅲ标准不仅包括诊断标准，亦对胃肠功能紊乱的基础生理、病理、神经支配及胃肠激素、免疫系统做了详尽的叙述，同时在治疗方面也提出了指导性意见。因此罗马Ⅲ标准是目前世界各国用于功能性胃肠疾病诊断、治疗的一个共识文件。

该标准认为：胃肠道运动在消化期与消化间期有不同的形式和特点。消化间期运动的特点则是呈现周期性移行性综合运动。空腹状态下由胃至末端回肠存在一种周期性运动形式，称为消化间期移行性综合运动（MMC）。在正常餐后 4 ~6h，这种周期性、特征性的运动起于近端胃，并缓慢传导到整个小肠。每个 MMC 由 4 个连续时相组成：Ⅰ相为运动不活跃期；Ⅱ相的特征是间断性蠕动收缩；Ⅲ相时胃发生连续性蠕动收缩，每个慢波上伴有快速发生的动作电位（峰电位），收缩环中心闭合而幽门基础压力却不高，处于开放状态，故能清除胃内残留食物；Ⅳ相是Ⅲ相结束回到Ⅰ相的恢复期。与之相对应，在Ⅲ期还伴有胃酸分泌、胰腺和胆汁分泌。在消化间期，这种特征性运动有规则的重复出现，每一周期约 90min。空腹状态下，十二指肠最大收缩频率为 12 次/min，从十二指肠开始 MMC 向远端移动速度为 5 ~10cm/min，90min 后达末端回肠，其作用是清除肠腔内不被消化的颗粒。

消化期的运动形式比较复杂。进餐打乱了消化间期的活动，出现一种特殊的运动类型：胃窦－十二指肠协调收缩。胃底出现容受性舒张，远端胃出现不规则时相性收缩，持续数分钟后进入较稳定的运动模式，即 3 次/min 的节律性蠕动性收缩，并与幽门括约肌的开放和十二指肠协调运动，推动食物进入十二指肠。此时小肠出现不规则、随机的收缩运动，并根据食物的大小和性质，使得这种运动模式可维持 2.5 ~8.0h。此后当食物从小肠排空后，又恢复消化间期模式。

在长期的对 FD 患者的研究中发现：约 50% FD 患者存在餐后胃排空延迟，可以是液体或（和）固体排空障碍。小儿 FD 中有 61.53% 胃排空迟缓。这可能是胃运动异常的综合表现，胃近端张力减低、胃窦运动减弱以及胃电紊乱等都可以影响胃排空功能。胃内压力测定发现，25% 功能性消化不良胃窦运动功能减弱，尤其餐后明显低于健康人，甚至胃窦无收缩。儿童中，FD 患儿胃窦收缩幅度明显低于健康儿。胃容量－压力关系曲线和电子恒压器检查发现患者胃近端容纳舒张功能受损，胃顺应性降低，近端胃壁张力下降。

部分 FD 患者有小肠运动障碍，以近端小肠为主，胃窦－十二指肠测压发现胃窦－十二指肠运动不协调，主要是十二指肠运动紊乱，约有 1/3 的 FD 存在肠易激综合征。

（六）内脏感觉异常

许多功能性消化不良的患者对生理或轻微有害刺激的感受异常或过于敏感。一些患者对灌注酸和盐水的敏感性提高；一些患者即使在使用了 H_2 受体拮抗剂阻断酸分泌的情况下，静脉注射五肽胃泌素仍会发生疼痛。一些研究报道，球囊在近端胃膨胀时，功能性消化不良患者的疼痛往往会加重，他们疼痛发作时球囊膨胀的水平显著低于对照组。因此，内脏感觉的异常在功能性消化不良中可能起到了一定作用。但这种感觉异常的基础尚不清楚，初步研究证实功能性消化不良患者存在两种内脏传入功能障碍，一种是不被察觉的反射传入信号，另一种为感知信号。两种异常可单独存在，也可以同时出现于同一患者。当胃肠道机械感受器感受扩张刺激后，受试者会因扩张容量的逐渐增加而产生感知、不适及疼痛，从而获得不同状态的扩张容量，功能性消化不良患者感知阈明显低于正常人，表明患者感觉过敏。

（七）心理社会因素

心理学因素是否与功能性消化不良的发病有关一直存在着争议。国内有学者曾对 186 名 FD 患者的年龄、性别、生活习惯以及文化程度等进行了解，并做了焦虑及抑郁程度的评定，结果发现 FD 患者以年龄偏大的女性多见，它的发生与焦虑及抑郁有较明显的关系。但目前尚无确切的证据表明功能性消化不良症状与精神异常或慢性应激有关。功能性消化不良患者重大生活应激事件的数量也不一定高于其他人群，但很可能这些患者对应激的感受程度要更高。所以作为医生，要了解患者的疾病就需要了解患者的性格特征及生活习惯等，这可能对治疗非常重要。

（八）其他胃肠功能紊乱性疾病

1. 胃食管反流性疾病（GERD） 胃灼热和反流是胃食管反流的特异性症状，但是许多 GERD 患者并无此明显症状，有些患者主诉既有胃灼热又有消化不良。目前有许多学者已接受了以下看法：有少数 GERD 患者并无食管炎，许多 GERD 患者具有复杂的消化不良病史，而不仅是单纯胃灼热与酸反流症状。用食管 24hpH 值监测研究发现：约有 20% 的功能性消化不良患者和反流性疾病有关。最近 Sand-lu 等报告，20 例小儿厌食中，12 例（60%）有胃食管反流。因此，有充分的理由认为胃食管反流性疾病和某些功能性消化不良的病例有关。

2. 吞气症 许多患者常下意识地吞入过量的空气，导致腹胀、饱胀和嗳气，这种情况也常继发于应激或焦虑。对于此类患者，治疗中进行适当的行为调适往往非常有效。

3. 肠易激综合征（IBS） 功能性消化不良与其他胃肠道紊乱之间常常有许多重叠。约有 1/3 的 IBS 患者有消化不良症状；功能性消化不良患者中有 IBS 症状的比例也近似。

三、临床表现及分型

临床症状主要包括上腹痛、腹胀、早饱、嗳气、厌食、胃灼热、泛酸、恶心和呕吐。病程多在 2 年内，症状可反复发作，也可在相当一段时间内无症状。可以某一症状为主，也可有多个症状的叠加。多数难以明确引起或加重病情的诱因。

1989 年，美国芝加哥 FD 专题会议将功能性消化不良分为 5 个亚型：反流样消化不良（reflux like dyspepsia）、运动障碍样消化不良（dysmotility like dyspepsia）、溃疡样消化不良（ulcer like dyspepsia）、吞气症（aerophagia）及特发性消化不良（idiopathic dyspepsia）。目前采用较多的是 4 型分类：①运动障碍样型。②反流样型。③溃疡样型。④非特异型。

（一）运动障碍样消化不良

此型患者的表现以腹胀、早饱及嗳气为主。症状多在进食后加重。过饱时会出现腹痛、恶心，甚至呕吐。动力学检查 50%～60% 患者存在胃近端和远端收缩和舒张障碍。

（二）反流样消化不良

突出的表现是胸骨后痛，胃灼热，反流。内镜检查未发现食管炎，但24hpH值监测可发现部分患者有胃食管酸反流。对于无酸反流者出现此类症状，认为与食管对酸敏感性增加有关。

（三）溃疡样消化不良

主要表现与十二指肠溃疡特点相同，夜间痛，饥饿痛，进食或服抗酸剂能缓解，可伴有反酸，少数患者伴胃灼热，症状呈慢性周期性。内镜检查未发现溃疡和糜烂性炎症。

（四）非特异型消化不良

消化不良表现不能归入上述类型者。常合并肠易激综合征。

但是，2006年颁布的罗马Ⅲ标准对FD的诊断更加明确及细化：指经排除器质性疾病、反复发生上腹痛、烧灼感、餐后饱胀或早饱半年以上且近3个月有症状，成人根据主要症状的不同还将FD分为餐后不适综合征（postprandial distress syndrome，PDS，表现为餐后饱胀或早饱）和腹痛综合征（epigastric pain syndrome，EPS，表现为上腹痛或烧灼感）两个亚型。

四、诊断及鉴别诊断

（一）诊断

对于功能性消化不良的诊断，首先应排除器质性消化不良。除了仔细询问病史及全面体检外，应进行以下的器械及实验室检查：①血常规。②粪隐血试验。③上消化道内镜。④肝胆胰超声。⑤肝肾功能。⑥血糖。⑦甲状腺功能。⑧胸部X检查。其中①～④为第一线检查，⑤～⑧为可选择性检查，多数根据第一线检查即可基本确定功能性消化不良的诊断。此外，近年来开展的胃食管24h pH值监测、超声或放射性核素胃排空检查以及胃肠道压力测定等多种胃肠道动力检查手段，在FD的诊断与鉴别诊断上也起到了十分重要的作用。许多原因不明的腹痛、恶心及呕吐患者往往经胃肠道压力检查找到了病因，这些检查也逐渐开始应用于儿科患者。

（二）功能性消化不良通用的诊断标准

（1）慢性上腹痛、腹胀、早饱、嗳气、泛酸、胃灼热、恶心、呕吐、喂养困难等上消化道症状，持续至少4周。

（2）内镜检查未发现胃及十二指肠溃疡、糜烂和肿瘤等器质性病变，未发现食管炎，也无上述疾病史。

（3）实验室、B超及X线检查排除肝、胆、胰疾病。

（4）无糖尿病、结缔组织病、肾脏疾病及精神病史。

（5）无腹部手术史。

（三）儿童功能性消化不良的罗马Ⅲ诊断标准

必须包括以下所有项：

（1）持续或反复发作的上腹部（脐上）疼痛或不适。

（2）排便后不能缓解，或症状发作与排便频率或粪便性状的改变无关（即除外肠易激综合征）。

（3）无炎症性、解剖学、代谢性或肿瘤性疾病的证据可以解释患儿的症状。

诊断前至少2个月内，症状出现至少每周1次，符合上述标准。

（四）鉴别诊断

1. 胃食管反流 胃食管反流性疾病功能性消化不良中的反流亚型与其鉴别困难。胃食管反流性疾病具有典型或不典型反流症状，内镜证实有不同程度的食管炎症改变，24h食管pH值监测有酸反应，无内镜下食管炎表现的患者属于反流样消化不良或胃食管反流性疾病不易确定，但两者在治疗上是相同的。

2. 具有溃疡样症状的器质性消化不良 包括：十二指肠溃疡、十二指肠炎、幽门管溃疡、幽门前区溃疡、糜烂性胃窦炎。在诊断功能性消化不良溃疡亚型前，必须进行内镜检查以排除以上器质性病变。

3. 胃轻瘫　许多全身性的或消化道疾病均可引起胃排空功能的障碍，造成胃轻瘫。较常见的原因有糖尿病、尿毒症及结缔组织病。在诊断功能性消化不良运动障碍亚型时，应仔细排除其他原因所致的胃轻瘫。

4. 慢性难治性腹痛（CIPA）　CIPA患者70%为女性，多有身体或心理创伤史。患者常常主诉有长期腹痛（超过6个月），且腹痛弥漫，多伴有腹部以外的症状。大多数患者经过广泛的检查而结果均为阴性。这类患者多数有严重的潜在的心理疾患，包括抑郁、焦虑和躯体形态的紊乱。他们常坚持自己有严重的疾病并要求进一步检查。对这类患者应提供多种方式的心理、行为和药物联合治疗。

五、预防

并非所有的功能性消化不良的患儿均需接受药物治疗。有些患儿根据医生诊断得知无病及检查结果亦属正常后，可通过改变生活方式与调整食物种类来预防。如建立良好的生活习惯，避免心理紧张因素和刺激性食物，避免服用非甾体类消炎药。对于无法停药者应同时应用胃黏膜保护剂或H_2受体拮抗剂。

六、治疗

（一）一般治疗

一般说来，治疗中最重要的是在医生和患者之间建立一种牢固的治疗关系。医生应通过详细询问病史和全面细致的体格检查取得患者的信赖。经过初步检查之后，应与患者讨论鉴别诊断，包括功能性消化不良的可能。应向患者推荐合理的诊断和检查步骤，并向患者解释他们所关心的问题。经过诊断性检查之后，应告诉患者功能性消化不良的诊断，同时向他们进行宣教、消除疑虑，抑制"过分检查"的趋势，将重点从寻找症状的原因转移到帮助患者克服这些症状。

医生应该探究患者的生活应激情况，包括患者与家庭、学校、人际关系及生活环境有关的事物。改变他们的生活环境是不太可能的，应指导患者减轻应激反应的措施，如体育锻炼和良好的饮食睡眠习惯。

还应了解患者近期的饮食或用药的改变。要仔细了解可能使患者症状加重的食物和药物，并停止使用。

（二）药物治疗

对于功能性消化不良，药物治疗的效果不太令人满意。目前为止没有任何一种特效的药物可以使症状完全缓解。而且，症状的改善也可能与自然病程中症状的时轻时重有关，或者是安慰剂的作用。所以治疗的重点应放在生活习惯的改变和采取积极的克服策略上，而非一味地依赖于药物。在症状加重时，药物治疗可能会有帮助，但应尽量减少用量，只有在有明确益处时才可长期使用。

下面介绍一下治疗功能性消化不良的常用药物：

1. 抗酸剂和制酸剂

（1）抗酸剂：在消化不良的治疗用药中，抗酸剂是应用最广泛的一种。在西方国家这是一种非处方药，部分患者服用抗酸剂后症状缓解，但也有报告抗酸剂与安慰剂在治疗功能性消化不良方面疗效相近。

抗酸剂（碳酸氢钠、氢氧化铝、氧化镁、三硅酸镁）：在我国常用的有碳酸钙口服液、复方氢氧化铝片及胃达。这类药物对于缓解饥饿痛、反酸及胃灼热等症状有较明显效果。但药物作用时间短，须多次服用，而长期服用易引起不良反应。

（2）抑酸剂：抑酸剂主要指H_2受体拮抗剂和质子泵抑制剂。

H_2受体拮抗剂治疗功能性消化不良的报道很多，药物的疗效在统计学上显著优于安慰剂。主要有西咪替丁、雷尼替丁及法莫替丁等。它们抑制胃酸的分泌，无论对溃疡亚型和反流亚型都有明显的效果。

质子泵抑制剂奥美拉唑，可抑制壁细胞 $H^+ - K^+ - ATP$ 酶，抑制酸分泌作用强，持续时间长，适用于 H_2 受体拮抗剂治疗无效的患者。

2. 促动力药物　根据有对照组的临床验证，现已肯定甲氧氯普胺（胃复安）、多潘立酮（吗丁啉）及西沙比利对消除功能性消化不良诸症状确有疗效。儿科多潘立酮应用较多。

（1）甲氧氯普胺：有抗中枢和外周多巴胺作用，同时兴奋 $5 - HT_4$ 受体，促进内源性乙酰胆碱释放，增加胃窦-十二指肠协调运动，促进胃排空。儿童剂量每次 0.2mg/kg，3～4 次/d，餐前 15～20min 服用。因不良反应较多，故临床应用逐渐减少。

（2）多潘立酮：为外周多巴胺受体阻抗剂，可促进固体和液体胃排空，抑制胃容纳舒张，协调胃窦-十二指肠运动，松弛幽门，从而缓解消化不良症状。儿童剂量每次 0.3mg/kg，3～4 次/d，餐前 15～30min 服用。1 岁以下儿童由于血脑屏障功能发育尚未完全，故不宜服用。

（3）西沙比利：通过促进胃肠道肌层神经丛副交感神经节后纤维末梢乙酰胆碱的释放，增强食管下端括约肌张力，加强食管、胃、小肠和结肠的推进性运动。对胃的作用主要有增加胃窦收缩，改善胃窦-十二指肠协调运动。降低幽门时相性收缩频率，使胃电活动趋于正常，从而加速胃排空。儿童剂量每次 0.2mg/kg，3～4 次/d，餐前 15～30min 服用。临床研究发现该药能明显改善消化不良症状，但因心脏的不良反应，故应用受到限制。

（4）红霉素：虽为抗生素，也是胃动素激动剂，可增加胃近端和远端收缩活力，促进胃推进性蠕动，加速空腹和餐后胃排空，可用于 FD 小儿。

3. 胃黏膜保护剂　这类药物主要有硫糖铝、米索前列醇、恩前列素及蒙脱石散等。临床上这类药物的应用主要是由于功能性消化不良的发病可能与慢性胃炎有关，患者可能存在胃黏膜屏障功能的减弱。

4. $5 - HT_3$ 受体拮抗剂和阿片类受体激动剂这两类药物促进胃排空的作用很弱，用于治疗功能性消化不良患者的原理是调节内脏感觉阈。但此类药在儿科中尚无用药经验。

5. 抗焦虑药　国内有人使用小剂量多虑平和多潘立酮结合心理疏导治疗功能性消化不良患者，发现对上腹痛及嗳气等症状有明显的缓解作用，较之不使用多虑平的患者有明显提高。因此，在对 FD 的治疗中，利用药物对心理障碍进行治疗有一定的临床意义。

（严瑞红）

第六节　小儿腹泻

小儿腹泻或称腹泻病，是一组由多病原、多因素引起的以大便次数增多和大便性状改变为特点的消化道综合征，是我国婴幼儿最常见的疾病之一。该病 80% 由病毒感染引起，常见有轮状病毒、肠道病毒等；也可由细菌，如致腹泻大肠杆菌、空肠弯曲菌、鼠伤寒杆菌等致病；真菌感染多发生于长期用激素、广谱抗生素及免疫抑制剂或免疫功能低下的患儿，以白色念珠菌感染最常见；此外，肠道寄生虫，肠道外感染亦可引起腹泻；非感染因素，如喂养不当、气候变化等均可引起小儿腹泻。本病以 6 个月～2 岁婴幼儿发病率高，1 岁以内占半数，是造成小儿营养不良、生长发育障碍的主要原因之一。该病连续病程在 2 周以内为急性腹泻，病程在 2 周～2 个月为迁延性腹泻，病程在 2 个月以上为慢性腹泻。根据病情分为轻型腹泻和重型腹泻。

一、诊断依据

（一）病史、发病诱因

小儿腹泻是儿科最常见的消化道疾病。接诊后应仔细了解以下情况：了解患儿是母乳喂养还是人工喂养，辅食添加情况等。了解患儿使用的乳具、食具、便器、玩具等消毒情况，有无不洁饮食史；腹部是否受凉、天气是否炎热、居室通风情况等。了解腹泻是否影响患儿生长发育状况，是否有湿疹等过敏性皮肤症状。

了解患儿近期有无全身感染，特别是上呼吸道感染等；近期有无消化道流行病及消毒隔离情况等。了解患儿是否患有免疫缺陷病、营养不良、慢性消耗性疾病或先天性畸形等，有无长期服用广谱抗生素或激素等免疫抑制药等。

（二）临床表现

1. 急性腹泻　按程度有轻重之分，有着共同的临床表现。

1）轻型腹泻

其常由饮食因素及肠道外感染引起。起病可急可缓，以胃肠道症状为主，食欲缺乏，偶有溢乳或呕吐，大便次数增多，但每次大便量不多，稀薄或带水，呈黄色或黄绿色，有酸味，常见白色或黄白色奶瓣和泡沫。无脱水及全身中毒症状，多在数日内痊愈。

2）重型腹泻

其多由肠道内感染引起。常急性起病，亦可由轻型逐渐加重、转变而来，除有较重的胃肠道症状外，还有较明显的脱水、电解质紊乱和全身感染中毒症状，如发热、烦躁或萎靡、嗜睡，甚至昏迷、休克。

3）胃肠道症状

食欲低下，常有呕吐，严重者可吐咖啡色液体；腹泻频繁，大便每日十余次至数十次，多为黄色水样或蛋花汤样便，含有少量黏液，少数患儿可有血便。

4）水、电解质及酸碱平衡紊乱

其由腹泻引起体液的电解质丢失所致。

（1）脱水：由于水分摄入不足或吐泻丢失所引起的体液总量尤其是细胞外液量的减少，脱水除水分丢失外同时伴有钠、钾和其他电解质的丢失。

（2）脱水程度：按患病后累积的体液丢失量分为轻度、中度和重度3度。轻度脱水表示有3%～5%体重减少或相当于体液丢失30～50ml/kg；中度脱水表示有5%～10%的体重减少或相当于体液丢失50～100ml/kg；重度脱水表示有10%以上体重减少或相当于体液丢失100～120ml/kg。

（3）脱水性质：按现存体液渗透压改变分为等渗性脱水，是指血清钠为130～150mmol/L，水和电解质成比例丢失，血浆渗透压正常，丢失的体液主要是细胞外液，多见于急性腹泻，临床表现见表7-1。低渗性脱水，是指血清钠小于130mmol/L，电解质的丢失量比水多，多见于营养不良伴慢性腹泻。临床脱水症状较其他2种严重，较早发生休克。高渗性脱水，是指血清钠大于150mmol/L，电解质的丢失比水少，血浆渗透压增高，丢失的体液主要为细胞内液，多见于腹泻伴高热，主要表现为烦渴、高热、烦躁不安、皮肤黏膜干燥，还可出现中枢神经系统症状。

表7-1　等渗性脱水的临床表现与分度

脱水程度	轻度	中度	重度
失水量%（ml/kg）	<5%（50）	5%～10%（50～100）	>10%（100～120）
精神	稍差，略烦躁	萎靡，烦躁	淡漠，昏迷
眼泪	哭时有泪	哭时泪少	哭时无泪
口渴	轻	明显	烦渴
尿量	稍减少	减少	极少或无尿
皮肤	稍干燥，弹性可	干燥，苍白，弹性差	干燥，花纹，弹性极差
黏膜	口唇黏膜略干燥	口唇黏膜干燥	口唇黏膜极干燥
眼窝	稍凹陷	凹陷	明显凹陷，眼闭不合
前囟	稍下陷	下陷	明显下陷
四肢	温暖	稍凉	厥冷
休克征	无	不明显	有，脉速细，血压下降

酸中毒：原因有腹泻使大量碱性物质丢失；进食少，肠吸收不良，脂肪分解增加，产生大量酮体。血容量减少，血液浓缩导致无氧糖酵解增多，乳酸堆积。肾血流减少，酸性代谢产物滞留体内。根据血液 HCO_3^- 测定结果，临床将酸中毒分为轻度（13～18mmol/L）、中度（9～13mmol/L）、重度（小于9mmol/L）3 度。患儿可出现精神不振，口唇樱红，呼吸深快，呼出气体有丙酮味等，小婴儿症状不典型。

低钾血症：当血清钾低于 3.5mmol/L 时称为低钾血症。多由于吐泻丢失大量钾盐，进食少，钾摄入不足，肾脏保钾功能比保钠差等引起。腹泻时常有体内缺钾。表现为精神不振、无力、腹胀、心律失常、碱中毒等。

低钙、低镁血症：多见于腹泻伴活动性佝偻病和营养不良患儿。表现为手足搐搦、惊厥、震颤等。

2. 几种常见类型肠炎的临床特点　按致病因素主要有 6 种。

（1）轮状病毒肠炎：是秋、冬季小儿腹泻最常见类型。潜伏期 1～3d，经粪－口或呼吸道传播，多发生在 6 个月至 2 岁婴幼儿。起病急，常伴有发热和上呼吸道感染症状，无明显感染中毒症状。病初 1～2d 常发生呕吐，随后出现腹泻。大便次数多、量多、水分多，黄色水样或蛋花汤样便带少量黏液，无腥臭味。常并发脱水、酸中毒及电解质紊乱。该病亦可侵犯中枢神经系统和心肌等。本病为自限性疾病，不喂乳类的患儿恢复更快。大便镜检偶有少量白细胞或脂肪球。血清抗体一般在感染后 3 周上升。

（2）诺沃克病毒肠炎：发病季节为 9 月至第 2 年 4 月，多见于年长儿。潜伏期 1～2d，起病可急可缓。可有发热、呼吸道症状。腹泻和呕吐轻重不等，大便量中等，为稀便或水样便，伴有腹痛。病情重者体温高，伴有乏力、头痛、肌肉痛等。该病为自限性疾病，症状持续 1～3d。大便和周围血常规检查一般无特殊发现。

（3）产毒性大肠杆菌引起的肠炎：多发生在夏季。潜伏期 1～2d，起病较急。轻症仅大便次数稍多，性状轻微改变。重症腹泻频繁，量多，呈水样或蛋花汤样混有黏液，镜检无白细胞。可伴呕吐，常发生脱水、电解质和酸碱平衡紊乱。自然病程一般 3～7d。

（4）出血性大肠杆菌肠炎：其中以 O157：H7 所致者最多见。好发于夏秋季节，可通过食物、水源及接触传播。典型病儿有 3 大临床特征：特发性、痉挛性腹痛；血性粪便；低热或不发热。严重者导致溶血尿毒综合征和血栓性血小板减少性紫癜。

（5）侵袭性细菌性肠炎：全年均可发病，多见于夏季。起病急，腹泻频繁，大便呈黏液状，带脓血，有腥臭味。常伴恶心、呕吐、腹痛和里急后重，可出现严重的中毒症状如高热、意识改变，甚至感染性休克。大便镜检有大量白细胞和数量不等的红细胞。大便培养可找到致病菌。

（6）抗生素诱发的肠炎：按致病因素分为 3 种。金黄色葡萄球菌肠炎：多继发于使用大量抗生素后，病程与症状跟菌群失调的程度有关，有时继发于慢性疾病的基础上。表现为发热、呕吐、腹泻、不同程度中毒症状、脱水和电解质紊乱，甚至发生休克。典型大便为暗绿色，量多带黏液，少数为血便。大便镜检有大量脓细胞和成簇的 G^+ 球菌，培养有葡萄球菌生长，凝固酶阳性。伪膜性小肠结肠炎：由难辨梭状芽孢杆菌引起。除万古霉素和胃肠道外用的氨基糖苷类抗生素外，几乎各种抗生素均可诱发本病。可在用药 1 周内或停药 4～6 周发病。表现为腹泻，轻症大便次数增加，停用抗生素后很快痊愈。重症频泻，黄绿色水样便，可有伪膜排出，大便可带血，可并发脱水、电解质紊乱和酸中毒。亦可伴有腹痛、腹胀和全身中毒症状，甚至发生休克。真菌性肠炎：多为白色念珠菌所致，2 岁以下婴儿多见。常并发于其他感染，或肠道菌群失调时。病程迁延，常伴鹅口疮。大便次数增多，黄色稀便，泡沫较多带黏液，有时可见豆腐渣样菌落。大便镜检可见真菌孢子和菌丝。

3. 迁延性腹泻、慢性腹泻　病因复杂，感染、营养物质过敏、酶缺陷、免疫缺陷、药物因素、先天性畸形等均可引起。以急性腹泻未彻底治疗或治疗不当、迁延不愈最为常见。人工喂养、营养不良小儿患病率高。患儿大便次数增多，多为稀水便，食欲差，腹泻持续时间长。可出现营养不良、消瘦、贫血、继发感染、甚至多脏器功能异常。

（三）并发症

小儿迁延性及慢性腹泻可出现消瘦、营养不良、贫血、生长发育迟缓等并发症，以婴幼儿多见。

（四）辅助检查

1. 大便常规检查　对病毒性、非侵袭性细菌、肠道外因素等所致腹泻，大部分患儿大便常规检查无异常，部分患儿可见少量白细胞或脂肪球，一般无红细胞。对侵袭性细菌所致腹泻，大便检查可见白细胞或脓细胞，并有数量不等的红细胞。

2. 大便培养　对迁延性腹泻及慢性腹泻患儿应进行大便培养，并进行药物敏感试验。根据培养及药敏结果合理应用抗生素。

3. 肠道菌群及大便酸度分析　适用于迁延性及慢性腹泻患儿。

4. 十二指肠液检查　适用于迁延性及慢性腹泻。

5. 小肠黏膜活检　了解慢性腹泻病理生理最可靠的方法。

6. 全消化道 X 线及钡剂造影检查　排除消化道器质性疾病引起腹泻。

7. 结肠镜检查　以排除结肠息肉、溃疡性结肠炎等所致大便性状改变。

二、诊断中的临床思维

（1）WHO 腹泻组提出 90% 的腹泻不需要抗生素治疗。国内学者根据我国腹泻病原谱的组成及临床观察，证明我国不需要用抗生素治疗的腹泻病约占 70%。该类病例病初表现为"上感"症状，而后出现腹泻，考虑腹泻的病因多可能为：上呼吸道感染，病毒性肠炎以呼吸道症状为先驱症状，治疗"上感"使用抗生素后引起肠道菌群失调。

（2）慢性迁延性腹泻有时为母乳不足或喂养不当（水多、乳少）饥饿所致。特点是喂哺时患儿饥饿感强，腹部肠鸣音强，大便量少，绿色稀便，小便次数多，体重不增。

（3）可根据大便常规有无白细胞将腹泻分为两组：大便无或偶见少量白细胞者，需与下列疾病进行鉴别：①生理性腹泻：多见于 6 个月以内婴儿，外观虚胖，常有湿疹，生后不久即发生腹泻，除大便次数增多外，无其他症状，食欲好，不影响生长发育。可能与乳糖不耐受有关，添加辅食后，大便即逐渐转为正常。②导致小肠消化吸收功能障碍的各种疾病：如乳糖酶缺乏、葡萄糖－半乳糖吸收不良、失氯性腹泻、原发性胆酸吸收不良、过敏性腹泻等，可根据各病特点进行大便酸度、还原糖试验等检查加以鉴别。

大便有较多白细胞者，需与下列疾病鉴别：①细菌性痢疾：常有流行病史，起病急，全身症状重。大便次数多，量少，排脓血伴里急后重，大便镜检有较多脓细胞、红细胞和吞噬细胞，大便培养有志贺痢疾杆菌生长可确诊。②坏死性肠炎：中毒症状重，腹痛、腹胀、频繁呕吐、高热，大便略红色糊状，渐出现典型的赤豆汤样血便，常伴休克。腹部立位、卧位 X 线平片可见小肠呈局限性充气扩张，肠间隙增宽，肠壁积气等。

三、治疗

（一）治疗原则

小儿腹泻病的治疗原则为调整饮食，预防和纠正脱水，合理用药，加强护理，预防并发症。急性腹泻多注意维持水、电解质平衡及抗感染，迁延性及慢性腹泻则应注意肠道菌群失调问题及饮食疗法。

（二）急性腹泻治疗

1. 饮食疗法　应强调继续饮食，满足生理需要，补充疾病消耗，以缩短腹泻后康复时间。以母乳喂养的婴儿继续哺乳，暂停辅食；人工喂养儿可喂等量米汤或稀释的牛奶或其他代乳品，由米汤、粥、面条等逐渐过渡到正常饮食；有严重呕吐者可暂禁食 4~6h（不禁水），待好转后继续喂食，由少到多，由稀到稠；病毒性肠炎多有继发性双糖酶（主要是乳糖酶）缺乏，对疑似病例可暂停乳类喂养，改为豆制代乳品或发酵奶，或去乳糖配方奶粉以减轻腹泻，缩短病程；腹泻停止后逐渐恢复营养丰富的饮食，并每日加餐 1 次，共 2 周。

2. 纠正水、电解质紊乱及酸碱失衡　即液体疗法，是通过补充不同种类的液体来纠正水、电解质和酸碱平衡紊乱的治疗方法。包括补充累积损失量、继续异常损失量和生理需要量 3 部分。补充液体的方法包括口服补液和静脉补液两种。

(1) 口服补液：适用于腹泻时脱水的预防及纠正轻、中度脱水无严重呕吐者。新生儿和有明显呕吐、腹胀、休克、心肾功能不全等患儿不宜采用口服补液。常用制剂：口服补液盐（ORS 液）：WHO 推荐的 ORS 液中各种电解质浓度为 Na^+ 90mmol/L，K^+ 20mmol/L，Cl^- 80mmol/L，HCO_3^- 30mmol/L，葡萄糖 111mmol/L。可用 NaCl 3.5g，$NaHCO_3$ 2.5g，枸橼酸钾 1.5g，葡萄糖 20.0g，加水到 1 000ml 配成。其电解质的渗透压为 220mmol/L（2/3 张），总渗透压为 310mmol/L。此液中葡萄糖浓度为 2%，有利于 Na^+ 和水的吸收；Na^+ 的浓度为 90mmol/L，适用于纠正电解质丢失量；含有一定量的钾和碳酸氢根，可补充钾和纠正酸中毒。米汤加盐溶液：米汤 500ml + 细盐 1.75g（一啤酒瓶盖的一半）；糖盐水：白开水 500ml + 蔗糖 10g + 细盐 1.75g。

用量：轻度脱水口服补液量为 50~80ml/kg，中度脱水 80~100ml/kg；患儿每腹泻 1 次给 ORS 液或米汤加盐溶液 50~100ml，或能喝多少给多少，或每 5~10min 喂 1 次，每次 10~20ml，ORS 液为 2/3 张，应注意另外补充白开水。

(2) 静脉补液：适用于新生儿、中度以上脱水、吐泻严重、腹胀、休克或心肾功能不全的患儿。常用溶液有非电解质溶液：常用 5% 和 10% 葡萄糖注射溶液。电解质溶液：常用 0.9% 氯化钠注射液（生理盐水，1 张），3% 氯化钠溶液，5% 碳酸氢钠溶液（3.5 张），10% 氯化钾溶液（8.9 张）等。混合溶液：为适用不同情况的补液需要，可将各种不同渗透压的溶液按不同比例配成混合溶液使用。在静脉补液的实施过程中需做到三定（定量、定性、定速）、三先（先盐后糖、先浓后淡、先快后慢）及两补（见尿补钾、惊跳补钙）。

第 1 天补液：定量、定性、定速。

定输液总量（定量）：包括累积损失量、继续损失量和生理需要量，一般轻度脱水为 90~120ml/kg、中度脱水为 120~150ml/kg、重度脱水为 150~180ml/kg。先按 1/2~2/3 量给予，余量视病情决定取舍。营养不良小儿、肺炎、心肾功能不全者、学龄儿，补液总量应酌减 1/4~1/3。

定输液种类（定性）：原则为先盐后糖。低渗性脱水补给 2/3 张液，等渗性脱水补给 1/2 张液，高渗性脱水补给 1/3 张液。若临床判断脱水性质有困难时，可按等渗性脱水补给。脱水一旦纠正、电解质正常后不必将原计划张力液体全部输完，应当及时修正补液方案，改为 1/5~1/4 张液。

定输液速度（定速）：原则为先快后慢。补液总量的 1/2 应在头 8~12h 内补完，输入速度为 8~12ml/kg。若有休克时应先扩容，用 2:1 等张含钠液或 1.4% 碳酸氢钠溶液 10~20ml/kg（总量 < 300ml）于 30~60min 内静脉输入，以迅速改善有效循环血量和肾功能。扩容所用的液体和电解质包括在头 8~12h 的补液内。余下的液体于 12~16h 内补完，约 5ml/（kg·h）。对低渗性脱水的纠正速度可稍快，出现明显水中毒症状如惊厥等时，需用 3% 氯化钠液滴注，12ml/kg 可提高血清钠 10mmol/L，以纠正血清钠至 125mmol/L 为宜。高渗性脱水时补液速度宜放慢，总量宜在 24h 内均匀输入，纠正高钠血症以每日降低血清钠 10mmol/L 为度。

纠正酸中毒：轻、中度酸中毒，因输入的混合溶液中已含有一部分碱性溶液，输液后循环和肾功能改善，酸中毒即可纠正。一般当 pH 值 < 7.3 时可静脉补给碱性液体，常用 1.4% 碳酸氢钠 3ml/kg 可提高 HCO_3^- 约 1mmol/L，可暂按提高 HCO_3^- 5mmol/L 给予。有血气测定结果时可按公式计算：碱剂需要量（mmol）=（22 − 测得 HCO_3^- mmol/L）× 0.6 × 体重（kg）；或碱剂需要量 = [− BE] × 0.3 × 体重（kg）。一般首次给予计算量的 1/2，根据治疗情况决定是否继续用药。

纠正低钾血症：有尿或来院前 6h 内有尿即应补钾，静脉补入氯化钾为 0.15~0.30g/（kg·d），浓度不应超过 0.3%，每日静脉滴入的时间不应少于 8h，一般补钾需要 4~6d，以补充细胞内钾的不足，能口服时改为口服补钾。纠正低钙、低镁：出现低钙惊厥症状时可用 10% 葡萄糖酸钙注射液，1~2mmol/kg，最大量小于 100ml，加等量葡萄糖稀释后静脉注射或静脉滴注。低镁者用 25% 硫酸镁每次 0.1ml/kg，深部肌肉注射，2~3 次/d，症状缓解后停用。

第 2 天及以后的补液：经第 1 天补液后，脱水和电解质紊乱已基本纠正，第 2 天及以后主要是补充继续损失量和生理需要量，继续补钾，供给热量。一般可改为口服补液。若腹泻频繁或口服不耐受者，仍需静脉补液。补液量根据吐泻和进食情况估算，一般生理需要量按每日 60~80ml/（kg·d），用 1/5~1/3 张含钠液补充；继续损失量按"丢多少补多少""随时丢随时补"的原则，用 1/3~1/2 张含钠液补充；将这两部分相加于 12~24h 内均匀静脉滴注。还要注意补钾和纠正酸中毒等。

3. 药物治疗 据病情从 3 方面治疗。

（1）控制感染：水样便腹泻患儿多为病毒或非侵袭性细菌所致，一般不用抗生素，应合理使用液体疗法，选用微生态制剂和肠黏膜保护药。如伴有明显中毒症状不能用脱水解释者，尤其是重症患儿、新生儿、小婴儿和衰弱儿应选用抗生素治疗。黏液、脓血便患儿多为侵袭性细菌感染，应根据临床特点，针对病原选用抗菌药物，再根据大便细菌培养和药敏结果进行调整。大肠杆菌、空肠弯曲菌、耶尔森菌、鼠伤寒沙门菌等所致感染可选用氨苄西林、第三代头孢菌素、庆大霉素、诺氟沙星等。金黄色葡萄球菌肠炎、伪膜性肠炎、真菌性肠炎应立即停用原来使用的抗生素，根据症状选用万古霉素、新青霉素、甲硝唑或抗真菌药物治疗。婴幼儿选用氨基糖苷类及奎诺酮类抗生素应慎重。

（2）微生态疗法：有助于恢复肠道正常菌群的生态平衡，抑制病原菌定植和侵袭，有利于控制腹泻。常用双歧杆菌、嗜乳酸杆菌、粪链球菌、需氧芽孢杆菌等。

（3）肠黏膜保护药：能吸附病原体和毒素，维持肠细胞的吸收和分泌功能，与肠道黏液糖蛋白相互作用可增强其屏障功能，阻止病原微生物的攻击，如十六角蒙脱石粉。

（三）迁延性腹泻和慢性腹泻治疗

迁延性腹泻和慢性腹泻患儿常伴有营养不良和其他并发症，病情较为复杂，必须采取综合措施。

（1）积极寻找引起病程迁延的原因，针对病因治疗，切忌滥用抗生素，避免顽固的肠道菌群失调。

（2）预防和治疗脱水，纠正电解质和酸碱平衡紊乱。

（3）营养治疗：类患儿多有营养不良，禁食对机体有害，继续喂养对促进疾病恢复有利。继续母乳喂养。

人工喂养儿应调整饮食，小于 6 月婴幼儿用牛奶加等量米汤或水稀释，或用发酵奶，也可用奶-谷类混合物，每天喂 6 次，以保证足够热量。大于 6 个月婴儿可用已习惯的平常饮食，如选用加有少量植物油、蔬菜、鱼末或肉末的稠粥、面条等；由少到多，由稀到稠。

糖类不耐受患儿由于有不同程度的原发性或继发性双糖酶缺乏，其中以乳糖不耐受者最多，宜采用去乳糖或双糖饮食。

过敏性腹泻：有些患儿在无双糖酶饮食后腹泻仍不改善，需考虑对蛋白质过敏（牛奶或大豆蛋白），应改用其他饮食。

要素饮食：是肠黏膜受损患儿最理想的食物，是由氨基酸、葡萄糖、中链三酰甘油、多种维生素和微量元素组合而成。

静脉营养：少数严重患儿不能耐受口服营养物质者，可采用静脉高营养。推荐方案为：10% 脂肪乳剂 2~3g/（kg·d），复方氨基酸 2.0~2.5g/（kg·d），葡萄糖 12~15g/kg，电解质及多种微量元素适量，液体每日 120~150ml/（kg·d）。通过外周静脉输入，好转后改为口服。

（4）药物治疗：抗菌药物应慎用，仅用于分离出特异病原的感染患儿，并根据药敏选用。酌情补充微量元素和维生素，如锌、铁、烟酸、脂溶性（维他利匹特）和水溶性维生素（水乐维他）等。还可应用微生态制剂和肠黏膜保护药。

四、治疗中的临床思维

（1）提倡母乳喂养，及时添加辅食，避免夏季断奶，人工喂养者根据具体情况选择合适的代乳品，养成良好的卫生习惯，防止水源污染，加强粪便管理，灭蝇、灭蛆等，防止昆虫污染，病毒性腹泻给予接种疫苗，可大大减少腹泻的发生率。

（2）由气候变化或喂食喂养不当引起的腹泻，避免过热或受凉，合理饮食，绝大部分患儿可在 3~5d 内痊愈。

（3）病毒性、肠道外因素或非侵袭性细菌性腹泻患儿多合并脱水和电解质紊乱，绝大多数通过补液、微生态疗法和饮食治疗痊愈，小部分患儿由于治疗不及时或不连续或体质较弱病情可反复或迁延，极少部分患儿可合并下呼吸道感染症状如支气管炎、肺炎等。

（4）侵袭性细菌性肠炎经选用敏感抗生素及其他治疗，绝大多数在1周内痊愈。若服用抗生素时间过短（少于3d）或不连续可造成病情迁延或反复并增加耐药机会。

（5）切忌滥用抗生素和长期使用皮质激素。对因其他疾病必须较长期使用激素或抗生素者，应给予微生态制剂，以防菌群失调。

（肖慧玲）

第八章

泌尿系统疾病

第一节 急性肾小球肾炎

急性肾小球肾炎（acute glomerulonephritis，AGN）简称急性肾炎，广义上包括了一组以急性起病，表现为血尿和（或）蛋白尿、高血压、水肿，并常伴有少尿为特点的肾小球疾病，所以，又称为急性肾炎综合征。在儿童时期绝大多数属急性链球菌感染后肾小球肾炎（acute post streptococcal glomerulone-phritis，APSGN）。

本病为儿科最常见的肾小球疾病，居我国儿童泌尿系统疾病住院患儿的首位。但近年国内外流行病学资料均呈现发病率下降的趋势，北美、西欧等地报道 1979—1988 年内较 1961—1970 年减少 2/3，我国亦呈类似改变，1982 年 6 947 例泌尿系住院患儿中本病占 53.7%，1992 年则占 11 531 例泌尿系住院患儿的 37.1%。

（一）病因

该病概括而言可分为感染性和非感染性两大类。

1. 感染性

1）急性链球菌感染后肾小球肾炎：本病是由 A 族 β 溶血性链球菌感染后引起的免疫性肾小球肾炎。链球菌中仅部分"致肾炎菌株"感染后引发肾炎，继发于呼吸道、咽部感染者常由 2、49、50、55、60 型引起，继发于皮肤感染者常由 1、3、4、12、25、49 型引起。

2）非链球菌感染后肾小球肾炎

（1）细菌性感染：葡萄球菌、肺炎球菌、感染性心内膜炎、伤寒等。

（2）病毒感染：乙型肝炎、巨细胞病毒、水痘、EB 病毒等。

（3）其他：梅毒、毒浆病、疟疾等。

2. 非感染性

（1）多系统疾病：系统性红斑狼疮、过敏性紫癜、血管炎、肺出血肾炎综合征等。

（2）原发性肾小球疾病：IgA 肾病、系膜增生性肾炎、膜增生性肾炎等。

（二）发病机制

有关急性链球菌感染后肾小球肾炎的发病机制，目前认为所有链球菌致肾炎菌株均有共同的致肾炎抗原性，机体对链球菌的某些抗原成分（包括菌壁上的 M 蛋白内链球菌素和"肾炎菌株协同蛋白"）产生抗体，抗原抗体复合物引起肾小球毛细血管炎症病变，包括循环免疫复合物和原位免疫复合物形成学说。此外，某些链球菌株可通过神经氨酸苷酶的作用或其产物，如某些菌株产生的唾液酸酶，与机体的免疫球蛋白结合，改变其免疫原性，产生自身抗体和免疫复合物而致病。另有人认为链球菌抗原与肾小球基膜糖蛋白间具有交叉抗原性，可使少数病例呈现抗肾抗体型肾炎。

（三）病理

在疾病早期，肾病变典型，呈毛细血管内增生性肾小球肾炎改变。光镜下肾小球表现为程度不等的弥漫性增生性炎症及渗出性病变。部分患者中可见到新月体。肾小管病变较轻，呈上皮细胞变性，间质水肿及炎症细胞浸润。电镜检查可见电子致密物在上皮细胞下沉积，呈散在的圆顶状驼峰样分布。免疫荧光检查在急性期可见 IgG、C3 于肾小球基膜及系膜区颗粒状沉积，有时还伴有 IgM、IgA 沉积，此多见于重度蛋白尿者。

（四）临床表现

90% 病例有链球菌的前驱感染，以呼吸道及皮肤感染为主。在前驱感染后经 1～3 周无症状的间歇期而急性起病。咽炎为诱因者病前 6～12d（平均 10d）多有发热、颈淋巴结大及咽部渗出。皮肤感染见于病前 14～28d（平均 20d）。

1. 典型表现　急性期常有全身不适、乏力、食欲缺乏、发热、头痛、头晕、咳嗽、气急、恶心、呕吐、腹痛及鼻出血等。50%～70% 患儿为肉眼血尿，持续 1～2 周即转镜下血尿，肉眼血尿严重者可伴有排尿困难。蛋白尿程度不等，约 20% 达肾病水平。70% 患儿有非凹陷性水肿，通常累及眼睑、颜面，偶及全身。30%～80% 有血压升高，主因水钠潴留、血容量过大所致。通常尿量减少，但真正达少尿者不多。大部分患儿 2～4 周利尿消肿，血压也恢复正常。轻症临床表现不明显，仅表现为镜下血尿，重症则可呈急进性肾炎经过，短期内出现肾功能不全。

2. 非典型表现

（1）亚临床病例：既无临床表现的病例，多见于致肾炎链球菌菌株感染患儿的密切接触者，对流行病学有意义。患儿临床无症状，但呈现血补体下降或轻度尿改变或两者兼具。肾活检有轻度局灶增生病变或弥漫性典型病变。

（2）肾外症状性急性肾炎：易于误诊，临床有水肿、高血压，甚至有严重循环充血及高血压脑病，但尿改变轻微或尿常规检查正常，有链球菌前驱感染和血中补体于 6～8 周内呈典型的下降继而恢复的过程。

（3）尿中蛋白排出明显：少数病儿以急性肾炎起病，但水肿和蛋白尿突出，伴轻度高胆固醇血症和低清蛋白血症，临床表现似肾病综合征，占儿童肾炎的 5%，其恢复过程也较典型表现者迟缓，少数进入慢性肾炎过程。

3. 急性期并发症

（1）严重循环充血：常发生在起病 1 周内，由于水、钠潴留，血浆容量增加而出现循环充血。当肾炎患儿出现呼吸急促和肺部出现湿啰音时，应警惕循环充血的可能性，严重者可出现呼吸困难、端坐呼吸、颈静脉怒张、频咳、吐粉红色泡沫痰、两肺满布湿啰音、心脏扩大、甚至出现奔马律、肝大而硬、水肿加剧。此与经典的因心肌泵功能减退的充血性心力衰竭不同。

（2）高血压脑病：此指由于血压急剧增高时伴发神经系统症状而言。常发生在疾病早期，血压突然上升之后，血压往往在（150～160）/（100～110）mmHg［（19.95～21.28）/（13.30～14.63）kPa］。年长患儿会主诉剧烈头痛、呕吐、复视或一过性失明，严重者突然出现惊厥、昏迷。

（3）急性肾功能不全：急性肾炎早期相当一部分患儿有不同程度的尿量减少及氮质血症，但真正发生急性肾衰竭者仅少数。常发生于疾病初期，出现尿少、严重氮质血症、电解质紊乱（高钾、高磷、低钠、低钙血症）、水潴留、代谢性酸中毒等症状，一般持续 3～5d，不超过 10d。

（五）实验室检查

1. 尿液检查　血尿见于所有的患儿，早期多为肉眼血尿，后转为镜下血尿。60%～85% 的患儿尿中可检到红细胞管型，其他尚可有透明或颗粒管型。疾病早期可见较多的白细胞和上皮细胞，并非感染，一般于数日内消失。尿蛋白可为 +～+++，且与血尿的程度相平行，仅少数达肾病水平，蛋白尿一般属非选择性者。

2. 血常规检查　外周血白细胞一般轻度升高或正常，此与原发感染灶是否存在有关。轻度贫血常见，此与血容量增大血液稀释有关。血沉大多加快。

3. 血生化及肾功能　肾小球滤过率降低，但一般不低于 50%。部分患儿有短暂的血尿素氮、肌酐升高。尿浓缩功能完好，可有轻度的高氯酸血症和轻度的高血钾，因血液稀释可有低钠血症。

4. 链球菌感染的细菌免疫学检查　患儿肾炎起病时，前驱的链球菌感染多已经过抗菌治疗，故病灶处细菌培养阳性率不高。在链球菌感染后机体对菌体的抗原物质常产生抗体反应，咽炎病例抗链球菌溶血素 O（ASO）往往增加，10~14d 开始升高，3~5 周达高峰，3~6 个月恢复正常。另外咽炎后 APSGN 者抗双磷酸吡啶核苷酸酶（ADPNase）滴度升高。皮肤感染后 APSGN 者 ASO 升高者不多，抗链球菌 DNA 酶（ADNAse-1）和抗透明质酸酶（AHase）滴度升高。上述血清学检查在急性期经有效抗感染治疗后阳性率低。

5. 血补体测定　90% 以上的患儿病程早期血中总补体和血清 C3 显著下降，94% 的病例至第 8 周恢复正常，补体下降程度虽与疾病严重性及预后无关，但持续低下 6~8 周尚不恢复常提示为非链球菌感染后肾小球疾患，应注意查找导致补体低下的病因。

（六）诊断及鉴别诊断

典型病例往往起病 1~3 周前有链球菌感染史，出现血尿、水肿、血压高，尿液检查有肾小球源性血尿，不同程度的蛋白尿，血清有链球菌感染的免疫学改变及动态的血补体变化（早期下降，6~8 周恢复）即可诊断为急性链球菌感染后肾炎。

应与下列情况鉴别：

（1）注意肾炎的不典型表现，避免漏诊或误诊，尤其注意以循环充血、高血压脑病为首发症状或突出表现者应及时尿检以免误诊。

（2）急性链球菌感染后肾炎注意和非链球菌感染后肾炎相鉴别。

（3）与以急性肾炎综合征为表现的其他原发性肾小球疾病或全身性疾病相鉴别，前者如 IgA 肾病、膜增生性肾炎等，后者如狼疮性肾炎、过敏性紫癜性肾炎、血管炎等。

（4）与慢性肾炎病程中因某些诱因（如感染）呈急性发作者相鉴别。

（5）本病中尿蛋白显著者常需与肾病综合征鉴别。

一般情况下急性链球菌感染后肾炎不需行肾活检，下列情况可视为肾活检指征：①不典型表现：如严重蛋白尿、显著氮质血症、少尿持续存在但无链球菌感染证据。②显著血压增高：肉眼血尿持续 2~3 周以上或持续蛋白尿伴或不伴血尿持续 6 个月以上。③持续低补体血症。

（七）治疗

本病主要为对症治疗，治疗原则为纠正病理生理变化及生化异常，防治急性期并发症，保护肾功能，以利其恢复。

1. 一般治疗　急性期需卧床 2~3 周，直到肉眼血尿消失，水肿减退，血压正常。对有水肿高血压者应限盐及水，有氮质血症者应限蛋白。

2. 抗感染治疗　有感染灶时用青霉素 10~14d。

3. 对症治疗

（1）利尿：经控制水盐入量仍水肿、高血压、少尿者可予利尿药。一般口服氢氯噻嗪，无效时需用呋塞米口服或注射，呋塞米静脉注射剂量过大时可有一过性耳聋。

（2）降压：凡经休息，控制水盐摄入、利尿而血压仍高者均应给予降压药。常选硝苯地平，在成年人此药有增加心肌梗死发生率和死亡率的危险，一般不单独使用。还可选用血管紧张素转化酶抑制药（如卡托普利），与硝苯地平交替使用降压效果更佳，但肾功能下降者慎用。

4. 严重循环充血的治疗　纠正水钠潴留，恢复正常血容量，可使用呋塞米注射。表现有肺水肿者除一般对症治疗外可加用硝普钠。对难治病例可采用腹膜透析或血液滤过治疗。

5. 高血压脑病的治疗　原则为选用降压效力强而迅速的药物。首选硝普钠，有惊厥者应及时止痉，对有脑水肿者需脱水、供氧。

（八）预后

急性肾炎的预后与病因有关。病毒所致者预后良好，多数随感染痊愈而愈；95% 急性链球菌感染后肾炎的患儿预后良好，可完全康复，及时控制严重症状可显著降低急性期死亡率。

（肖慧玲）

第二节　急进性肾小球肾炎

急进性肾小球肾炎（rapidly progressive glomerulonephritis，RPGN）简称急进性肾炎，是一组以少尿、血尿、蛋白尿、水肿和高血压等急性肾炎综合征为临床表现，肾功能急剧恶化，多早期出现少尿性急性肾衰竭的临床综合征。病理特点为肾小球囊腔内广泛新月体形成，故又称为新月体肾炎。

（一）病因及发病机制

本病是多种原因所致的一组疾病，包括：①原发性急进性肾小球肾炎。②继发于某些原发性肾小球疾病，如链球菌感染后肾炎、膜增生性肾炎、膜性肾病、IgA 肾病等。③继发于全身性疾病，如系统性红斑狼疮、过敏性紫癜、坏死性肉芽肿等。④继发于感染性疾病，如败血症、感染性心内膜炎等。⑤继发于某些药物或毒物，如利福平、别嘌醇、肼屈嗪、D – 青霉胺等。

根据免疫病理可以分为 3 型：①Ⅰ型为抗肾小球基底膜抗体型：是由于抗肾小球基底膜抗体与肾小球基底膜（GBM）抗原相结合激活补体而致病。②Ⅱ型为免疫复合物型：是因肾小球内循环免疫复合物的沉积或原位免疫复合物的形成，激活补体所致。③Ⅲ型为非免疫复合物型：肾小球内无免疫复合物沉积或呈不规则的局灶性沉积，血中常有抗中性粒细胞质抗体（ANCA）。

（二）病理

肾体积常较正常增大，典型病理改变为新月体肾炎。

1. 光镜　光镜为弥漫性病变，50% 以上的肾小球内有占肾小球囊腔 50% 以上面积的大新月体形成。

2. 免疫荧光　Ⅰ型可见 IgG、C3 沿肾小球基膜内侧呈线状沉积；Ⅱ型 IgG、C3 在肾小球基底膜及系膜区呈颗粒状沉积；Ⅲ型无或仅有微量免疫沉积。

3. 电镜　Ⅱ型电子致密物在系膜区或内皮下沉积，Ⅰ型和Ⅲ型无电子致密物。

（三）临床表现

本病常见于较大儿童及青春期，年龄最小者 5 岁，男多于女。病前 2~3 周内可有疲乏、无力、发热、关节痛等症状。约 50% 的患者可有上呼吸道感染前驱史。

起病多与急性肾小球肾炎相似（起病急，血尿、蛋白尿、尿少、水肿、高血压），多早期出现少尿（即尿量小于 400ml/d）或无尿（即尿量小于 50ml/d），进行性肾功能减退并发展成为尿毒症，为其临床特点。患者常伴有贫血，少数可具备肾病综合征特征。

继发性者除上述表现外，还有其原发病的相应表现。

（四）实验室检查

1. 尿常规　除不同程度的蛋白尿外，血尿持续是本病重要特点，肉眼血尿较常见。尿沉渣可见红细胞、白细胞、玻璃样管型及颗粒管型。

2. 血常规　常见明显贫血，属正色素性、正细胞性贫血。

3. 肾功能　发病后数日即可发现血尿素氮、血肌酐进行性上升。

4. 免疫学检查　主要有抗 GBM 抗体阳性（Ⅰ型），ANCA 阳性（Ⅲ型）。Ⅱ型患者血循环免疫复合物及冷球蛋白可阳性，并可伴有补体 C3 的降低。

5. B 超　显示双肾增大，呈弥漫性肾实质病变，皮髓质界限不清。

6. 肾活检　有利于确立诊断、制定治疗方案及评估预后等。如情况允许，应尽早进行。但在本症作肾活检风险较大，应严格选择适应证。

（五）诊断与鉴别诊断

1. 诊断　凡急性肾炎综合征伴肾功能急剧恶化，无论是否已达到少尿性急性肾衰竭，均应疑及本病并及时行肾活检。若病理显示50%以上肾小球有新月体形成，并依据临床和实验室检查除外系统性疾病，诊断即可成立。

2. 鉴别诊断 ①急性链球菌感染后肾炎：本病多数有链球菌前驱感染史，少尿和肾功能损害持续时间短，肾功能一般在病程2~3周后有望恢复，预后良好，肾活检或动态病程观察有助于两者鉴别。②溶血性尿毒症综合征：多见于婴幼儿，贫血多较严重，为微血管溶血性贫血。血小板及凝血因子减少，出血倾向明显，有助于鉴别。③继发于全身性疾病：如系统性红斑狼疮、过敏性紫癜等。④注意是否在原有肾小球疾病基础上又发生新月体病变，导致病情急剧恶化，如IgA肾病、膜增生性肾炎。⑤尽可能区分原发RPGN的3种类型，因其预后和治疗有所差别。

（六）治疗

1. 一般治疗 对肾衰竭及其并发症的治疗，其处理同一般肾衰竭，详见有关章节。

2. 肾上腺皮质激素 目前首选大剂量激素冲击疗法：甲泼尼龙15~30mg/kg（最大1次量1g）溶于5%葡萄糖溶液100~200ml中静脉滴注，每天或隔天1次，3次为1个疗程，必要时间隔3~5d可进行下1个疗程，一般不超过3个疗程，冲击期间注意监测血压。继以口服泼尼松1mg/（kg·d），至少4周，然后逐步减量维持。

3. 细胞毒药物 常与激素同时使用，可用环磷酰胺或硫唑嘌呤。环磷酰胺0.2g，加入生理盐水20ml，近年有报道，甲泼尼龙冲击加用环磷酰胺冲击疗法，每月1次，每次0.5~1.0g，连用6个月，环磷酰胺配合甲泼尼龙冲击治疗取得疗效者。

4. 抗凝疗法 在人类疗效尚有争议。在抗凝同时，可加用抗血小板聚集药如双嘧达莫，并与泼尼松、免疫抑制药联用，称四联疗法，有一定疗效。肝素用量，每次100~150IU/kg，每4~6h1次静脉滴注，1个疗程5~10d。如病情好转可改用皮下注射或华法林口服，持续较长时间。双嘧达莫5~10mg/（kg·d），分3次口服或静脉滴注。

5. 血浆置换疗法 可有效清除血浆中免疫复合物及抗肾抗体，阻止和减少免疫反应。早期应用可使病情缓解。该疗法需配合糖皮质激素及细胞毒药物，以防止在机体大量丢失免疫球蛋白后大量合成造成反跳。

6. 透析疗法 本病临床突出表现为进行性肾衰竭，故主张早期进行透析治疗。透析指征同一般急性肾衰竭。通常可先做腹膜透析，不满意时考虑血液透析。

7. 肾移植 肾功能不恢复者待病情稳定后可行肾移植，须等待至血中抗肾抗体阴转后才能进行。

（七）预后

本症预后严重，如未能及时有效治疗，几乎均于数周至半年内进展至不可逆肾衰竭。影响预后的主要因素有以下几种。①病因：继发于链球菌感染者预后较好。②治疗是否及时：临床有少尿、肾功能差需行透析者，病理上显示广泛不可逆病变（纤维性新月体、肾小球硬化或间质纤维化），预后差。③免疫病理类型：Ⅲ型较好，Ⅰ型差，Ⅱ型居中。

（郑媛媛）

第三节 原发性肾病综合征

肾病综合征（nephrotic syndrome，NS）是一组由多种原因引起的肾小球滤过膜通透性增加，导致血浆内大量蛋白质从尿中丢失的临床综合征。临床有以下4大特点：①大量蛋白尿。②低清蛋白血症。③高脂血症。④明显水肿。以上第①、②两项为必备条件。

肾病综合征在儿童肾病中的发病率仅次于急性肾炎。1982年我国的调查结果显示，肾病综合征占同期住院泌尿系疾病患儿的21%。男女比例为（1.5~3.7）：1。发病年龄多为学龄前儿童，3~5岁为发病高峰，单纯型发病偏早，肾炎型偏迟。按病因可分为原发性、继发性和先天性3种类型。本节主要叙述原发性肾病综合征（primary nephrotic syndrome，PNS）。

（一）病因及发病机制

原发性肾病综合征约占儿童时期肾病综合征总数的90%，目前病因尚未明确。微小病变者主要是滤过膜电荷屏障的丧失，致分子量较小、带负电荷的清蛋白自尿中丢失，表现为高选择性蛋白尿，可能与T细胞功能紊乱有关。非微小病变者可能还有滤过膜结构屏障的改变，在非微小病变者的肾组织内常可检到免疫球蛋白和（或）补体成分的沉着，故提示有免疫复合物，局部免疫病理过程而损伤滤过膜的结构屏障而引发蛋白漏出。

近年发现肾病综合征的发病具有遗传基础。国内报道，糖皮质激素敏感患儿HLA－DR7抗原频率高达38%，频复发患儿则与HLA－DR9相关。另外还有家族性表现，且绝大多数是同胞患病。在流行病学调查发现，黑人症状表现重，对糖皮质激素反应差，提示发病与人种及环境有关。

自1998年以来，对足细胞及裂孔膈膜的认识从超微结构跃升到细胞分子水平提示"足细胞分子"nephrin、CD_2AP、podocin actinin－4等是肾病综合征发生蛋白尿的关键分子。

（二）病理生理

1. 大量蛋白尿　此为本病最基本的病理生理改变，是导致本病其他三大临床特点的基本原因，也是诊断本病的必需条件。当肾小球滤过膜受免疫或其他病因损伤后，其电荷屏障和（或）结构屏障减弱，血浆蛋白漏入尿中，蛋白尿的直接后果是低清蛋白血症。此外其他蛋白的丢失也可造成相应的后果。患儿体液免疫功能降低与血清IgG和补体系统B、D因子从尿中大量丢失有关，也与T淋巴细胞抑制B淋巴细胞IgG合成转换有关。抗凝血酶Ⅲ丢失，而Ⅳ、Ⅴ、Ⅶ因子和纤维蛋白原增多，使患儿处于高凝状态。由于钙结合蛋白降低，血清结合钙可以降低；当25（OH）D_3结合蛋白同时丢失时，使游离钙也降低。另一些结合蛋白降低，可使结合型甲状腺素（T_3、T_4）、血清铁、锌和铜等微量元素降低；转铁蛋白减少则可发生低色素小细胞性贫血。

2. 低蛋白血症　血浆蛋白由尿中大量丢失和从肾小球滤出后被肾小管吸收分解是造成低蛋白血症的主要原因；肝合成蛋白的速度和蛋白分解代谢率的改变也使血浆蛋白降低。患儿胃肠道也可有少量蛋白丢失，但并非低蛋白血症的主要原因。

3. 高脂血症　患儿血清总胆固醇、三酰甘油和低密度、极低密度脂蛋白增高，其主要机制是低蛋白血症促进肝合成脂蛋白增加，其中的大分子脂蛋白难以从肾排出而蓄积于体内，加之脂蛋白清除率下降，如脂蛋白脂酶活性下降30%～60%、卵磷脂转酰酶活性降低且酶自尿中丢失，导致了高脂血症。血中胆固醇和低密度脂蛋白，尤其脂蛋白持续升高，而高密度脂蛋白却正常或降低，促进了动脉硬化的形成；持续高脂血症，脂质从肾小球滤出，可导致以下不利影响：肾小球滤出的脂蛋白对系膜细胞具有毒性作用，可能导致肾小球硬化；增加血小板的聚集，促发高凝及血栓栓塞；产生动脉粥样硬化性冠心病的可能性。

4. 水肿　水肿的产生机制主要有两种理论。

（1）充盈不足学说：大量蛋白尿导致血浆清蛋白下降、血浆胶体渗透压下降，血浆中的水分自血管内区转入组织间隙，直接造成局部水肿。血浆容量下降通过容量和压力感受器使肾保留水钠有关的神经体液因子活化，如抗利尿激素增加、肾素－血管紧张素－醛固酮系统活化、交感神经活性增强等，从而引起水钠潴留，导致全身水肿。

（2）过度充盈学说：有些研究注意到患者并不都伴有血容量下降，血浆肾素－血管紧张素水平亦不一定升高，故提出本病中存在肾原发的水钠潴留，由于原发水钠潴留甚至可见血容量扩张。

（三）病理

原发性肾病综合征可见于各种病理类型。

1. 微小病变（MCNS）　光镜下无改变或极轻微病变，电镜示弥漫性肾小球脏层上皮细胞足突融合，免疫荧光阴性。临床男孩多见，发病高峰为3～4岁，多表现为单纯型肾病、激素敏感。

2. 系膜性增生性肾小球肾炎（MSPGN）　系膜细胞和（或）系膜基质弥漫增生，光镜下基膜正常，系膜区有Ig（IgG、IgM）和（或）补体沉积。我国患儿常见此改变，多具有血尿，部分伴血压增高，1/2~2/3 对激素治疗不敏感，但延长隔日用药疗程，又有一部分获得缓解。当肾病状态持续并逐渐出现肾功能减退时，再次活检时常又兼有局灶节段性硬化。

3. 局灶节段性肾小球硬化（FSGS）　以始自近髓肾单位肾小球局灶节段性玻璃样变和硬化为特点，硬化处有大块电子致密物（IgM、C3）沉积。临床常见两种情况：一是肾病起病即非选择性蛋白尿，常有镜下血尿及血压高，激素耐药，常呈持续肾病状态及逐渐进展的肾功能减退。二是起病类似 MCNS，但多次反复后发展为典型的 FSGS。

4. 膜增生性肾小球肾炎（MPGN）　系膜细胞和其基质重度弥漫性增生，广泛的系膜内皮下插入，基膜增厚及双轨形成。免疫荧光可见 IgG、C3 沿毛细血管壁及系膜区粗颗粒沉积。临床以伴有低补体血症为特点，常以急性肾炎综合征起病，肾功能受损较多，且常呈慢性进展过程。

5. 膜性肾病　以不连续的颗粒状上皮下沉积物、基膜弥漫增厚、钉突改变为特点，免疫荧光以 IgG、C3 沿毛细血管襻细颗粒状沉积为特点。儿童原发性者少见，多继发于狼疮肾或乙肝肾。

6. 其他　如毛细血管内增生性肾小球肾炎、IgA 肾病、IgM 肾病等也可表现为肾病综合征。

（四）临床表现

患者一般起病隐匿，常无明显诱因。约 30% 有病毒感染或细菌感染发病史，70% 肾病复发与病毒感染有关。水肿最常见，开始见于眼睑，以后逐渐遍及全身，呈凹陷，男孩常有阴囊水肿，水肿重者可出现体腔积液即腹腔积液、胸腔积液或心包积液。常伴有尿量减少，颜色变深，无并发症的患者无肉眼血尿，而短暂的镜下血尿可见于约 15% 的患者。大多数血压正常，但轻度高血压也见于约 15% 的患者，约 30% 病例因血容量减少而出现短暂肌酐清除率下降，一般肾功能正常，急性肾衰竭少见。部分晚期病例可有肾小管功能障碍，出现低血磷性佝偻病、肾性糖尿、氨基酸尿和酸中毒等。由于长期蛋白自尿中丢失，患儿可有蛋白质营养不良。病程久或反复发作、长期应用皮质激素者还有生长落后。

（五）实验室检查

1. 尿液分析　大量蛋白尿为本病主要化验所见，24h 尿蛋白定量超过每平方米体表面积 40mg/h 或大于 50mg/kg 为肾病范围的蛋白尿，尿蛋白/尿肌酐（mg/mg），正常儿童上限为 0.2，肾病大于 3.5。尿沉渣可见透明管型、颗粒管型和卵圆脂肪小体。

2. 血常规检查　可见血红蛋白和血细胞比容增加，此常见于初发或复发时或循环血容量下降的患儿。长期慢性过程的患儿有时可见小细胞性贫血，此可能由尿中丢失转铁蛋白所致。血小板往往增加。

3. 其他检查　血浆总蛋白含量降低，清蛋白降低尤为显著，并伴有清蛋白、球蛋白比值倒置。α_2、β 球蛋白浓度增高，IgG 减低，IgM、IgE 可增加，纤维蛋白原增高。血脂增高，胆固醇增高显著，在清蛋白显著下降者三酰甘油也可明显升高。LDL 和 VLDL 增高，HDL 多正常。电解质一般正常，有时可见低钠血症，血钙有下降趋势。肾功能常在正常范围，但也可因低血容量而肾小球滤过率下降，或因肾小球足突融合滤过面积减少和（或）对水和小的溶质的通透性改变而出现 BUN 增高，但多属暂时性。晚期患儿可有肾小管功能损害。MCNS 或单纯型患儿血清补体水平正常，肾炎型患儿补体可下降。

肾活检指征：①对糖皮质激素治疗耐药或频繁复发者。②对临床或实验室证据支持肾炎型肾病或慢性肾小球肾炎者。

（六）并发症

1. 感染　最常见的并发症，也是本病死亡的主要原因。本病易发感染的原因如下：①体液免疫功能低下。②常有细胞免疫功能异常。③补体系统改变，尤其是 B 因子自尿中丢失而影响调理功能；④转铁蛋白和锌结合蛋白自尿中丢失而影响免疫调节及淋巴细胞功能改变。⑤蛋白质营养不良。⑥水肿致局部循环障碍，易发生皮肤感染。⑦应用糖皮质激素和免疫抑制药。

2. 电解质紊乱和低血容量　常见的电解质紊乱有低钠、低钾、低钙血症。由于低蛋白血症、血浆胶体渗透压下降、显著水肿，而常有血容量不足，尤在各种诱因引起低钠血症时易出现低血容量性休克。由于清蛋白下降致总钙水平下降，而血中维生素 D 结合蛋白自尿中漏出，体内维生素 D 不足，还可造成游离钙下降。

3. 高凝状态及血栓、栓塞　高凝状态易致各种动、静脉血栓形成，以肾静脉血栓形成常见，表现为突发腰痛、出现血尿或血尿加重，少尿甚至发生肾衰竭。但临床以不同部位血管血栓形成的亚临床型则更多见。并发此类并发症是由于：①肝合成有关凝血的物质增加。②抗凝血酶Ⅲ自尿中丢失。③血浆纤溶酶原活性下降。④血液黏稠度增加，血小板聚集加强。⑤应用糖皮质激素促进高凝。⑥应用利尿药使血液浓缩。

4. 肾功能不全　急性肾功能不全可由以下原因引起：①急性间质性肾炎。②部分 MCNS 可因严重的肾间质水肿和（或）大量蛋白管型阻于亨利襻导致近端肾小管和鲍氏囊中静水压力增高、肾小球滤过压下降而致。③原病理改变基础上又附加了严重的肾小球病变。④血容量减少致肾前性氮质血症或并发肾静脉血栓形成而导致短期内肾功能减退。

慢性肾功能不全伴有或不伴有高血压时，应考虑为 FSGS 或原病变基础上向 FSGS 或增生硬化性转变或合并间质、血管病变。

（七）诊断

中华医学会儿科学分会肾脏病学组于 2009 年制定了我国儿童常见肾病诊治循证指南，其中确定了原发性肾病综合征的诊断标准和临床分型。凡临床表现符合前述肾病综合征四大特点者，即可诊断为肾病综合征。再结合病史、体检、辅助检查除外继发者即诊为原发性肾病综合征。根据临床表现可分为单纯型肾病和肾炎型肾病。按糖皮质激素反应可分为激素敏感型、激素耐药型和激素依赖型肾病。2009 年，指南中有关激素敏感性的界定是以泼尼松足量 [2mg/（kg·d）或 60mg/（m²·d）]，治疗小于等于 4 周尿蛋白是否转阴为标准，但在判定时要注意激素用量是否为足量、是否存在干扰激素治疗的因素（如并发感染、严重高凝状态、血栓形成及其他药物影响等）。2009 年，指南中有关激素依赖型肾病的定义是对激素敏感，但连续 2 次减量或停药 2 周内复发者。2009 年，指南中肾病综合征的复发是指连续 3d，晨尿蛋白由阴性转为（＋＋＋）或（＋＋＋＋）或 24h 尿蛋白定量大于等于 50mg/kg 或尿蛋白/尿肌酐（mg/mg）大于等于 2.0。转归的判定：①临床治愈是指完全缓解，停止治疗大于 3 年无复发。②完全缓解是指血生化及尿检查完全正常。③部分缓解是指尿蛋白阳性<（＋＋＋）。④未缓解是指尿蛋白大于（＋＋＋）。

（八）治疗

1. 初发肾病综合征的治疗　以激素治疗为主，分两阶段用药。

（1）诱导缓解阶段：足量泼尼松（泼尼松龙）60mg/（m²·d）或 2mg/（kg·d）（按身高的标准体重计算），最大剂量 80mg/d，先分次口服，尿蛋白转阴后改为每晨顿服，一个疗程 6 周。

（2）巩固维持阶段：隔日晨顿服 1.5mg/kg 或 40mg/m²（最大剂量 60mg/d），共 6 周，然后逐渐减量。

应用激素时注意以下几方面：①激素治疗须足量和足够疗程，足量和足够的疗程是初治的关键，可降低发病后 1~2 年复发率。②激素用量有性别和年龄的差异，初始的大剂量泼尼松对大于 4 岁的男童更有效，男童最大剂量可用至 80mg/d。③对小于 4 岁的初发患儿，每日泼尼松 60mg/m² 4 周，然后改为隔日 60mg/m² 4 周，以后每 4 周减 10mg/m² 至停药，此种长隔日疗法比每日 60mg/m² 6 周，然后改为隔日 40mg/m² 6 周的方法能减少患儿的复发率。④不建议初治时采用甲泼尼龙冲击治疗。⑤对部分年龄小于 7 岁、发病时血清总蛋白小于 44g/L 的患儿可考虑采用 3 个月泼尼松加 2 个月环孢素（CsA）的疗法。

2. 非频复发肾病综合征的治疗　积极寻找复发诱因，积极控制感染，少数患儿控制感染后可自发缓解。激素治疗：①重新诱导缓解直至尿蛋白连续转阴 3d 后改 40mg/m² 或 1.5mg/kg 或隔日晨顿服 4 周，然后用 4 周以上的时间逐渐减量。②在感染时增加激素维持量，可降低复发率。

3. 频复发和激素依赖型肾病综合征的治疗

1）激素的使用

（1）拖尾疗法：同上诱导缓解后泼尼松每 4 周减量 0.25mg/kg，给予能维持缓解的最小有效激素量

（0.50～0.25mg/kg），隔日口服，连用9～18个月。

（2）在感染时增加激素维持量。

（3）改善肾上腺皮质功能。

（4）更换激素种类。

2）免疫抑制药治疗

（1）环磷酰胺（CTX）：2～3mg/（kg·d）分次口服8周或8～12mg/（kg·d）静脉冲击疗法，每2周连用2d，总剂量小于等于200mg/kg或每月1次静脉注射，每次500mg/m²，共6次。治疗时患儿的年龄大于5.5岁效果较好，缓解率为34%，而小于5.5岁患儿的缓解率为9%。频复发治疗效果好于激素依赖型肾病。

（2）环孢素A（CsA）：3～7mg/（kg·d）或100～150mg/（m²·d），调整剂量使血药谷浓度维持在80～120ng/ml，疗程1～2年。CsA治疗时间大于36个月、CsA治疗时患儿年龄小于5岁及大量蛋白尿的持续时间（大于30d）是CsA肾毒性发生的独立危险因素，应对连续长时间使用CsA的患儿进行有规律监测。

（3）其他：如霉酚酸酯（MMF）、他克莫司（FK506）、利妥昔布（RTX）及长春新碱（VCR）等。

4. 激素耐药型肾病综合征的治疗　需要结合患儿的肾病理改变、药物治疗反应、药物不良反应、个体差异以及经济状况等多方面因素选择免疫抑制药，严格掌握适应证，避免过度用药以及因药物治疗带来的不良反应。

在缺乏肾病理检查的情况下，推荐采用激素序贯疗法与CTX冲击治疗。因为患儿病理类型不同，对各种免疫抑制药的治疗反应不同，预后有很大差异，故明确激素耐药型肾病综合征患儿的病理类型非常必要。

不同病理类型的免疫抑制药选择如下：

（1）MCNS：CTX为首选药物，静脉冲击较口服效果更佳。

（2）FSGS：目前认为儿童FSGS 25%～30%5年后进展至慢性肾衰竭，蛋白尿是FSGS进展的重要因素，药物治疗的目的在于控制蛋白尿，目前CsA是首选药物，他克莫司更为安全、有效但价格昂贵。

（3）MsPGN：目前缺乏有效的治疗方案，可参考选用静脉CTX、CsA等治疗。

（4）MPGN：可进展至终末期肾小球疾病，治疗选用大剂量甲泼尼龙（MP）冲击序贯泼尼松和CTX冲击。MP冲击剂量为每次15～30mg/kg（最大量为1g），3d为1个疗程，间隔1周可重复使用，一般应用1～3个疗程。

（5）MN：目前缺乏儿童治疗经验，成年人首选ACEI和（或）ARB类药物。

（九）预后

肾病综合征的预后转归与其病理变化关系密切。微小病变型预后最好，局灶节段性肾小球硬化和膜增生性肾小球肾炎预后最差。微小病变型发展成尿毒症者极少，可死于感染或糖皮质激素严重不良反应。

（郑媛媛）

第四节　尿路感染

尿路感染（UTI）是小儿最常见的疾病之一，它是小儿内外科医师经常遇到的问题，也是泌尿系内部结构异常的最常见表现。在小儿感染性疾患中，泌尿系感染仅次于呼吸系感染而居第二位。约2/3男孩和1/3女孩在泌尿系结构异常的基础上并发感染，3/4以上女孩患泌尿系感染后复发。感染可累及尿道、膀胱、肾盂及肾实质。婴幼儿症状多不典型、诊断困难，而且在不同的性别、不同的年龄，其发病率不同。尽管抗生素的发展迅速，品种繁多，但是这种非特异性尿路感染发病率仍然很高，而且时常反复发作。小儿尿路感染对肾脏的损害重于成人，反复感染可致肾瘢痕形成，造成不可逆性肾脏损害。因此积极治疗尿路感染以及防止对肾脏的损害更为重要。

一、病因

小儿尿路感染分为梗阻性和非梗阻性两大类。前者在小儿尿路感染中占有重要地位。完全正常的泌尿系固然可以发生感染，但更重要的是须注意局部有无尿路畸形的解剖基础，如先天性尿路梗阻、反流等。忽视这一点，尿路感染就很难治愈，即使感染暂时得到控制也常再发。

在小儿出生后最初几周内，无论男孩或女孩其尿道周围都有很多嗜氧菌，尤其是大肠杆菌等，又因其本身的免疫力极低，而易发生尿路感染。随年龄的增长，这些细菌则逐渐减少，到5岁以后，尿路感染的发生也逐渐减少。即使细菌入侵尿路，也不都发生尿路感染。大多数是由于某些原因使机体的防御机制受损时，细菌方可在尿路中生长繁殖，而发生尿路感染。导致小儿尿路感染的易感因素如下。

（1）小儿生理解剖特点：小儿输尿管长，且弯曲，管壁弹力纤维发育不全，易于扩张及尿潴留，易患尿路感染；尿道内或尿道外口周围异常，如小儿包茎、包皮过长、包皮粘连等均可使尿道内及尿道外口周围隐藏大量细菌而增加尿路感染的机会。1982年，Ginsberg等首先报道尿路感染中男性儿童95%是未行包皮环切者。因为大肠杆菌能黏附于包皮表面未角化的鳞状黏膜，在尿路感染中的男孩未做包皮环切者是已作包皮环切者的10倍。Craig等研究表明包皮环切术可减少学龄儿童症状性尿路感染的发生率；女孩尿道短而宽，外阴污染机会多，亦易发生上行感染。

（2）泌尿系畸形、尿路梗阻：尿路梗阻、扩张，允许细菌通过尿道外口并移行进入泌尿道，另一方面由于梗阻、扩张使其泌尿道腔内压增高，导致黏膜缺血，破坏了抵抗细菌入侵的屏障，诱发尿路感染的危险性升高。常见疾病有肾积水、巨输尿管症、输尿管囊肿、输尿管异位开口、尿道瓣膜、尿道憩室、结石、异物、损伤、瘢痕尿道狭窄、神经源性膀胱等。

（3）原发性膀胱输尿管反流：正常情况下，膀胱输尿管交界部的功能是在排尿时完全阻止膀胱内尿液上行反流至肾脏。而当存在膀胱输尿管反流时，尿流从膀胱反流入输尿管、肾盂及肾盏，这可能使输尿管口扩张，并向外移位，同时造成膀胱动力不完全，使有菌尿液经输尿管达肾脏而引起感染。有文献报道约半数尿路感染患儿存在膀胱、输尿管反流（VUR）。因为VUR为细菌进入肾脏提供了有效的通路，且低毒力的菌株也可造成肾内感染。

（4）排尿功能异常：Gordon等关于膀胱充盈和排空的数学模型表明：细菌倍增时间少于50min的菌株不需黏附于尿路上皮即可在尿流中保持较高的浓度。排尿功能异常的患儿（如尿道狭窄或神经源性膀胱等）排尿时间延长，膀胱内压增高或残余尿量增多均有利于细菌稳定增殖，甚至可导致非尿路致病菌引起严重的尿路感染。

（5）便秘和大便失禁：便秘和大便失禁均可使肠道共生菌滞留于尿道外口时间延长，大肠杆菌黏附于尿道口时使尿道上皮受内毒素作用，尿道张力下降，蠕动能力减弱，尿液潴留易发生逆行感染。有研究表明控制便秘可降低复发性尿路感染的发生率。

（6）医疗器械：在行导尿或尿道扩张时可能把细菌带入后尿道和膀胱，同时可能造成不同程度的尿路黏膜损伤，而易发尿路感染。有文献报道留置导尿管一天，感染率约50%，3d以上则可达90%以上。在进行膀胱镜检查、逆行尿路造影或排尿性膀胱、尿道造影时，同样易引起尿路感染，应严格掌握其适应证。

另外全身抵抗力下降，如小儿营养不良，恶性肿瘤进行化疗或应用免疫抑制剂及激素的病儿，也易发生尿路感染。

二、病原菌

任何入侵尿路致病菌均可引起尿路感染。但是最常见的仍然是革兰阴性杆菌，其中以大肠杆菌最为常见，约占急性尿路感染的80%，其次为副大肠杆菌、变形杆菌、克雷白杆菌、产气杆菌和绿脓杆菌。约10%尿路感染是由革兰阳性细菌引起的，如葡萄球菌或粪链球菌。大肠杆菌感染最常见于无症状性菌尿或是首次发生的尿路感染。在住院期的尿路感染、反复性尿路感染或经尿路器械检查后发生的尿路感染，多为粪链球菌、变形杆菌、克雷白杆菌和绿脓杆菌所引起，其中器械检查之后绿脓杆菌的发生率最高，变形杆菌常伴有尿路结石者，金黄色葡萄球菌则多见于血源性引起。长期留置尿管、长期大量应用广谱抗生素时或是抵抗力低下及应用免疫抑制剂的患儿，应注意有无真菌的感染（多为念珠菌和酵母菌）。

病原菌特点：无泌尿系畸形的肾炎患儿体内分离的菌株与肠道共生菌不同，而伴有畸形者（如梗阻、反流等），其菌株与肠道共生菌相同，且更易发生肾损害。

三、感染途径

（1）上行性感染：尿路感染中绝大多数是上行性感染，即是致病菌，多为肠道细菌先于会阴部定居、繁殖、污染尿道外口，经尿道上行至膀胱，甚至达肾盂及肾实质，而引起的感染。一旦细菌进入膀胱后，约有1%的可侵入输尿管达肾盂，这多是由于存在各种原因所致膀胱输尿管反流。

（2）血行感染：较上行感染少见，是致病菌从体内的感染灶侵入血流，然后达肾脏至尿路而引起感染。临床上常见的仅为新生儿或是金黄色葡萄球菌败血症所致血源性尿路感染。或因肿瘤放化疗后存在免疫抑制者血行感染的机会增加。其他肾实质的多发脓肿、肾周脓肿也多继发于身体其他部位感染灶。

（3）淋巴道感染：腹腔内肠道、盆腔与泌尿系统之间有淋巴通路，肠道感染时或患急性阑尾炎时，细菌通过淋巴道进入泌尿道，有发生尿路感染之可能，但临床上极少报道。

（4）直接感染：邻近组织的化脓性感染，如腹膜后炎症、肾周围炎等直接波及泌尿道引起的感染。

四、发病机制

尿路感染主要是由细菌所致，在致病菌中许多属于条件致病菌。尿道是与外界相通的腔道，健康成年女性尿道前端1cm和男性的前尿道3~4cm处都有相当数量的细菌寄居。由于尿道具防御能力，从而使尿道与细菌、细菌与细菌之间保持平衡状态，通常不引起尿路感染。当人体的防御功能被破坏，或细菌的致病力很强时，就容易发生尿路的上行性感染。一般认为，尿路感染的发生取决于细菌的致病力和机体的防御功能两个方面。在疾病的进程中，又与机体的免疫反应有关。

（1）病原菌的致病力：在尿路感染中，最常见的病菌为大肠杆菌。近年来对大肠杆菌及其致病力的研究也较多，认为大肠杆菌的表面抗原特征与其致病力有关，特别是细胞壁O抗原，已知O血清型者，如O_1、O_2、O_4、O_6、O_7、O_{75}与小儿尿路感染有关。也有的学者发现，从无症状菌尿者分离出大肠杆菌与粪便中的大肠杆菌相同，而来自有症状菌尿大肠杆菌株与粪便中分离出来的不同，因此提示大肠杆菌O抗原的血清型与其致病力有关。细菌入侵尿路能否引起感染，与细菌黏附于尿路黏膜的能力有关。致病菌的这种黏着能力是靠菌毛来完成。大多数革兰阴性杆菌均有菌毛。菌毛尖端为糖被膜，其产生黏附素与上皮细胞受体结合。根据受体对黏附素蛋白的特异性，菌毛分为 I 型及 P 型。Vaisanen 等报道在小儿肾盂肾炎发作时分离出32株中，81%为 P 型菌毛，Kallenius 等在97个尿路感染小儿和82个健康小儿粪便中分离出的大肠杆菌。他们发现有 P 菌毛者分别为：引起急性肾盂肾炎的大肠杆菌中为90%，引起急性膀胱炎者中为19%，引起无症状菌尿者为14%，而健康儿中仅为7%。上述数据表明，有 P 型菌毛的大肠杆菌是肾盂肾炎的主要致病菌。另外，具有黏附能力的带菌毛的细菌，还能产生溶血素，抗血清等，这些都是细菌毒力的表现。

下尿路感染通常为 I 型菌毛细菌所引起，在有利于细菌的条件下可引起肾盂肾炎，有 P 型菌毛的大肠杆菌则为肾盂肾炎的主要致病菌。细菌一旦黏着于尿路黏膜后即可定居、繁殖，继而侵袭组织而形成感染。

除上述菌毛作为细菌的毒力因素之外，机体尿路上皮细胞受体密度多少亦为发病的重要环节，在感染多次反复发作的患者菌毛受体的密度皆较高。具有黏附能力的带菌毛的细菌，往往能产生溶血素、抗血清等，这些皆为细菌毒力的表现。

在肾盂肾炎发病过程中，尚有一因素值得提出，即细菌侵入输尿管后，输尿管的蠕动即受到影响，因为带有 P 型及抗甘露糖菌毛的细菌常有含脂肪聚糖的内毒素，有抑制蠕动的作用。输尿管蠕动减低，于是发生功能性梗阻，这种情况，肾盂内压力即使不如有机械性梗阻时那样高亦可使肾盂乳头变形，细菌即可通过肾内逆流而侵入肾小管上皮。用超显微镜观察肾小管，还可见带菌毛的细菌黏附于肾小管细胞膜上，并可见到菌毛的受体。

（2）机体的防御功能：细菌进入膀胱后，大多数是不能发生尿路感染的。是否发生尿路感染，则与机体的防御能力及细菌的致病力有关。健康人的膀胱尿液是无菌的，尽管前尿道及尿道口有大量的细菌寄居，且可上行至膀胱，但上行至膀胱的细菌能很快被消除。留置导尿4d，90%以上的患者可发生菌尿，但拔掉导尿管后多能自行灭菌。由此说明，膀胱具有抑制细菌繁殖的功能。一般认为，尿路的防御功能主要有如下几个方面：①排尿：在无尿路梗阻时，排尿可清除绝大部分细菌，膀胱能够完全排空，则细菌也难于在尿路中停留，尿路各部分的正常的神经支配、协调和有效的排尿活动具有重要的防止感染作用。肾脏不停地分泌尿液，由输尿管流入膀胱，在膀胱中起到冲洗和稀释细菌的作用。通过膀胱周期性排尿的生理活动，可将接种于尿路的细菌机械性地"冲洗"出去，从而防止或减少感染的机会。动物实验观察结果认为这是一相当有效的机制。②较为重要的防御机制是尿路黏膜具有抵制细菌黏附的能力。动物实验表明：尿路上皮细胞可能分泌黏蛋白，如氨基葡萄糖聚糖、糖蛋白、黏多糖等，皆有抗细菌黏着作用。扫描电镜观察：尿路上皮细胞上有一层白色黏胶样物质，可见细菌附着在这层物质上。在排尿时，这些黏蛋白如能被排出，则入侵细菌亦随之而排出。若用稀释的盐酸涂于膀胱黏膜仅1min，细菌黏着率即可增高，因稀释盐酸可破坏黏蛋白而为细菌入侵提供条件。于24h后，细菌黏附率可恢复到盐酸处理前状态。在稀释盐酸破坏黏蛋白层之后，若在膀胱内灌注外源性的黏多糖如合成的戊聚糖多硫酸盐等，则抗细菌黏着功能即可恢复。③也有动物实验证明：膀胱黏膜具有杀菌能力，膀胱可分泌抑制致病菌的有机酸、IgG、IgA等，并通过吞噬细胞的作用来杀菌。④尿pH值低、含高浓度尿素和有机酸、尿液过分低张和高张等因素均不利于细菌的生长。⑤如果细菌仍不能被清除，膀胱黏膜可分泌抗体，以对抗细菌入侵。

（3）免疫反应：在尿路感染的病程中，一旦细菌侵入尿路，机体即有免疫反应。无论是局部的或是全身的，这些反应与身体其他部位的免疫反应相同。尿内经常可以发现免疫球蛋白IgG及IgA。有症状的患者尿中IgG较低，而无症状的菌尿患者尿中IgG则较高。IgG是由膀胱及尿道壁的浆细胞分泌的免疫球蛋白，能使光滑型菌族转变为粗糙型，后者毒力较低。此外，补体的激活可使细菌溶解。上述非特异性免疫反应皆为细菌黏着造成障碍。若感染时期较长，患者机体则可产生特异性免疫蛋白。球蛋白及补体的活动皆可促进巨噬细胞及中性白细胞的调理素作用及吞噬功能。但吞噬过程中，吞噬细胞释放的过氧化物对四周组织有毒性作用，所以，吞噬细胞肃清细菌的过程亦对机体有伤害作用，尤其是对肾组织的损害。在动物实验性肾盂肾炎中，过氧化物催化酶能保护肾组织不致有过氧化物中毒。

有关实验研究表明，人体这种免疫反应对细菌的血行性和上行性感染有防御作用。

五、诊断

小儿反复尿路感染多伴有先天性泌尿系异常，对反复尿路感染，药物治疗效果不佳的病儿，应行必要的检查明确诊断以便及时正确的治疗。

（一）临床表现

小儿尿路感染临床表若按尿路感染部位分为上尿路感染和下尿路感染，但因小儿尿路感染很少局限于某一固定部位，年龄愈小，定位愈难；按症状的有无分为症状性尿路感染和无症状性菌尿；按病程的缓急分为急性和慢性尿路感染。另外依小儿年龄特点，尿路感染的症状常不典型，随年龄的不同临床表现不一。急性尿路感染，其分为急性膀胱炎和急性肾盂肾炎。

（1）急性膀胱炎：是只局限于下尿路的感染。临床上表现为膀胱刺激症状，即尿频、尿急、尿痛、排尿困难，尿液混浊，偶见肉眼终末血尿。伴有下腹部和膀胱区的不适与疼痛，偶有低热，多无明显的全身症状。年长儿症状更明显些。

（2）急性肾盂肾炎各期表现不同：新生儿期可能为血行感染所致，症状轻重不等，多以全身症状为主，如发热、惊厥、嗜睡、吃奶差、呕吐、腹胀、腹泻、烦躁、面色苍白等非特异性表现。很少出现尿频等尿路感染症状，往往被误诊为上呼吸道感染、婴儿腹泻，甚至颅内感染等。60%病儿可有生长发育迟缓、体重增加缓慢。严重的有抽搐、嗜睡、黄疸等。新生儿期急性肾盂肾炎常伴有败血症，约1/3病例血、尿培养其致病菌一致。

婴幼儿期症状也不典型，仍以全身症状为主，常以发烧最为突出。尿频、尿急、尿痛等排尿症状随年龄增长逐渐明显，排尿时其他症状与新生儿期类似。但仔细观察可发现患儿有排尿时哭闹，尿流有臭味或有顽固性尿布疹。随年龄的增长，膀胱刺激症状逐渐明显。哭闹、尿频或有顽固性尿布疹仍以全身症状为主，应想到泌尿系感染的可能。

儿童期其症状与成人相近，在发烧寒战、下腹部疼痛的同时，常伴有腰区疼痛，输尿管区压痛，肾区的压痛与叩痛。多有典型的尿频、尿急、尿痛、排尿困难等膀胱刺激症状。急性肾盂肾炎大多是上行感染所致，所以常伴膀胱炎。根据患儿的临床表现来判断是肾盂肾炎或膀胱炎是不可靠的。尤其是小儿，以全身症状为主，小婴儿膀胱刺激症状不明显，有的发烧即是其第一主诉。因此对原因不明的发烧患儿，尽早做尿常规及进一步尿培养检查十分必要。

（二）实验室检查

（1）送尿常规检查和取中段尿送细菌培养：尿常规检查在尿路感染的诊断中必不可少，肉眼观察，尿色可清或混浊，可有腐败气味。急性尿路感染中40%～60%有镜下血尿，细胞数为2～10/HPF。对尿路感染诊断最有意义的为白细胞尿，亦称为脓尿，尿沉渣镜下白细胞大于5/HPE，即可初步诊断。国内有人用血细胞计数盘检查不离心尿，以大于等于8/mm^{3}为脓尿。无论哪种检查方法，脓尿对尿路感染的诊断有着它的特异性和敏感性。虽然临床上目前仍以.Kass提出的每毫升尿液有10^{3}以上的菌落单位称之为菌尿（10^3～10^{4}为可疑菌尿，10^{3}以下为污染标本）的标准来对尿路感染进行诊断，但目前有人提出少量细菌也可以引起明显的感染，尤其在小儿，由于尿液稀释，有时菌落数达不到10^5。

菌尿和脓尿是否有意义，小儿尿液标本的采集过程十分重要。首先彻底清洁外阴部，对婴幼儿可用尿袋留取。其中已接受包皮环切的男孩或大女孩中段尿的检查可信度较高，而未接受包皮环切的男孩或小女孩尿液易被包皮内或尿道外口周围污染的可能性较大，因此取中段尿较为可信。在进行导尿留尿标本时，亦应弃去最初的尿液，留取后部分尿液。经耻骨联合上膀胱穿刺获取的尿液最可靠，此时检查为菌尿（不论菌数多少），均可明确诊断尿路感染。

（2）肾功能检查：反复或慢性尿路感染时，肾小管功能首先受损，出现浓缩功能障碍，晚期肾功能全面受损。可作血尿素氮和肌酐测定、尿浓缩功能试验、酚红排泄率试验检查。近年来提出尿抗体包裹细菌检查、致病菌特异抗体测定、C反应蛋白测定、尿酶测定、血清铜蓝蛋白测定协助区别上、下尿路感染。

（三）特殊检查

（1）超声波检查：方便、安全、无损伤，在小儿应作为首选的方法。B超可测定肾脏的大小、肾区肿物的部位，性质，了解有无肾盂、肾盏扩张、重复畸形、巨输尿管；测定膀胱的残余尿量、膀胱的形态、大小、膀胱壁有无异常增厚、膀胱内有无肿瘤、异物、憩室、囊肿等，同时还可以了解肾、输尿管、膀胱内有无结石。

（2）排尿性膀胱尿道造影：在小儿尿路感染中是重要的检查手段之一。其方法是将造影剂经导尿管或耻骨上膀胱穿刺注入膀胱内，也可在静脉肾盂造影时，待肾盂、输尿管内造影剂已排空，而膀胱仍积集大量造影剂时，嘱病儿排尿，在电视荧光屏上动态观察。可了解：①膀胱的位置、形态、大小、其黏膜是否光滑，膀胱内有无真性或假性憩室、囊肿、肿瘤、结石、异物等。②有无膀胱输尿管反流及其反流程度。③膀胱出口以下有无梗阻，如尿道瓣膜、憩室、尿道狭窄等。

（3）静脉尿路造影：由于小儿尿路感染与泌尿生殖系异常有密切关系，而静脉尿路造影检查除可了解双肾功能外，对先天性尿路畸形、梗阻、结石、肿瘤、肾积水等疾病有重要的诊断价值，故应列为常规的检查方法。其临床指征为：①凡尿路感染经用抗生素4～6周而症状持续存在者。②男孩第一次发生尿路感染者。③女孩反复尿路感染者。④上腹肿块可疑来自肾脏者。

（4）核素肾图检查：核素肾图在国内已广泛使用，其方法简便、安全、无创伤，不仅有助于疾病的诊断，而且适用于疗效评价，监测和随访。据需要选用合适的放射性药物，可以获得：①肾、输尿管、膀胱大体形态结构。②肾脏的血供情况。③计算出分侧肾功能、肾小球滤过率和有效肾血流量；④尿路引流情况，从而做出尿路梗阻的定位诊断。⑤了解有无膀胱、输尿管反流及膀胱残余尿量等情况。

（5）磁共振尿路造影（MRU）：通过三维系统成像可获得清晰的全尿路立体水图像。MRU 是无创伤性水成像技术，能显示无功能性肾脏的集合系统，并兼有无 X 线辐射、无需造影剂等优点。在儿童先天性泌尿系畸形辅助检查中有着十分重要的作用。尤其适用于婴幼儿、碘过敏和肾功能不良者。

六、治疗

小儿尿路感染的治疗原则是控制感染、解除梗阻、保持尿流通畅和预防复发。

（1）对症处理：在诊断急性尿路感染后注意休息，多饮水冲洗尿路，促进细菌及其毒素的排出，不利于细菌的生长繁殖。鼓励患儿多进食，以增强机体抵抗力。对中毒症状重，高热、消化道症状明显者，可静脉补液和给予解热镇痛药；对尿路刺激症状明显的，可给予阿托品、654-2 等抗胆碱能药物，以减轻症状，另外使用碳酸氢钠碱化尿液，除能减轻尿路刺激症状外，还可调节尿液酸碱度，有利于抗生素药物发挥作用。在对症处理的同时对疑有泌尿系梗阻或畸形者，要抓紧时间进行必要的辅助检查，尽快确诊，及时手术矫治，以防因泌尿系感染对肾脏的损害。

（2）抗生素的应用：小儿尿路感染治疗的主要问题是抗生素的选用和使用方法。抗生素的选择要以不良反应小，尿液中药物浓度高，细菌耐药发生率低。一般应遵循以下原则：①由于小儿尿路感染的病原菌大多数（80%以上）为大肠杆菌或其他革兰阴性杆菌，而革兰阳性菌仅占 10% 以下，因此，在未查出何种细菌以前，最好选用革兰阴性杆菌有效的药物。②上尿路感染选择血浓度高的药物，而下尿路感染则用尿浓度高的药物。③针对尿细菌培养和药敏试验结果而定。④不良反应少，对肾毒性小的药物，当存在肾功能不全时，则更应谨慎用药，如氨基糖苷类及多黏菌素类均有不同程度的肾脏损害作用。⑤联合用药，可以产生协同作用，不仅可以提高疗效，减少耐药菌株的出现，减少不良反应，同时可以避免浪费，减轻患儿家属的经济负担。对复杂和（或）严重的泌尿系感染尤为重要。⑥口服易吸收。⑦新生儿及婴儿一般症状较重，致病菌毒性强，应静脉内给予抗生素。⑧一般静脉内给予抗生素 7~10 天，待体温正常，尿路刺激症状消失，可改口服抗生素，1 个疗程需 2~3 周。

关于疗程，大多数人认为 7~10d 为宜，不管感染是否累及肾脏，均可获得满意疗效。但近年有一些学者支持 1~5d 的短程治疗，若为下尿路感染可给予单次大剂量治疗，其效果与 7~10d 疗程相同，且不良反应小，费用低，用药方便。如膀胱炎患者，用单剂治疗可使尿中抗生素迅速达到高浓度，且尿中短时间有高浓度的抗生素比长期低浓度更为有效。而对上尿路感染（如肾盂肾炎）则仍认为应常规使用抗生素 10~14d 或更长。

（3）手术治疗：小儿尿路感染，尤其是反复发作的泌尿系感染，约半数以上同时并发泌尿系畸形。若经检查明确存在有尿路梗阻，在感染急性期药物不能控制感染时，应引流尿液（如肾造瘘或膀胱造瘘），待感染控制后再据病变部位及性质选择外科根治手术。

（4）原发性膀胱输尿管反流的处理：2 岁以下的病儿经药物控制感染后，80% 的反流可望消失，对严重的反流（Ⅳ、Ⅴ度）或经药物治疗久治不愈反而加重者，应考虑手术矫正。

七、预后

急性尿路感染治愈后，预后良好，不会遗留肾脏瘢痕形成和肾功能受损。若治疗不及时、不彻底，反复尿路感染者，可造成不可逆转性肾功能损害。在成人尿毒症患者中，不少起源于小儿期的尿路感染。

八、尿路感染并发症

（一）反流性肾病

小儿的病灶性肾瘢痕多与膀胱输尿管反流及菌尿联合作用有关，由于膀胱输尿管反流与菌尿的联合作用，则发生局灶性肾瘢痕，称之为反流性肾病，而区别于其他原因所致瘢痕。肾瘢痕的形成与肾内反流、反流压力、宿主抗感染的免疫力及个体差异有关。若反流越重，发生肾瘢痕及相应肾功能障碍的机会越多。其发病机制目前仍未完全阐明，尿液反流引起的肾损害可能与下列因素有关：

（1）菌尿：膀胱输尿管反流可能是导致瘢痕形成的重要因素，肾内反流使得致病微生物得以进入肾实质引起炎症反应。动物实验证明在无菌条件下，膀胱输尿管反流对肾脏的生长及肾功能无影响，故认为膀胱输尿管反流及肾内反流必须有菌尿才会产生肾瘢痕。

（2）尿流动力改变：膀胱输尿管反流并不一定有肾内反流，只有严重膀胱输尿管反流在膀胱充盈或排尿时，肾盏、肾盂及输尿管腔内液压与膀胱一样，可达 5.3kPa，结果才引起肾内反流。有动物实验证明无菌尿高压反流可产生肾损害，故提出只要有尿流动力学改变，就可产生肾内反流及肾损害。

（3）免疫损害：有人认为反流使尿液逆流至肾盂、肾盏，产生高压而致肾小管破裂、尿液外溢，结果产生 Tamm - Hosfall（THP，糖蛋白）进入肾间质造成免疫反应或化学刺激，引起间质性肾炎。临床上有部分病例只有一侧反流，但对侧肾也发生病变，从而证明免疫反应参与反流性肾病。

（4）血管性病变：有人发现在反流性肾盂肾炎的初级阶段，感染所累及的部位由于广泛间质水肿的机械性压迫，致肾间质血管闭塞，尤其肾小管旁的小血管，提示由于血管闭塞所致的局部缺血在反流性肾病中致肾损害起重要作用。

（二）肾瘢痕形成的高危因素

（1）随着尿路感染发作次数增多，肾瘢痕的危险呈指数增长。

（2）尿路感染被延误诊断与治疗，动物实验证明，在感染早期（7d 内）迅速有效的治疗可预防瘢痕形成，反之则增加了肾瘢痕形成。

（3）年龄因素：尿路感染在幼儿期更常见，年龄愈小愈易发生肾瘢痕。

（4）梗阻性疾病：存在尿路梗阻时感染可引起快速肾脏损害和瘢痕形成。

（5）膀胱输尿管反流和肾内反流。

（6）排空功能紊乱：排空功能紊乱与 UTI 的关系是近年来的研究热点，有人用膀胱测压研究患有 UTI 的病儿，发现 2/3 的病例存在不稳定性膀胱，表现为排空压力高而膀胱容量低。

（7）宿主因素：宿主对 UTI 反应在引起肾瘢痕中的作用是另一研究热点，急性肾盂肾炎小儿尿中炎症细胞因子如白细胞介素 -8、6、1 升高，尤其新生儿和首次 UTI 时更高。此外肾瘢痕与血管紧张素转换酶（ACE）基因多肽性有关，ACE 使血管紧张素 I 转换为血管紧张素 II，后者通过引起局部血管收缩并刺激转化生长因子 β（TGFβ）产生和刺激胶原合成引起间质纤维化和肾小球硬化。

（白凤芝）

第五节　肾衰竭

一、急性肾衰竭

肾脏的生理功能包括排泄（滤过与重吸收）、调节水、电解质及酸碱平衡以及内分泌代谢等方面。这几方面功能是相辅相成，密切相关的。肾小球滤过率（glomerular filtration rate，GFR）减低达正常水平 50% 以下，血清肌酐很快升高大于 $176\mu mol/L$（$2.0mg/dl$），BUN 同时升高，并引起水电解质及酸碱平衡紊乱，出现急性尿毒症症状，则称急性肾衰竭（acute renal failure，ARF）。

急性肾衰竭是一常见的临床综合征，见于小儿各年龄组，每个年龄组 ARF 的病因有各自的特点。

ARF 按病因可分为肾前性、肾性及肾后性三种。按临床表现又可分为少尿型与非少尿型以及高分解型。小儿 ARF 如能早期诊断，及时救治，肾功能可逆转至正常，否则遗留慢性肾功能不全。

（一）病因学

ARF 按病因可分为肾前性（约占 55%）、肾性（约占 40%）和肾后性（约占 5%）。

1. **肾前性** 由于肾灌注减少，GFR 降低而出现急性肾衰竭。由于肾脏本身无器质损害，病因消除后肾功能随即恢复。

（1）低血容量：如大出血，胃肠道失液（如腹泻、呕吐及胃肠减压），肾脏失液（如渗透性利尿、利尿剂及肾上腺功能不全），皮肤丢失（如烧伤及大量出汗），第三间隙失液（如胰腺炎、腹膜炎、大面积损伤伴挤压伤）。

（2）心输出量降低：心源性休克、充血性心力衰竭、心包填塞及巨大的肺梗死。

（3）全身性血管扩张：变态反应、使用降压药、败血症和扩血管药物过量。

（4）全身性或肾血管收缩：麻醉，大手术，α 肾上腺素能激动剂或高剂量多巴胺，肝肾综合征。

（5）肾脏自身调节紊乱：如非类固醇抗炎药物及血管紧张素转换酶抑制剂药物的应用。

2. **肾性** GFR 降低由于：①低灌注或肾毒性物质损害导致小管细胞损害（急性肾小管坏死）。②肾小球、小管间质或血管炎症。③血栓形成导致栓塞性肾血管阻塞，或血管运动性肾病（vasomotor nephropathy）。

1）急性肾小管坏死

（1）急性肾缺血：如创伤、烧伤，大手术，大出血及严重失盐、脱水，急性血红蛋白尿，急性肌红蛋白尿，革兰阴性杆菌败血症等均可引起肾脏缺血、缺氧而导致急性肾小管坏死。

（2）肾毒性物质损伤：引起肾小管中毒坏死的物质有：①外源性：如抗生素（如氨基糖苷类，头孢菌素类、四环素、两性霉素 B、万古霉素及多黏菌素等）；X 线造影剂；重金属类（如汞、铅、砷及铋等）；化疗制剂（如顺铂、甲氨蝶呤及丝裂霉素）；免疫抑制剂（如环孢素 A）；有机溶剂（如乙醇及四氯化碳）；杀虫剂；杀真菌剂；生物毒素（如蛇毒、蝎毒、蜂毒、生鱼胆及毒蕈等）。②内源性：如横纹肌溶解，溶血，尿酸，草酸盐，浆细胞病恶病质（如骨髓瘤）。

2）急性肾小球肾炎和/或血管炎

急性链球菌感染后肾炎，急进性肾炎，肺出血肾炎综合征，急性弥漫性狼疮性肾炎，紫癜性肾炎等。

3）急性间质性肾炎

感染变态反应，药物变态反应（如青霉素族，磺胺药，止痛药或非类固醇类抗炎药等），感染本身所致（如流行性出血热等）。

4）急性肾实质坏死

急性肾皮质坏死，急性肾髓质坏死。

5）肾血管疾患坏死性血管炎、过敏性血管炎、恶性高血压、肾动脉血栓形成或栓塞、双侧肾静脉血栓形成

败血症也可引起弥散性血管内凝血（DIC），导致急性肾衰。

6）其他移植肾的急性排斥反应等。

3. **肾后性** 肾以下尿路梗阻引起肾盂积水，肾间质压力升高，肾实质因受挤压而损害，时间久后反射性使肾血管收缩，肾发生缺血性损害，若伴继发感染，更加重损害。

（1）尿道梗阻尿道狭窄，先天性瓣膜，包茎，骑跨伤损伤尿道。

（2）膀胱颈梗阻神经源性膀胱，结石，癌瘤，血块。

（3）输尿管梗阻输尿管先天狭窄，结石，血块或坏死肾组织（乳头）脱落，肿瘤压迫，腹膜后纤维化。

（二）病理

肉眼检查：肾脏增大而质软，剖开肾脏可见髓质呈暗红色，皮质因缺血而苍白，两者呈鲜明对照。

显微镜检查：急性肾衰由于病因的不同，病理改变也不同，可出现相应肾血管、肾小球、肾小管及肾间质的改变。急性肾小管坏死（acute tubular necrosis，ATN）可分为缺血性及中毒性两类。中毒性ATN的病变限于近端小管，呈局灶性分布，坏死的肾小管基膜完整，小管上皮再生良好。而缺血性ATN病变可涉及各段肾小管，呈弥漫性分布，坏死的小管基底膜断裂，上皮细胞再生较差。

（三）发病机制

急性肾衰竭的发病机制十分复杂，有多种因素参与，未完全阐明。不同的患者，不同的病因、病情和病期，有不同的发病机制。目前关于肾缺血、中毒引起的急性肾衰竭的发病机制，有多种学说。

1. 急性肾小管损害学说

（1）肾小管返漏学说：肾小管腔内液通过断裂的小管基底膜，返漏入间质，压迫毛细血管，进一步减少肾血流，导致少尿或无尿。现认为无小管基底膜断裂时也可发生返漏。

（2）肾小管阻塞学说：肾小管上皮受损肿胀。各种管型阻塞、间质水肿压迫均可填塞肾小管导致少尿、无尿。

（3）髓袢升支厚壁段（mTAL）与近端直小管（S_3）的易损性：外髓内供氧与需氧存在精细平衡，mTAL 及 S_3 细胞处于缺氧的边缘区段，缺血缺氧时更易于损伤，通过球管反馈使肾实质缺血而进一步加重损伤。

2. 肾内血流动力学改变学说　由于ATN肾脏组织病理改变较轻，因此肾内血流动力学改变是急性肾衰发生的重要机制，这些改变包括：

（1）肾血流量急剧减少。

（2）肾小球小动脉收缩：机制为：①肾素 - 血管紧张素激活。②内皮素作用。③交感神经兴奋。④前列腺素作用（PGI_2/TXA_2 失衡）。⑤氧自由基对内皮细胞的作用。⑥其他：儿茶酚胺、抗利尿数量（ADH）及血小板活化因子（PAF）等。

（3）肾小球毛细血管内皮细胞肿胀。

（4）肾小球超滤系数（kf）降低。

（5）血管内凝血。

（四）细胞学机制

1. ATP 耗竭　通过：①增高细胞内游离钙。②激活磷脂酶 A_2。③活化钙蛋白酶。④诱发肌动蛋白F的解聚等途径改变细胞骨架，损伤细胞，ATP 耗竭是 ATN 发病的中心环节。

2. 血管活性物质作用　主要涉及内皮素、NO、血小板活化因子（PAF）以及肾素。血管紧张素 - 醛固酮系统（RAS 系统），总的作用是收缩肾血管并损伤肾小管上皮细胞。

3. 肾小管结构与功能异常　各种因素使细胞骨架破坏，细胞极性丧失，破坏近端小管刷状缘，细胞间紧密连接和细胞 - 基质的黏附作用丧失，加上形成的各种管型等因素，使肾小管的结构和功能遭到破坏。

4. 细胞凋亡的作用　ARF 病理中有二次凋亡，第一次凋亡在肾损伤后立即出现，第二次则出现在ARF 的恢复期，在 ARF 的发生与恢复中均起重要作用。

5. 生长因子的作用　ARF 时，即刻反应性基因 cfos 及 egr - 1 表达上调，表皮生长因子 ECF、IGF - 1、FGF 及 HGF 胰岛血糖素等表达升高，主要在细胞再生及组织修复中起作用。

（五）临床表现

1. 少尿型急性肾功能不全　可分为少尿期、利尿期及恢复期，小儿各期间分界往往不明显。

（1）少尿期：ARF 特别是急性肾小管坏死，常有明显少尿期，持续 10 ~ 14d 左右。①少尿：新生儿期尿量小于 1ml/（kg·h），婴幼儿小于 200ml/d，学龄前期小于 300ml/d，学龄期小于 400ml/d 即为少尿，如小于 50ml/d 则为无尿。②氮质血症：血 BUN 及 Cr 增高，并出现由于毒素在体内储积而引起的全身各系统中毒症状，如厌食、恶心、呕吐、呕血、嗜睡、烦躁及贫血等。③水钠潴留：全身水肿、血压升高，并可出现肺水肿、脑水肿及心力衰竭等表现。④电解质紊乱：高钾血症，可表现为烦躁、恶心、呕吐、嗜睡、四肢麻木、胸闷、憋气、心率缓慢及心律不齐。ECG 示 T 波高尖及 QRS 波增宽等；低钠血症，可出现表情淡漠、反应差、恶心呕吐甚至抽搐等。高磷及低钙血症，可出现手足搐搦及惊厥等。⑤代谢性酸中毒：表现为疲乏、嗜睡、面色潮红、恶心、呕吐、呼吸深大，甚至昏迷、休克等。⑥内分泌及代谢改变：PTH 升高，降钙素（CT）下降；T_3、T_4 下降，TSH 正常；促红细胞生成素降低；ADH 及肾素－血管紧张素－醛固酮活性均升高；生长激素也升高；糖耐量降低及胰岛素抵抗，胰岛素及胰高血糖素水平升高。

（2）利尿期：当尿量大于 2 500ml/m^2 时即进入多尿期，肾功能逐渐恢复，血 BUN 及 Cr 在多尿开始后数天下降，毒物积蓄所引起的各系统症状减轻。在多尿期易出现脱水及低血钾、低血钠。

（3）恢复期：多尿期后尿量渐恢复正常，血 BUN 及 Cr 逐渐正常，肾小管浓缩功能和酸化功能亦逐步恢复，少数可遗留不同程度的肾功能损害，表现为慢性肾功能不全，需维持透析治疗。

2. 非少尿型急性肾功能不全

（1）无少尿表现，每日平均尿量大于 1 000ml。

（2）多继发于氨基糖苷类抗生素及造影剂造成肾损害。

（3）临床表现较少尿型轻，并发症少，病死率也低。

3. 高分解型急性肾功能不全

（1）多继发于大面积烧伤、挤压伤、大手术后和严重感染、败血症。

（2）组织分解极为旺盛，血 BUN、Cr 及血钾迅速上升，HCO_3^- 迅速下降：血 BUN 每日升高大于 14.3mmol/L，血 Cr 每日上升大于 176μmol/L；血 K^+ 每日上升 >1.0mmol/L。

（3）高钾血症及代谢性酸中毒极为严重，死亡率高。

（六）实验室检查

1. 尿液　肾实质性 ARF 时尿比重小于 1.016，渗透压小于 350mOsm/（kg·H_2O），尿钠大于 40mmol/L，并可见到不同程度的蛋白、红细胞及白细胞等。肾前性 ARF 时尿比重大于 1.020，渗透压大于 500mOsm/（kg·H_2O），尿钠小于 20mmol/L，尿常规正常。

2. 血生化　Cr 及 BUN 升高；尿酸先升高，严重肾衰时反而下降；可出现各种电解质紊乱特别是高钾血症；代谢性酸中毒以及原有疾病的生化、免疫学改变。

3. 超声波检查　ARF 时双肾多弥漫性肿大，肾皮质回声增强。肾后性 ARF 在 B 超下可发现梗阻，表现为肾盂积水。

4. 同位素检查（SPECT）　有助于发现肾血管性病变（栓塞）所致 ARF 以及梗阻所致肾后性 ARF；肾小管坏死时^{99m}Tc－二乙三胺五醋酸（DTPA）三相动态显像示灌注良好，吸收差，而^{131}I－邻碘马尿酸钠（OIH）示肾脏显像不清，有一定特异性。

5. 肾活体组织检查　对病因诊断价值极大，可发现各种肾小球疾病、小管间质病变及小血管病变所致 ARF，能改变 50% 患者的诊断及治疗。

（七）诊断

诊断 ARF 时应首先从临床入手，确定 ARF 是少尿型、非少尿型还是高分解型，然后再弄清其原因是肾前性、肾性还是肾后性，最终明确病因。

中华儿科学会肾脏学组 1993 年拟定 ARF 的诊断标准为：

1. 诊断依据

（1）尿量显著减少：少尿（小于 250ml/m^2）或无尿（小于 50ml/m^2），无尿量减少者为非少尿型急性肾衰。

（2）氮质血症：血清肌酐（Scr）>176μmol/L，BUN >15mmol/L，或每日 Scr 增加 >44～88μmol/L 或 BUN 增加 3.57～7.50mmol/L，有条件时测肾小球滤过率（如内生肌酐清除率），Ccr 常小于 30ml/（min·1.73m^2）。

（3）常有酸中毒及水电解质紊乱等表现。

2. 临床分期

（1）少尿期：少尿或无尿，伴氮质血症、水过多（体重增加，水肿、高血压及脑水肿）、电解质紊乱（高血钾、低血钠、高血磷及低血钙等）及代谢性酸中毒，并可出现循环系统、神经系统、呼吸系统和血液系统多系统受累的表现。

（2）利尿期：尿量渐多或急剧增加（大于 2 500ml/m²），水肿减轻，氮质血症未消失，甚至轻度升高，可伴水、电解质紊乱等表现。

（3）恢复期：氮质血症恢复，贫血改善，而肾小管浓缩功能恢复较慢，约需数月之久。

（八）治疗

对急性肾衰竭总的治疗原则是去除病因，维持水、电解质及酸碱平衡，减轻症状，改善肾功能，防止并发症发生。对肾前性 ARF，主要是补充液体、纠正细胞外液量及溶质成分异常，改善肾血流，防止演变为急性肾小管坏死。对肾后性 ARF 应积极消除病因，解除梗阻。无论肾前性与肾后性均应在补液或消除梗阻的同时，维持水电解质与酸碱平衡。对肾实质性 ARF，治疗原则如下：

1. 少尿期治疗

（1）一般治疗：保证热量 230 ~ 251kJ/（kg·d）[55 ~ 60kcal/（kg·d）]，给予低盐、低蛋白、低钾、低磷饮食，蛋白每日摄入量为 0.3 ~ 1.0g/kg，且为优质蛋白，因此可输注 5.53% 肾必氨（9R）3 ~ 5ml/（kg·d）。

（2）利尿：可采用新型利尿合剂即多巴胺和酚妥拉明各每次 0.3 ~ 0.5mg/kg，呋塞米每次 2mg/kg，一起加入 10% 葡萄糖 100 ~ 200ml 中静滴，每日 1 ~ 2 次，利尿效果优于单用呋塞米。

（3）控制液体摄入量每日入量 = 前日尿量 + 不显性失水 [500ml/（m²·d）] + 异常丢失量 – 内生水量 [100ml/（m²·d）]，此公式可简化为每日入量 = 前日尿量 + 异常丢失量中 30ml/kg（小于 1 岁）或 20ml/kg（1 ~ 2 岁）或 15ml/kg（大于 2 岁）。体温每升高 1℃应增加液体 75ml/m²。

（4）维持水、电解质及酸碱平衡：①高钾血症：可用 5% 碳酸氢钠每次 3 ~ 5ml/kg 静脉滴注；10% 葡萄糖酸钙 0.5 ~ 1.0ml/kg（小于 20ml/次）静滴；胰岛素（0.1U/kg）加葡萄糖（0.5g/kg）静脉滴注；阳离子交换树脂聚磺苯乙烯每次 1.0g/kg 加 20% 山梨醇 50 ~ 100ml 口服或灌肠，每 2 ~ 3h 一次；上述措施无效，血 K^+ 仍 > 6.5mmol/L 时应透析治疗。②低钠血症：一般为稀释性，体内钠总量并未减少，因此仅在小于 120mmol/L 或虽在 120 ~ 130mmol/L 间但有低钠症状时补给。补钠量（mmol）=（130 – 所测 Na^+ 浓度）×0.6×体重（kg），折合 3% 氯化钠（ml）=（130 – Na^+）×体重（kg），或 5% 碳酸氢钠（ml）=（130 – 所测 Na^+ 浓度）×0.85×体重（kg），可相互配合使用，先补一半后，酌情再补剩余量。③低钙血症与高磷血症：补钙用 10% 葡萄糖酸钙 1 ~ 2ml/（kg·d）（小于 20ml），高磷血症应限含磷食物，并可服用氢氧化铝 6mg/（kg·d）或磷酸钙 20 ~ 40mg/（kg·d）。④代谢性酸中毒：轻度酸中毒不必过分强调补碱，当 pH 值 < 7.20、HCO_3^- 浓度 < 15mmol/L 或有症状时应纠酸至 HCO_3^- 为 17mmol/L，5% 碳酸氢钠（ml）=（17 – 所测 HCO_3^- 浓度）×0.85×体重（kg），也可先纠一半，余量酌情后补。

（5）促蛋白合成激素：苯丙酸诺龙 25mg/d，每周 1 ~ 2 次。

（6）肾脏保护及修复促进药物：如大剂量维生素 E、促肝细胞生长因子、胰岛素样生长因子、表皮生长因子、甲状腺素以及冬虫夏草等中药。

（7）透析治疗：可行血液透析或腹膜透析，ARF 时透析的指征为：①血钾大于 6.5mmol/L。②血 BUN 大于 100mg/dl（357mmol/L）。③血肌酐大于 5mg/dl（442mmol/L）。④严重酸中毒，血 HCO_3^- 浓度 < 12mmol/L。⑤严重水中毒、心力衰竭及肺水肿等。⑥高分解代谢型肾衰竭，少尿 2d 以上。

2. 多尿期的治疗

（1）防治水电解质失衡补液要多，防止低血钾及低血钠。

（2）防治感染。

（3）加强营养，纠正贫血。

3. 恢复期的治疗　应注意休息，补充营养并坚持随访肾功能与影像学变化，直至完全正常。

4. 原发病的治疗　对肾小球疾病及间质小管疾病、肾血管疾病所引起的急性肾衰竭，还应针对原发病进行治疗。

二、慢性肾衰竭

慢性肾衰竭（chronic renalailure，CRF）是指各种原因造成的慢性进行性肾实质损害，呈进行性不可逆转的肾小球滤过率下降，导致氮质血症、代谢紊乱和各系统受累的临床综合征。当进展到需肾透析或移植方可维持生命时称为终末期肾病（end stage renal disease，ESRD）。CRF 小儿中的发生率国内尚无确切数据，国外报道为每百万人口中 4～5 人。

（一）病因

慢性肾衰竭的病因以各种原发性及继发性肾小球肾炎占首位，其次为泌尿系统先天畸形（如肾发育不良，先天性多囊肾，膀胱输尿管反流等）及遗传性疾病（如遗传性肾炎，肾髓质囊性病，Fanconi 综合征等）。全身性系统疾病中以肾小动脉硬化、高血压及结缔组织病等多见。近年来肾间质小管损害引起的 CRF 也逐渐受到人们的重视，糖尿病肾病、自身免疫性与结缔组织疾病及肾损害引起的 CRF 也有上升趋势。Topel 统计欧洲 37 个肾移植中心总结 286 例小于 15 岁儿童肾移植病例其终末期肾病的分布：慢性肾小球肾炎 52.3%，慢性肾盂肾炎 20.8%，遗传性肾病 8.0%，血管性肾病 4.5%，多囊肾 3.0%，药物性肾病 2.4%，先天性肾发育不全 1.6%，其他（包括胱氨酸沉积症、草酸盐沉积症、Alport 综合征及溶血尿毒综合征）7.4%。然而，要注意到，反流性肾病是小儿终末期肾衰的重要原因之一，我院的资料表明，在小儿慢性肾功能不全的病因中，虽然获得性肾小球疾病仍占重要地位（占 45.9%），但已与先天性和遗传性肾脏疾病平分秋色（占 45.9%）。与 10 年前我院资料相比，病因结构发生了显著的变化。其常见病因获得性肾小球疾病比例下降（66.7%→45.9%），先天性和遗传性肾脏疾病比例明显增加（33.3%→45.9%）。结合 20 世纪 70 年代中期起的国外统计资料，也发现由获得性肾小球疾病引起的慢性肾功能不全逐渐减少，取而代之占主导地位的是先天性和遗传性肾脏疾病。后者在发达国家所占的比例高，而在发展中国家所占的比例相对低。

（二）发生机制

有关慢性肾衰竭的发病机制，历年来先后提出过"尿毒症毒素学说""矫枉失衡学说""肾小球高滤过学说""脂肪代谢紊乱学说"以及"肾小管高代谢学说"，等等，晚近又有人提出"蛋白尿学说""慢性酸中毒学说"以及高蛋白饮食、肾内低氧对肾功能的影响等。加强 CRF 的发病机制、重视延缓 CRF 病程进展的研究，已成为重要课题。

1. 健存肾单位的血流动力学改变　肾单位受损或失用后，剩余健全的肾单位一系列适应性改变即负担起全肾功能性代偿及小球、小管各部分间的适应，部分健存肾单位功能高于正常，引起单个肾单位的肾小球滤过率增高，肾小球毛细血管压力增加，内皮细胞增生，系膜区基质增多，小球体积增大，逐步出现肾小球硬化。

2. 矫枉失衡学说　20 世纪 60 年代末、70 年代初，Bricker 等根据 CRF 的一系列临床和实验研究结果，提出了矫枉失衡学说（trade – off hypothesis）。这一学说认为，CRF 时体内某些物质的积聚，并非全部由于肾清除减少所致，而是机体为了纠正代谢失调的一种平衡适应，其结果又导致新的不平衡，如此周而复始，造成了进行性损害，成为 CRF 患者病情进展的重要原因之一。CRF 时甲状旁腺素（parathyroid hormone，PTH）升高造成的危害是本学说最好的证据。随着 CRF 降低，尿磷排泄量减少，引起高磷血症。由于血清中钙磷乘积的升高，一方面使无机盐在各器官（包括肾脏）沉积，出现软组织钙化；另一方面，低钙血症又刺激了 PTH 的合成物及细胞因子产生（如 $TGF-\beta_1$），导致细胞外基质进行性积聚；抑制细胞外基质的降解；因引起肾小球高滤过而加重蛋白尿；促进肾小管上皮细胞氨的产生，后者又通过激活补体引起肾损伤；促进肾小管上皮细胞钠的重吸收，增加肾组织氧耗，引起肾组织氧供相对不足，加重肾损害。

（三）临床表现

1. 电解质、酸碱代谢失常

1）水代谢

早期由于浓缩功能减退，尿量不减少或反而增多，晚期尿量才有减少，终末期可发展到无尿。患者对水代谢调节能力减退，当水分摄入过多时，易在体内潴留并形成稀释性低钠血症，摄入过少时也易引起体内水分不足。

2）钾代谢

有高钾血症趋势，细胞内钾的积聚与 Na^+-K^+-ATP 酶活力下降有关。高钾血症可随外伤、手术、麻醉、输血、酸中毒及突然更改饮食等而加剧，慢性肾衰时血钾升高是一方面，但总体钾的存储量仍降低，所以保持钾的正常平衡仍是重要。

3）钠代谢

CRF 可以维持钠正常平衡状态相当长时间，这与健存肾单位及利钠激素等体液因子有关。

（1）钠消耗型：盐分丢失型肾病因细胞外液的缩小及低血压等均有钠的丢失。很多疾病可引起盐分丢失，如肾盂肾炎、肾髓质囊性病、肾积水及间质性肾炎等，这类患者的集合管往往不能吸收运输过来足够量的钠盐而出现低钠。

（2）钠潴留型：当摄入钠过多时，不能正常排泄以致钠潴留，体内细胞外容量增加，发生高血压、肺充血与心脏扩大，甚至心力衰竭。

4）酸碱平衡

慢性肾衰患者早期肾小管合成氨的代偿能力未全丧失，可动员体内其他缓冲系统来代偿代谢性酸中毒，如呼吸系统，组织代偿如骨盐的丢失等。当病情进展，健存肾单位进一步减少，GFR $<20ml/min$ 时肾脏排泄有机酸能力下降，排氨能力减低，引起酸中毒。当血 pH 值 <7.25 时要警惕合并酮症酸中毒。

5）其他电解质

慢性肾衰患者不能充分排泄氯离子，高氯血症与钠浓度成正比；血钙浓度往往降低，慢性肾衰患者常能忍受低血钙而不致搐搦，这些患者的肠道钙的吸收能力下降，口服活性维生素 D 可提高血钙浓度；当 GFR 小于 20ml/min 时，血镁可升高，尿排泄镁减少。患者多数无症状，不需处理。当血镁较高（大于 2mmol/L）有临床症状时则可应用排钠利尿剂，促镁排出，纠正脱水，必要时给透析疗法。GFR 小于 20ml/min 时，血磷升高较明显，病情进展到肾脏排磷进一步减少。

2. 血管系统

（1）高血压：常见原因有：①GFR 下降、NO 分泌减少，使 VDML 血管减低的髓脂质下降，引起细胞外容量增加，心搏出量增加，继而外周阻力增加，血管壁增厚。②肾素-血管紧张素-醛固酮系统活跃，肾素分泌过多。

（2）心包炎：尿毒性心包炎似由不明的生化物质、尿酸沉积及代谢异常所引起。属纤维性心包炎，有渗出、出血，可闻及心包摩擦音，偶发生心包填塞。

（3）心肌病：可在晚期出现，有不同程度的心肌肥厚，间质纤维化，心肌钙化，草酸盐沉积。临床表现心脏扩大，心输出量减少，各种心律失常。

3. 胃肠系统 胃纳减退，常见有呕吐及恶心等症状，加重了水、盐代谢及酸碱平衡紊乱，负氮平衡加剧，对钙的吸收下降。另外消化道出血也较常见，由于黏膜有弥散性小出血点炎症及溃疡引起。

4. 精神神经症状 乏力、失眠、激惹、压抑、记忆力减退或反抗心理行为。尿毒症伴有继发性甲状旁腺功能亢进时可使脑细胞钙离子浓度增高，出现不正常脑电图。临床可有谵妄、木僵，甚至昏迷。周围神经症状如痛性肢体麻痹，深腱反射消失，肌肉软弱、痉挛甚至感觉消失，被认为与体内中分子物质积聚有关。

5. 血液系统

（1）贫血：呈正血色素、正细胞性贫血，随肾功能减退而加剧。主要由于肾脏产生促红细胞生成素减少有关；其次为红细胞寿命缩短，饮食中铁及叶酸摄入不足也参与一定因素。另外，中性粒细胞趋化性改变，淋巴细胞功能受抑制，免疫功能降低。

（2）出血倾向：可有鼻出血，损伤后出血不止。消化道出血与出血时间延长、血小板功能异常、黏附聚集能力降低及第三因子释放减少有关。

6. 糖、蛋白及脂肪代谢障碍　CRF 时肾脏清除胰岛素能力减退，血中胰岛素升高。慢性肾衰患者一般都有负氮平衡、血浆及细胞内游离氨基酸谱异常及低清蛋白血症。血三酰甘油增高，低密度脂蛋白增高，高密度脂蛋白降低，可能与脂蛋白酯酶及肝酯酶活性下降有关。

7. 其他　GFR 降到一定程度时可有高尿素血症及高尿酸血症，皮肤有瘙痒，伴色素沉着，身上散发一股尿毒症臭味，与尿素分泌增加排出减少有关。CRF 患者由于营养不良，免疫功能低下，易罹患各种感染。小儿由于摄入不足及内分泌紊乱等因素可有生长发育迟缓，或发生肾性佝偻病。

（四）诊断与鉴别诊断

慢性肾衰到晚期各种症状明显时容易诊断，重要的是认识早期的慢性肾衰竭，设法延缓肾功能进行性恶化。慢性肾衰分期：①肾功能不全代偿期：血肌酐为 110 ~ 177 μmol/L（1.2 ~ 2.0mg/dl），GFR 剩余 50% ~ 80%，无临床症状。②肾功能不全失代偿期（氮质血症期）：血肌酐为 178 ~ 445 μmol/L（2 ~ 5mg/dl），GFR 剩余 25% ~ 50%，可有轻度贫血、酸中毒、夜尿及乏力。③肾衰竭期（尿毒症期）：Cr 为 446 ~ 707 μmol/L（5 ~ 8mg/dl），GFR 剩余 10 ~ 25%，有明显消化道症状及贫血体征，可有代谢性酸中毒及钙、磷代谢异常；④终末期肾病：Cr 大于等于 708 μmol/L（8mg/dl），GFR 剩余小于 10%，有各种尿毒症症状，包括消化、神经及心血管各系统功能异常，水、盐代谢紊乱，酸碱失衡明显，严重贫血。

目前临床上多使用慢性肾脏疾病（chronic kidneydisease，CKD）概念，CKD 的定义：①肾损害（病理、血、尿及影像学异常）大于等于 3 个月。②GFR < 60ml/（min·1.73m^2），持续时间 ≥ 3 个月。具有以上两条的任何一条者，就可以诊断为 CKD。CKD 分期为：1 期 GFR > 90ml/（min·1.73m^2）；2 期 GFR 60 ~ 89ml/（min·1.73m^2）；3 期 GFR 30 ~ 59ml/（min·1.73m^2）；4 期 GFR 15 ~ 29ml/（min·1.73m^2）；5 期 GFR < 15ml/（min·1.73m^2）。5 期即为尿毒症期。

引起 CRF 病因多种，如由肾小球疾病引起者多有水肿，尿液异常者较易诊断。但部分患者症状隐匿，无明显肾脏疾病史。某些症状如纳差、不爱活动、夜尿或遗尿等症状无特异性。也有因贫血待查、难治性佝偻病、生长发育迟缓以及多饮多尿而来就诊者，则需经仔细的体检、尿液检查（包括比重）及血生化肾功能等测定以及时检出 CRF，并尽量寻找病因。如由泌尿系先天性畸形的肾发育不良、多囊肾及遗传性疾病如 Alport 综合征引起的肾衰，发病年龄较早。1 ~ 2 岁即出现症状。常无水肿，以身材矮小及肾性骨病较多见。肾小球疾病引起的 CRF 多见于较大儿童，常大于 5 岁，可伴贫血、高血压及水肿，有中等量蛋白尿、血尿及低比重尿，或并发继发性尿路感染。肾衰的急性发作尚需与急性肾衰竭相鉴别。两者的临床表现相似，病因及诱因也有部分相同，但大多数急性肾衰预后良好，少部分患者恢复期后可逐渐发展到 CRF。由于先天性或遗传性肾脏疾病而致慢性肾功能不全的，小儿明显多于成人，并且小儿以先天泌尿系统发育异常为多，而成人的先天性或遗传性肾脏疾病则主要见于先天性多囊肾。

（五）治疗

虽然造成慢性肾功能不全的一些原发病尚无特异治疗，但有相当一部分因素引起的肾功能损害是可逆的，如感染、尿路梗阻、脱水及有效循环血量的减少等，及时去除诱因，肾功能仍有部分或全部恢复的可能。有些治疗能延缓慢性肾功能不全的发展。鉴于经济的原因，目前国内仅少数单位开展肾脏替代治疗，对于小儿慢性肾衰竭的治疗，多为对症处理，因此，重点应做到早期诊断，明确病因，纠正代谢紊乱，防治并发症，避免引起肾功能急剧恶化的诱因发生等。

1. 饮食疗法　低蛋白摄入为传统疗法，因肾功能减退到一定程度时不能有效排出蛋白分解产物，高蛋白饮食必然加重氮质血症。但小儿处于生长发育阶段，故需供给一定量优质蛋白质（必需氨基酸含量较高食物），减少植物蛋白摄入。根据 GFR 下降程度计算摄入蛋白质的量为与 0.5 ~ 1.5g/（kg·

d）。主食以麦淀粉、红薯、芋艿及土豆等含蛋白较低的食物替代部分米、面，有利于促进肠道内尿素氮的吸附，后由大便排出。蔬菜、水果一般不予限制。有高钾血症时避免水果过分摄入。补充必需氨基酸并配合低蛋白饮食，摄入体内后可利用含氮代谢产物，促进蛋白质合成，减轻氮质血症，维持正氮平衡。常用的口服有肾灵片（含 9 种必需氨基酸）也称开同片（ketosteril），静脉滴注的有肾必氨（含 9 种必需氨基酸）注射液。

2. 纠正水、电解质紊乱及酸碱平衡失调　对有水肿、高血压、心功能差及少尿、无尿者应严格限制摄入量。当有吐、泻或消化道失血等脱水、休克现象应即予以纠正，以保证肾小球的有效肾血流量及滤过率。对慢性肾衰患者均需适当限制钠盐的摄入，成人不超过5g/d，小儿依次酌减。

对伴有稀释性低钠血症，如血钠不低于 120mmol/L，无临床症状者，一般不需补钠。血钠小于 120mmol/L 伴有低钠症状时可口服氯化钠 2～4g/d，或用氯化钠静脉滴入。计算公式按（130－患者的血钠毫当量数）×0.6×kg 体重＝所需钠毫克当量数。常用为 3% NaCl，1ml 3% NaCl 含钠 0.5mmol，先给总量的 1/2，以后根据血压、心脏及复查血钠决定是否再补。尿毒症时血钾常在正常高限，若血钾大于 6.0mmol/L，则需予以治疗。常用药物有 10% 葡萄糖酸钙每次 0.5～1ml/kg，静脉缓注，或 5% 碳酸氢钠每次 3～5ml/kg，静脉滴注。当血钾大于6.5mmol/L，或心电图有高血钾心肌损害时需给透析治疗。轻度酸中毒不予处理。当 TCO_2 < 13mmol/L 伴临床症状时应予治疗。口服 Shohl 氏溶液［枸橼酸 70g 加枸橼酸钠 50g，以蒸馏水冲到 500ml，1ml 含 1mmolNa，按钠 2～3mmol/（kg·d）给予］。或用 5% $NaHCO_3$ 静脉滴注，按下面公式（30－缓注实测得的 TCO_2 数）×0.5×kg 体重＝所需的 5% $NaHCO_3$ 毫升数。先给 1/2～2/3 量，以后根据血压、水肿程度、心功能及 TCO_2 和随访的数据决定是否需继续纠正酸中度。高磷血症应限制磷的摄入和使用结合剂，常用药物为碳酸钙。适当补充铁、锌，避免铝的摄入。

3. 各系统症状处理

（1）肾性骨病：定期监测血钙、血磷，并防止甲状腺功能过度亢进及骨骼外钙化治疗。控制高血磷，使用磷结合剂：补充钙盐，如碳酸钙、乳酸钙或葡萄糖酸钙，同时加用活性维生素 D_3，常用有双氢速固醇，或 1,25 $(OH)_2D_3$（Rocaltrol），剂量每日 1 次 0.25μg/片，逐渐过渡到隔日 1 次或每周 2 次口服。每 2 周随访血钙，当血钙达 11mg/dl（2.75mmol/L）时应减量或停服。

（2）控制高血压：慢性肾衰高血压的基本处理原则为延缓肾衰的进展，其多数为容量依赖性，故需限制钠的摄入和使用利尿剂。常用药物有双氯噻嗪、氯噻酮及肼屈嗪等。当 Ccr < 15ml/（min·1.73m²）时，一般利尿药往往疗效不高，可应用呋塞米，剂量由小到大，逐渐递增。降压药常用为血管紧张素转换酶抑制剂（ACEI）中的蒙诺（福辛普利 fosinopnl）或贝那普利（benazepril），此类药可扩张出入球小动脉，但出球小动脉扩张更明显，从而使肾小球内压力降低，有利于延缓肾小球病变的进展，减少蛋白尿。β 受体阻滞剂通过抑制肾素而减少醛固酮分泌和水、钠潴留，起到降血压作用；临床应用的药物有普萘洛尔及阿替洛尔（苯氧胺）等。钙拮抗剂是使 L 型钙通道活性降低，抑制钙离子进入血管平滑肌细胞，使血管平滑肌张力降低，全身动脉扩张，血压下降；临床常用药物有硝苯地平（心痛定）及维拉帕米等。已证明控制了高血压的慢性肾脏病患者其 GFR 下降速度低于未控制血压的患者。

（3）贫血与出血：自从 20 世纪 80 年代应用重组人红细胞生成素（γHuEPO）治疗 CRF 患者的慢性贫血以来，基本上可使大多数患者不再接受输血。剂量为 50～100IU/（kg·次），隔天一次皮下注射。血细胞压积上升到 35% 时减为每周 2 次，使其维持在 35%～40%，注意该药可使血黏度增加，血压升高。治疗期间需随访血清铁及转铁蛋白饱和度等各种参数。及时供应铁剂、叶酸及维生素 B_{12} 等。有出血严重者给予小量新鲜血或血浆。透析疗法可改善血小板功能和血小板第三因子的释放，有助于减少出血。严重出血时可酌用抗纤溶止血剂。

（4）防止小管、间质损伤：肾小管受损重要原因之一是氨产生增加，可激活 C3 直接引起肾间质炎性反应。给予碳酸氢钠碱性药物时则尿中产氨下降，尿蛋白减少，理论上碱性药物有保护小管、间质受损的作用。

（白凤芝）

第九章

血液系统疾病

第一节　营养性贫血

营养性贫血是指体内缺乏铁、维生素 B_{12}、叶酸、铜、锌等物质，使循环血液中的血红蛋白、红细胞数、红细胞比容低于正常标准的一种血液病。临床上主要表现为苍白、乏力、头晕、萎靡、纳差、易感染、肝脾轻度肿大，重者可出现心力衰竭症状。

一、营养性缺铁性贫血

营养性缺铁性贫血是由于体内铁缺乏，导致血红蛋白减少所致，临床上主要表现小细胞低色素贫血、血清铁蛋白减少、铁剂治疗有效为特点。

（一）病因

（1）小儿生长发育迅速，需铁量多，如未能及时添加含铁丰富的食品则产生贫血；某些慢性病造成铁吸收不良或食物搭配不合理；钩虫病、肠息肉等疾病导致铁丢失过多；食品含铁量低又未及时添加含铁高的食品；早产、多胎等原因导致的铁储备不足；均是导致缺铁性贫血的原因。

（2）铁是合成血红蛋白的主要原料，缺铁红细胞内血红蛋白含量不足，则细胞变小；铁可使多种含铁酶活性降低，由于这些酶与生物氧化、组织呼吸、神经介质分解与合成有关，从而造成细胞功能紊乱出现乏力、易疲劳、表情淡漠、注意力不集中，组织器官异常如口腔黏膜异常角化、舌炎反甲等。

（二）诊断

1. 病史　多发生于 6 个月~2 岁的婴幼儿（常有早产、双胎史），可因未及时添加富含铁的辅食、消化道吸收障碍、铁丢失过多等引起。

2. 临床表现　如下所述。

（1）症状：发病缓慢，面色苍白，易疲乏，精神不振，烦躁不安，注意力不集中，智力发育落后或停滞，食欲减退，异嗜癖，有时腹泻、呕吐。

（2）体征：皮肤、黏膜、甲床及手足掌苍白，头发干枯稀黄，肝脾和淋巴结轻度肿大，贫血严重时可有心率增快，心脏扩大，有收缩期杂音，重度贫血可有心力衰竭体征。

3. 辅助检查　如下所述。

（1）血常规：红细胞及血红蛋白降低，血红蛋白降低比红细胞降低更明显，呈小细胞低色素性贫血，即红细胞平均容积（MVC）小于 80fl，红细胞平均血红蛋白量（MCH）小于 26pg，红细胞平均血红蛋白浓度（MCHC）小于 31%，红细胞形态大小不等，以小细胞为主，中心淡染区扩大，重者呈环状，网织红细胞正常或偏低。

（2）骨髓象：骨髓呈增生活跃现象，以红细胞系增生明显，各期红细胞均较正常小，胞浆量少，不规则，呈毛刺状，嗜碱性强，核小而细密，表现为细胞浆成熟落后于细胞核，即所谓"老核幼浆"现象，铁粒幼红细胞低于 15% 以下，细胞外铁消失或极少。

（3）铁代谢检查：①血清铁蛋白：在储铁缺乏期即减少，正常值小于 3 个月患儿为 194 ~ 238μg/L，大于 3 个月患儿为 18 ~ 91μg/L，小于 12μg/L 视为铁缺乏。②红细胞游离原卟啉：正常值为 0.09 ~ 0.90μmol/L（5 ~ 50μg/dl），如大于 0.9μmol/L 则表示生成红细胞的铁缺乏。③血清铁、总铁结合力：血清铁小于 10.7μmol/L（60μg/dl），总铁结合力增高大于 62.7μmol/L（350μg/dl），血清转铁蛋白饱和度降低小于 15%，可考虑缺铁。

具备临床表现应高度怀疑本病；加血常规结果可临床诊断；确诊尚需铁代谢检查和骨髓象。

4. 鉴别诊断　营养性巨幼红细胞性贫血：该病血色素也降低，临床常有神经精神症状，外周血红细胞体积增大，骨髓中出现巨幼红细胞。用维生素 B_{12} 及叶酸治疗有效。

（三）治疗

1. 病因治疗　药物治疗期间，同时逐渐增加富含铁的辅食，并去除引起缺铁的各种原因。

2. 对症治疗　重度贫血血红蛋白小于 30g/L 可输血，尤其贫血而引起心功不全或者并发感染时，应及时输血。输血量可按 10ml/kg，输血要注意输血量及速度，预防发生心力衰竭，贫血越重，每次输血量应越少。可多次输，极重患者可用浓缩红细胞换血。

3. 药物治疗　如下所述。

（1）硫酸亚铁剂量 30 ~ 50mg/（kg·d），分 3 次进食期间口服，同时服用维生素 C 和稀盐酸，疗程至血红蛋白正常后 2 个月。

（2）3% 铁维合剂剂量 30 ~ 40mg/（kg·d），分 3 次进食期间服用。

（3）力蜚能儿童 6 岁以上 100 ~ 150mg/d，6 岁以下 50mg/d，成人 150mg/d。

二、营养性巨幼红细胞性贫血

营养性巨幼红细胞性贫血又称大细胞性贫血，主要是由于缺乏维生素 B_{12} 及叶酸所致，临床上主要表现为面色苍白、神经精神发育减退、肝脏肿大、红细胞数目减少，骨髓中出现巨幼红细胞。

（一）病因

缺乏维生素 B_{12} 及叶酸是本病的主要原因，维生素 B_{12} 主要存在于动物肝、肾脏，米糠、牛肉、麦胚中；叶酸主要存在于绿色蔬菜中，肝肾酵母等含量也较丰富，母亲或小儿摄入上述食品较少即可造成缺乏维生素 B_{12} 及叶酸。另外维生素 C 缺乏也可影响叶酸的形成。

（二）诊断

1. 病史　多见于 6 ~ 18 个月的婴儿，生后未及时添加辅食、辅食中含维生素 B_{12} 和叶酸少、单纯羊奶喂养、有偏食及胃肠道疾病影响吸收等原因，均可引起。

2. 临床表现　如下所述。

（1）症状：进行性贫血貌，表情呆滞，反应迟钝，嗜睡，少哭不笑，哭时无泪，声音嘶哑，智力和运动发育缓慢，甚至出现"倒退现象"。

（2）体征：面色苍黄或蜡黄，口唇和手足掌苍白，虚胖，头发稀黄，干枯无光泽，手、足、舌及头部颤动，舌系带溃疡，肝脾轻度肿大；心率快，心脏扩大，可听到收缩期杂音，甚至发生心力衰竭；皮肤可见针尖大小出血点，重者肌张力增强和腱反射亢进。

3. 辅助检查　①血常规：红细胞和血红蛋白减少，红细胞数减少更明显，MCV > 94fl，MCH > 32pg，MCHC 正常。白细胞数可减少，粒细胞早期可见分叶增多，少数可见血小板减少，网织红细胞正常或稍减少。②骨髓象：骨髓增生活跃，以红系增生为主，红系巨幼变，各阶段红细胞体积大，核染色质疏松，显示细胞核发育落后于细胞浆，呈现"老浆幼核"现象。粒细胞可见胞体增大，巨核细胞可见分叶过多，血小板体积大。③血清维生素 B_{12} 缺乏的检查：维生素 B_{12} 定量，正常值为 200 ~ 800ng/L，小于 100ng/L 为维生素 B_{12} 缺乏。血清叶酸定量正常值为 5 ~ 6μg/L，小于 3μg/L 为维生素 B_{12} 缺乏。血清乳酸脱氢酶明显增高，尿甲基丙二酸增高也是诊断维生素 B_{12} 缺乏的一个可靠指标。具备病史、临床表现应高度怀疑本病；加血常规检查结果可临床诊断；加骨髓结果及血清维生素 B_{12} 缺乏的检查即可确诊。

4. 鉴别诊断　该病精神神经症状比较突出，需与脑发育不全鉴别，巨幼红细胞性贫血首先表现为贫血，外周血中血红蛋白降低，红细胞减少，而且有典型的中央淡染的大红细胞足以鉴别。

（三）治疗

1. 一般治疗　随着精神和食欲的好转，逐渐添加富含叶酸、维生素 B_{12}、蛋白质和铁的饮食，直至达到人体所需要的饮食量为止。

2. 对症处理　震颤严重者，可给少量镇静剂；有感染者，应积极治疗；注意口腔护理；贫血严重者或贫血并有感染可给予输血治疗。

3. 药物治疗　如下所述。

（1）对神经症状重者，肌肉注射维生素 B_{12}，剂量为每次 $100\mu g$，每周 $2\sim3$ 次；震颤严重者可每日 1 次，每次 $100\mu g$，连续 $2\sim4$ 周，或至血常规恢复正常为止。

（2）对叶酸缺乏者，口服叶酸 5mg，每日 3 次，连续用 $2\sim3$ 周后改为每日 1 次，至血常规恢复正常。同时服用足量维生素 B_6 能加速神经症状的恢复。治疗后期需加铁剂，持续用 1 个月左右。

（3）对单纯维生素 B_{12} 缺乏者，不宜用叶酸治疗，以防加重神经症状；对于维生素 B_{12} 吸收不良者，需长期肌肉注射维生素 B_{12}，每月 1mg。

（4）对于抗叶酸制剂致病者可用甲酰四氢叶酸钙治疗；对于叶酸缺乏者，予叶酸 5mg，每日 3 次口服，加服维生素 C。对先天性叶酸吸收障碍者，口服叶酸量每日可达 $15\sim50mg$ 才能有效。

三、营养性混合性贫血

具有营养性缺铁性贫血和营养性巨幼红细胞性贫血两种贫血的原因及临床特点。

（一）病因

病因参考营养性缺铁性贫血和营养性巨幼红细胞性贫血。

（二）诊断

1. 临床表现　有引起铁、维生素 B_{12} 及叶酸缺乏的原因。皮肤蜡黄色，有神经系统症状。可因缺铁、缺乏维生素 B_{12} 及叶酸，程度不同，表现不同。贫血程度多较重，少数患儿可见皮肤有出血点。

2. 辅助检查　如下所述。

（1）血常规：血红蛋白和红细胞可呈平行降低，红细胞呈现明显大小不等，大红细胞呈中空淡染的特征，MCHC <32%，WBC 有体积变大和分叶增多，白细胞和血小板减少。

（2）骨髓象：骨髓增生活跃，以红系增生为主，红细胞巨幼变，胞质疏松，胞浆嗜碱性增强，白细胞有体积变大，具有两种贫血的特点，成熟的红细胞大小不等。

具备临床表现应高度怀疑；加辅助检查可临床诊断；确诊尚需维生素 B_{12}、叶酸及血清铁定量检查。

（三）治疗

铁剂和维生素 B_{12} 或叶酸合并使用。输血指征同缺铁性贫血。改善饮食喂养，增加富含铁、维生素 B_{12} 和叶酸的饮食。加强护理，预防感染，积极治疗急慢性感染。

（白凤芝）

第二节　再生障碍性贫血

再生障碍性贫血（简称再障）是由多种病因导致的骨髓造血功能衰竭的一种全血细胞减少综合征。临床上主要表现为贫血、出血、发热、全血细胞减少，多无脾及淋巴结肿大。

一、病因

（1）本病有一定遗传倾向，部分患者存在对某些致病因素诱发的特异性异常免疫反应易感性增强及"脆弱"骨髓造血功能倾向。

（2）造血干/祖细胞内在早缺陷，包括量的减少和质的异常，特别是 CD_{34}^+ 细胞减少程度与病情严重性呈正相关。

（3）异常免疫反应损伤造血干/祖细胞，造血微循环支持功能缺陷，均能导致再障性贫血。

二、诊断

（一）急性型（重型再障 I 型）

1. 临床表现　如下所述。

（1）发病急，病程短，1～7 个月，进展快，贫血呈进行性加剧且重。

（2）常伴有难以控制的严重感染。

（3）出血严重，常有内脏及颅内出血，肝、脾、淋巴结无肿大。

2. 辅助检查　如下所述。

（1）血常规：有重度贫血，呈正细胞正色素性贫血；网织红细胞小于 1%，绝对值小于 $15 \times 10^9/L$；中性粒细胞绝对值小于 $0.5 \times 10^9/L$；血小板小于（10～20）$\times 10^9/L$。

（2）骨髓象：多部位增生严重减低，三系造血细胞明显减少，非造血细胞增加，骨髓小粒中非造血细胞明显增多。

具备急性贫血的临床表现，外周血三系减少应高度怀疑本病；确诊要依据骨髓检查结果。

（二）慢性型

1. 临床表现　起病缓慢，病程长，1 年以上；贫血、出血及感染较轻。

2. 辅助检查　如下所述。

（1）血常规常：有全血细胞减少，呈正细胞正色素性贫血，红细胞形态轻度异常，多见椭圆形红细胞，网织红细胞小于 1%，偶有白细胞小于 $4.0 \times 10^9/L$，淋巴细胞相对升高。

（2）骨髓象：骨髓增生不良，亦可有灶性增生，如增生良好，红系中晚幼红炭核细胞增多，巨核细胞明显减少，非造血细胞增多，常大于 50%。

（3）重型再障 II 型：为慢性型治疗过程中病情恶化所至，临床症状、血常规及骨髓象与急性再障相同。

（4）中性粒细胞碱性磷酸酶染色积分值多增高。

（5）骨髓造血干细胞培养显示粒单细胞集落、突发粒单集落及红系集落均减少。

本病诊断依据骨髓象检查结果。

三、鉴别诊断

1. 小儿白血病　该病也有全血细胞减少，但周围血中可发现大量幼稚细胞，骨髓穿刺涂片可鉴别。

2. 阵发性血红蛋白尿　该病也可出现全血细胞减少，但反复进行尿液检查可出现血红蛋白尿，网织红细胞虽然可明显减低，但波动较大。

四、治疗

1. 一般疗法　如下所述。

（1）病因治疗：查找病因并及时去除。停止接触或口服可能致病药物、化学毒品、避免放射线照射。

（2）加强护理，保证营养供给，防止出血及感染，一旦感染，选择两种以上有效抗生素联合治疗。

2. 对症治疗　颅内出血及失血性休克时，应输新鲜血和血小板；对决定进行骨髓移植的患儿，移植前尽量避免输血，以免增加排斥反应的发生。

3. 急性再生障碍性贫血的治疗　如下所述。

（1）免疫疗法：①抗胸腺细胞球蛋白（ATG）或抗淋巴细胞球蛋白（ALG）的应用：马 ATG 或猪 ATG，剂量 15mg/（kg·d），［ALG 20～40mg/（kg·d）］，如用兔 ATG，剂量为 3～5mg/（kg·d），连续静脉滴注 5d；用前需做过敏试验。注意血清病和血小板减少等不良反应，必要时反复输新鲜血或血小板悬液，防止出血及感染。②大剂量甲基强地松龙：剂量为 30mg/（kg·d），连续静脉滴注 3d 后，减量，一般每周减量一半，直至 1mg/（kg·d）后停药。③环孢素 A：剂量 10～20mg/（kg·d），使血浓度达 500～800ng/ml 后，逐渐减量到 1～5mg/（kg·d），维持 3 个月以上。④大剂量丙种球蛋白：静脉滴注剂量按 1g/kg，每 4 周 1 次，6 个月可缓解。

（2）骨髓移植：应用组织相容性一致的供者骨髓做同种异体骨髓移植。

（3）胚胎肝输注：用胚胎肝单个核细胞悬液，可以连续数次，可改善症状。

4. 慢性再生障碍性贫血的治疗　如下所述。

（1）雄激素：能使血清中促红细胞生成素（EPO）增多，使骨髓中红系祖细胞及粒单系祖细胞生成增加，促进定向干细胞进入增殖周期。

以上药物应用至少 2～3 个月后网织红细胞先上升，然后血红蛋白逐渐上升，继之白细胞回升，血小板回升最慢，半年后才回升。应长期用药，但应注意肝功能损害等不良反应。

（2）糖皮质激素：可减轻雄激素的不良反应，防止长骨骨化和早期融合，减少出血倾向，一般常用泼尼松 0.5～1.0mg/（kg·d）分次口服。

（3）改善造血微环境药物：包括神经刺激或血管扩张药，可通过兴奋骨髓神经，扩张骨髓血管，改善骨髓造血微环境，从而刺激和滋养造血祖细胞增生。①硝酸士的宁 5d 疗法：分别以 1mg、1mg、2mg、2mg、3mg 连续肌肉注射 5d，间隔 2d，重复应用；10d 疗法：分别以 1mg 2d，2mg 5d，3mg 3d，连续肌肉注射，间隔 4d，重复应用，直至缓解；20d 疗法：剂量 2～3mg/d，连续肌肉注射 20d，间隔 5d，重复应用。②一叶萩碱：剂量 8mg/d 肌肉注射，每日 1 次，一般用药 1.5～2.0 月见效，一个疗程不少于 4 个月，与司坦唑醇合用较单用疗效好。③山莨菪碱（654-2）：0.5～2mg/（kg·d），每日 2 次，静脉滴注。

（4）其他药物：氯化钴、碳酸锂、植物血凝素（PHA）、左旋咪唑、胸腺素、多抗甲素等均可试应用。

（5）胎肝输注：用于慢性再生障碍性贫血较急性再生障碍性贫血疗效好。

（6）脐血输注：脐血中含有较多的造血干细胞及较高水平的造血刺激因子，输注后近期内可改善血常规，稳定病情，减少输血次数。

（7）脾切除：骨髓增生接近正常，有红细胞寿命缩短的证据，内科疗法 0.5 年以上无效的较重病例，可考虑脾切除。

（8）造血生长因子的应用：文献中已应用了重组粒系集落刺激因子（rhCSF-G），重组单系集落刺激因子（rhCSF-GM）。

（9）骨髓移植：急性型再障或慢性重型再障于诊断后 2～3 周内可进行骨髓移植。

（白凤芝）

第三节　原发性血小板减少性紫癜

原发性血小板减少性紫癜，急性型发病前多有病毒感染史，病毒感染后使机体产生相关抗体，抗体与血小板膜发生交叉反应使血小板受到损伤；同时病毒感染后抗原抗体形成抗原抗体复合物，附着在血小板表面；血小板相关抗体与血小板上相关抗原相结合，均能导致血小板被单核-巨噬细胞系统所清除，从而使血小板寿命缩短，导致血小板减少；而慢性型者除免疫因素外，还与肝、脾作用有关。临床主要表现为皮肤、黏膜自发性出血、血小板减少，骨髓巨核细胞正常或增多，但产生血小板的成熟巨核细胞减少或缺如，出血时间延长，血块收缩不良。

一、病因

（1）目前发现该病发病前均有病毒感染史，由于病毒感染后使机体产生相应抗体，这类抗体可与血小板膜发生交叉反应，使血小板受损而被单核－巨噬细胞系统清除。

（2）病毒感染后，体内形成抗原－抗体复合物，可附着于血小板表面，使血小板易被单核－巨噬细胞系统清除。

（3）患者血清中血小板相关抗体含量增高，与血小板数量呈负相关。

（4）血小板与巨核细胞有共同抗原性，抗血小板抗体同样作用于骨髓中巨核细胞；导致巨核细胞成熟障碍，巨核细胞生成、释放均会受到严重影响。

二、诊断

1. 临床表现　如下所述。

（1）急性型：发病急，发病前1~3周多有病毒感染史，如上感、风疹、水痘和流行性腮腺炎等。预防接种也可发生。以皮肤黏膜自发性出血点、出血斑和鼻衄，牙龈出血最多见，也可有便血、呕血和尿血，青春期女孩月经过多，少数患者可发生颅内出血。出血重的可有贫血，病程一般在6个月以内。

（2）慢性型：起病较缓慢，出血症状一般较轻。重者也可发生瘀斑和血肿。可有颅内出血。病程超过6个月。缓解与发作可以交替称反复发作型。

2. 辅助检查　如下所述。

（1）血常规检查：血常规中红细胞及白细胞基本正常，如出血重而发生失血性贫血时网织红细胞也可增高；血小板数量降低，急性型常达2×10^{10}/L以下，慢性型一般为$(3~8) \times 10^{10}$/L，血小板形态可较大，在慢性型较明显；出血时间延长，凝血时间正常。血块收缩不良，毛细血管脆性试验阳性。

（2）骨髓检查：骨髓细胞增生活跃，粒红系一般正常。巨核细胞数增多或正常，但产生血小板的成熟巨核细胞减少甚至缺如。巨核细胞胞浆少，颗粒少和空泡变性等。

（3）血小板抗体检查：血小板表面相关免疫球蛋白（PAIg）80%以上阳性，其他的PAIgM、PAIgA或血小板相关补体（PAC）阳性，血清抗体阳性率较低。

具备临床表现应高度怀疑本病，加血常规检查除外过敏性紫癜等可临床诊断；确诊需骨髓和血小板抗体检查。

3. 鉴别诊断　如下所述。

（1）过敏性紫癜：该病可出现出血性斑丘疹，呈对称分布，成批出现，多见于下肢及臀部，但外周血血小板数目正常，容易鉴别。

（2）急性白血病：该病皮肤也可出现瘀点，本病混淆，但临床上有肝脾淋巴结肿大，外周血及骨髓检查可见幼稚白细胞足以鉴别。

三、治疗

（一）急性型

1. 一般对症　起病急、出血重、血小板过低者，要卧床休息，避免外伤，控制感染，加强鼻腔和口腔护理，鼻出血时填塞止血，防止创伤及自发性颅内出血。

2. 药物治疗　如下所述。

（1）糖皮质激素：可减轻毛细血管通透性，抑制抗体产生及免疫反应，抑制单核巨噬细胞系统对血小板的吞噬破坏。泼尼松剂量1~2mg/（kg·d）。急重症者，可用氢化可的松5~10mg/kg或地塞米松2~4mg静脉滴注，每日1次，可连续7~14d。好转后改为口服，一个疗程4~6周。

（2）止血药及生血药：维生素C、芦丁片、氨肽素片、卡巴克洛片口服；三磷腺苷、辅酶A、酚磺乙胺等静脉滴注。

（3）大剂量丙种球蛋白：静脉滴注，可能通过封闭单核巨噬细胞系统，减少对血小板的吞噬破坏。剂量 0.4g/（kg·d），连续 5d，或 0.1～0.2g/（kg·d）连续 5d，均有效。适用于急重病例抢救。

3. 脾切除　仅在发生危及生命的大出血或颅内出血、内科疗法无效时才可考虑紧急切脾。或输血小板和红细胞，但必须同时使用大剂量糖皮质激素。

（二）慢性型

1. 一般疗法　基本同急性型。学龄儿童无明显出血倾向时可继续上学，避免外伤，注意防止上呼吸道感染。

2. 对症治疗　血小板小于 2.5×10^{10}/L，出血严重，可输新鲜血按 10ml/kg 或输血小板 2～4 单位。

3. 药物治疗　如下所述。

（1）糖皮质激素：首选泼尼松，剂量 1～2mg/（kg·d），分次口服，连用 4～6 周后减量，每 1～2 周用量减 1/4，并改为隔日 1 次，清晨口服，以减少不良反应，如治疗 3～4 周无效，宜停药，改用其他疗法。如有效，血小板大于 5×10^{10}/L，可以小量维持，以不出血及无明显不良反应为度。

（2）止血和生血药：详见急性型药物治疗，用氨肽素和利血生等。

（3）免疫抑制剂：激素无效时可试用，也可用于脾切除无效者。①长春新碱每次 0.025mg/kg，每周 1 次缓慢静脉滴注，连用 7～8 次。②环磷酰胺 2.5～3.0mg/（kg·d），分 2～3 次口服。③硫唑嘌呤 2.5mg/（kg·d），分 2～3 次口服。一般数月后见效，1 个疗程可达 1 年以上。④上述 3 药联合应用，4 周为 1 个疗程。

（4）输大剂量丙种球蛋白。

（5）抗-D 免疫球蛋白，25～50μg/（kg·d），静脉注射，连用 5d。

（6）达那唑 10～15mg/（kg·d），分 3～4 次口服，连用 2～4 月。大剂量维生素 C 0.2g/（kg·d），加入等渗葡萄糖液中静脉滴注，20 日为 1 疗程。干扰素 1～5 单位/kg，皮下或肌肉注射，疗程 12d。

4. 其他治疗　病程在 1 年以上，血小板持续低于 5×10^{10}/L，出血较重，激素无效或依赖者，年龄在 4 岁以上，可考虑切脾，有效率可在 65%～85%。

（白凤芝）

第四节　急性白血病

白血病（leukemia）是造血组织中某一血细胞系统过度增生，浸润到各组织和器官，从而引起一系列临床表现的恶性血液病。据调查，我国小于 10 岁小儿白血病的发生率为 3/10 万～4/10 万，在小于 15 岁的恶性肿瘤患病构成的调查中约占 35%；是我国最常见的小儿恶性肿瘤。男性发病率高于女性。急性白血病占 90%～95%，慢性白血病仅占 3%～5%。

一、病因

尚未完全明了，可能与下列因素有关。

1. 病毒因素　多年研究已证明属于 RNA 病毒的逆转录病毒（retrovirus，又称人类 T 细胞白血病病毒，HTLV）可引起人类 T 淋巴细胞白血病。其他病毒（如 EB 病毒）与白血病的关系也引起关注。

2. 物理和化学因素　电离辐射能引起白血病。小儿对电离辐射较为敏感，在曾经放射治疗胸腺肥大的小儿中，白血病发生率较正常小儿高 10 倍；妊娠妇女照射腹部后，其新生儿的白血病发病率比未经照射者高 17.4 倍。苯及其衍生物、氯霉素、保泰松、乙双吗啉和细胞毒药物等均可诱发急性白血病。

3. 遗传素质　白血病不属遗传性疾病，但在家族中却可有多发性恶性肿瘤的情况；少数患儿可能患有其他遗传性疾病，如 21-三体综合征、先天性睾丸发育不全症、先天性再生障碍性贫血伴有多发畸形（Fanconi 贫血）、先天性远端毛细血管扩张性红斑症（Bloom 综合征）以及严重联合免疫缺陷病等，这些疾病患儿的白血病发病率比一般小儿明显增高。此外，同卵孪生儿中一个患急性白血病，另一个患白血病的概率为 20%，比双卵孪生儿的发病率高 12 倍。以上现象均提示白血病的发生与遗传素质有关。

二、诊断

（一）临床表现

各型急性白血病的临床表现基本相同，主要表现如下。

1. 起病　大多较急，少数缓慢。早期症状有：面色苍白、精神不振、乏力、食欲低下，鼻出血或齿龈出血等；少数患儿以发热和类似风湿热的骨关节痛为首发症状。

2. 发热　多数患儿起病时有发热，热型不定，可低热、不规则发热、持续高热或弛张热，一般不伴寒战。发热原因之一是白血病性发热，多为低热且抗生素治疗无效；另一原因是感染，常见者为呼吸道炎症，齿龈炎，皮肤疖肿，肾盂肾炎、败血症等。

3. 贫血　出现较早，并随病情发展而加重，表现为苍白、虚弱无力、活动后气促等。贫血主要是由于骨髓造血干细胞受到抑制所致。

4. 出血　以皮肤和黏膜出血多见，表现为紫癜、瘀斑、鼻出血、齿龈出血，消化道出血和血尿。偶有颅内出血，为引起死亡的重要原因之一。出血的主要原因是由于骨髓被白血病细胞浸润，巨核细胞受抑制使血小板的生成减少。血小板还可有质的改变而致功能不足，从而加剧出血倾向。白血病细胞浸润肝脏，使肝功能受损，纤维蛋白原、凝血酶原和第 V 因子等生成不足，亦与出血的发生有关。感染和白血病细胞浸润使毛细血管受损，血管通透性增加，也可导致出血倾向。此外，当并发弥散性血管内凝血时，出血症状更加明显。在各类型白血病中，以 M_3 型白血病的出血最为显著。

5. 白血病细胞浸润引起的症状和体征　如下所述。

（1）肝、脾、淋巴结肿大：白血病细胞浸润多发生于肝、脾而造成其肿大，这在急性淋巴细胞白血病尤其显著。肿大的肝、脾质软，表面光滑，可有压痛。全身浅表淋巴结轻度肿大，但多局限于颈部、颌下、腋下和腹股沟等处，其肿大程度以急性淋巴细胞白血病较为显著。有时因纵隔淋巴结肿大引起压迫症状而发生呛咳、呼吸困难和静脉回流受阻。

（2）骨和关节浸润：小儿骨髓多为红骨髓，易被白血病细胞侵犯，故患儿骨、关节疼痛较为常见。约 25% 患儿以四肢长骨、肩、膝、腕、踝等关节疼痛为首发症状，其中部分患儿呈游走性关节痛，局部红肿现象多不明显，并常伴有胸骨压痛。骨和关节痛多见于急性淋巴细胞白血病。骨痛的原因主要与骨髓腔内白血病细胞大量增生、压迫和破坏邻近骨质以及骨膜浸润有关。骨骼 X 线检查可见骨质疏松、溶解，骨骺端出现密度减低横带和骨膜下新骨形成等征象。

（3）中枢神经系统浸润：白血病细胞侵犯脑实质和（或）脑膜时即引起中枢神经系统白血病（central nervous system leukemia，CNSL）。由于近年联合化疗的进展，使患儿的寿命得以延长，但因多数化疗药物不能透过血脑屏障，故中枢神经系统便成为白血病细胞的"庇护所"，造成 CNSL 的发生率增高，这在急性淋巴细胞白血病尤其多见。浸润可发生于病程中任何时候，但多见于化疗后缓解期。它是导致急性白血病复发的主要原因。

常见症状为：颅内压增高，出现头痛、呕吐、嗜睡、视盘水肿等；浸润脑膜时，可出现脑膜刺激征；浸润脑神经核或根时，可引起脑神经麻痹；脊髓浸润可引起横贯性损害而致截瘫。此外，也可有惊厥，昏迷。检查脑脊液可以确诊：脑脊液色清或微浊，压力增高；细胞数大于 $1 \times 10^7/L$，蛋白大于 0.45g/L；将脑脊液离心沉淀作涂片检查可发现白血病细胞。

（4）睾丸浸润：白血病细胞侵犯睾丸时即引起睾丸白血病（testic leukemia，TL），表现为局部肿大、触痛，阴囊皮肤可呈红黑色。由于化疗药物不易进入睾丸，在病情完全缓解时，该处白血病细胞仍存在，因而常成为导致白血病复发的另一重要原因。

（5）绿色瘤：是急性粒细胞白血病的一种特殊类型，白血病细胞浸润眶骨、颅骨、胸骨、肋骨或肝、肾、肌肉等，在局部呈块状隆起而形成绿色瘤。此瘤切面呈绿色，暴露于空气中绿色迅速消退，这种绿色素的性质尚未明确，可能是光紫质或胆绿蛋白的衍生物。绿色瘤偶由急性单核细胞白血病局部浸润形成。

（6）其他器官浸润：少数患儿有皮肤浸润，表现为丘疹、斑疹、结节或肿块；心脏浸润可引起心脏扩大、传导阻滞、心包积液和心力衰竭等；消化系统浸润可引起食欲不振、腹痛、腹泻、出血等；肾脏浸润可引起肾肿大、蛋白尿、血尿、管型尿等；齿龈和口腔黏膜浸润可引起局部肿胀和口腔溃疡，这在急性单核细胞白血病较为常见。

（二）辅助检查

为确诊白血病和观察疗效的重要方法。

1. 血常规　红细胞及血红蛋白均减少，大多为正细胞正血色素性贫血。网织红细胞数大多较低，少数正常；偶在外周血中见到有核红细胞。白细胞数增高者占50%以上，其余正常或减少，但在整个病程中白细胞数可有增、减变化；白细胞分类示原始细胞和幼稚细胞占多数。血小板减少。

2. 骨髓象　骨髓检查是确立诊断和评定疗效的重要依据。典型的骨髓象为该类型白血病的原始及幼稚细胞极度增生；幼红细胞和巨核细胞减少。但有少数患儿的骨髓表现为增生低下，其预后和治疗均有特殊之处。

3. 组织化学染色　常用以下组织化学染色以协助鉴别细胞类型。

（1）过氧化酶：在早幼阶段以后的粒细胞为阳性；幼稚及成熟单核细胞为弱阳性；淋巴细胞和浆细胞均为阴性。各类型分化较低的原始细胞均为阴性。

（2）酸性磷酸酶：原始粒细胞大多为阴性，早幼粒以后各阶段粒细胞为阳性；原始淋巴细胞弱阳性，T细胞强阳性，B细胞阴性；原始和幼稚单核细胞强阳性。

（3）碱性磷酸酶：成熟粒细胞中此酶的活性在急性粒细胞白血病时明显降低，积分极低或为0；在急性淋巴细胞白血病时积分增加；在急性单核细胞白血病时积分大多正常。

（4）苏丹黑：此染色结果与过氧化酶染色的结果相似：原始及早幼粒细胞阳性；原淋巴细胞阴性；原单核细胞弱阳性。

（5）糖原：原始粒细胞为阴性，早幼粒细胞以后各阶段粒细胞为阳性；原始及幼稚淋巴细胞约半数为强阳性，余为阳性；原始及幼稚单核细胞多为阳性。

（6）非特异性酯酶（萘酚酯NASDA）：这是单核细胞的标记酶，幼稚单核细胞强阳性，原始粒细胞和早幼粒细胞以下各阶段细胞为阳性或弱阳性，原始淋巴细胞阴性或弱阳性。

（三）溶菌酶检查

血清中的溶菌酶主要来源于破碎的单核细胞和中性粒细胞，测定血清与尿液中溶菌酶的含量可以协助鉴别白血病细胞类型。正常人血清含量为4～20mg/L；尿液中不含此酶。在急性单核细胞白血病时，其血清及尿液的溶菌酶浓度明显增高；急性粒细胞白血病时中度增高；急性淋巴细胞白血病时则减少或正常。

（四）鉴别诊断

1. 再生障碍性贫血　本病血常规呈全血细胞减少；肝、脾、淋巴结不肿大；骨髓有核细胞增生低下，无幼稚白细胞。

2. 传染性单核细胞增多症　本病肝、脾、淋巴结常肿大；白细胞数增高并出现异型淋巴细胞，易与急性淋巴细胞白血病混淆。但本病病程经过一般良好，血常规多于1个月左右恢复正常；血清嗜异性凝集反应阳性；多数病例血清EB病毒DNA阳性，可血清EB病毒抗原IgM阳性；骨髓无白血病细胞形态学改变。

3. 类白血病反应　为造血系统对感染、中毒和溶血等刺激因素的一种"应激"反应，以外周血出现幼稚白细胞或/和白细胞数增高为特征。当原发疾病被控制后，血常规即恢复正常。此外，根据：血小板数多正常；白细胞中有中毒性改变，如中毒颗粒和空泡形成；中性粒细胞碱性磷酸酶积分显著增高等，可与白血病区别。

4. 风湿性关节炎 有发热、关节疼痛症状者易与风湿性关节炎混淆，需注意鉴别。

三、治疗

急性白血病的治疗主要是以化疗为主的综合疗法，其原则是：要早期诊断、早期治疗；应严格区分患儿的白血病类型，按照类型选用不同的化疗药物和相应的药物剂量联合治疗；采用早期连续适度化疗和分阶段长期规范治疗的方针。同时要早期防治中枢神经系统白血病和睾丸白血病，化疗的同时给予积极的支持治疗。ALL（急性淋巴细胞性白血病）者于完全缓解后予维持治疗，总治疗时间为 2.5 ~ 3.5 年；ANLL（急性非淋巴细胞性白血病）者则为高强度短疗程的化疗，不需维持治疗；总治疗时间为 6 ~ 8 个月。

（一）支持疗法

1. 防治感染 在化疗阶段，保护性环境隔离对降低院内交叉感染具有较好效果。用抗生素预防细菌性感染，可减少感染性并发症。并发细菌性感染时，应首选强力的抗生素以控制病情，根据不同致病菌和药敏试验结果选用有效的抗生素治疗。并发真菌感染者，可选用抗真菌药物如两性霉素 B、伊曲康唑、伏立康唑或卡泊芬净等治疗；并发病毒感染者可用阿昔洛韦（acyclovir）或更昔洛韦（ganciclovir）治疗；怀疑并发卡氏囊虫肺炎者，应及早采用复方新诺明治疗。

2. 输血和成分输血 明显贫血者可输给红细胞；因血小板减少而致出血者，可输浓缩血小板。有条件时可酌情静脉输注丙种球蛋白。

3. 集落刺激因子 化疗期间如骨髓抑制明显者，可予以 G – CSF、GM – CSF 等集落刺激因子。

4. 防治高尿酸血症 在化疗早期，由于大量白血病细胞破坏分解而引起高尿酸血症，导致尿酸结石梗阻、少尿或急性肾功能衰竭，故应注意"水化和利尿"。为预防高尿酸血症，可口服别嘌呤醇（allopurinol）。

5. 其他 在治疗过程中，要增加营养。有发热、出血时应卧床休息。要注意口腔卫生，防止感染和黏膜糜烂。并发播散性血管内凝血时，可用肝素等治疗。

（二）化学药物治疗

目的是杀灭白血病细胞，解除白血病细胞浸润引起的症状，使病情缓解，以至治愈。急性白血病的化疗通常按下述次序分阶段进行。

1. 诱导治疗 诱导缓解治疗是患儿能否长期无病生存的关键。在 MICM 分型结合治疗反应等确定临床分型的前提下，选择合适的化疗强度，是现代诱导治疗小儿白血病的理念。柔红霉素（DNR）和左旋门冬酰胺酶（L – ASP）是提高急性淋巴细胞白血病（ALL）完全缓解率和长期生存率的两个重要药物，故大多数 ALL 诱导缓解方案均为包含这两种药物的联合化疗，如 VDLP 等。而阿糖胞苷（Ara – C）则对治疗急性非淋巴细胞白血病至关重要。M_3 型常选用全反式维 A 酸（ATAR）或三氧化二砷（AS_2O_3）进行"诱导分化"治疗。

2. 巩固治疗 强力的巩固治疗是在缓解状态下最大限度地杀灭微小残留白血病（minimal residual disease，MRD）的有力措施，可有效地防止早期复发，并使在尽可能少的 MRD 状况下进行维持治疗。ALL 一般首选环磷酰胺（C）、Ara – C（A）及 6 – 巯基嘌呤（M），即 CAM 联合治疗方案；ANLL 常选用有效的原诱导方案 1 ~ 2 个疗程。

3. 预防髓外白血病 由于大多数药物不能进入中枢神经系统、睾丸等部位，如果不积极预防髓外白血病，则 CNSL（中枢神经系统白血病）在 3 年化疗期间的发生率可高达 50% ~ 70%；TL（睾丸白血病）的发生率在男孩中亦可有 5% ~ 30%。CNSL 和 TL 均会导致骨髓复发、治疗失败，因此有效的髓外白血病的预防是白血病特别是急性淋巴细胞白血病患儿获得长期生存的关键之一。ALL 通常首选大剂量甲氨蝶呤 + 四氢叶酸钙（HDMTX + CF）方案，配合甲氨蝶呤（MTX）、Ara – C 和地塞米松（Dex）三联药物鞘内注射治疗。

4. 维持治疗和加强治疗 为了巩固疗效、达到长期缓解或治愈的目的，ALL 应在上述疗程后进行维持治疗或/和加强治疗：对 ALL 一般主张用 6 – 巯基嘌呤（6 – MF,） + MTX 维持治疗；国内方案强调维持期间定期用原诱导缓解方案或其他方案强化，但 I – BFM（international Berlin – Frankfurt – Munster）方案则采用一直维持治疗 74 ~ 77 周的策略，总疗程 2.5 ~ 3.0 年；ANLL 常选用几个有效方案序贯治疗，研究已经证实：ANLL 的维持治疗不能降低复发率，故总疗程为 6 ~ 8 个月。

（三）中枢神经系统白血病的防治

CNSL 是造成白血病复发或者死亡的重要原因之一，在治疗过程中一定要重视 CNSL 的防治。

1. 预防性治疗　常用方法有以下 3 种，依据白血病的类型和病情选择应用。

（1）三联鞘内注射法（IT）：常用甲氨蝶呤、阿糖胞苷、地塞米松 3 种药物联合鞘内注射，不同类型白血病的用法稍有不同。

（2）大剂量甲氨蝶呤 – 四氢叶酸钙（HDMTT – CF）疗法：只用于急淋，每 10 ~ 14d 为 1 个疗程。每疗程 MTX 剂量为 2 ~ 5g/m^2（剂量根据分型而定），其中 1/10 ~ 1/5 量（小于 500mg）作为突击量，在 30min 内快速静脉滴入，余量于 23.5h 内匀速滴入；突击量 MTX 滴入后 0.5 ~ 2h 内行三联鞘内注射 1 次；于开始滴注 MTX 后 36h 进行第一次 CF 解救，剂量为每次 15mg/m^2，首剂静脉注射，以后每 6h 口服或肌肉注射，共 6 ~ 8 次。大于 3g/m^2 者应常规监测血浆 MTX 浓度，以调整 CF 用量和次数；无监测者 MTX 不宜大于 3g/m^2，但 HR 型或 IR 的 T 细胞型者远期复发的可能性增加。HDMTX 治疗前、后 3d 口服碳酸氢钠 1.0g，每日 3 次，并在治疗当天给 5% 碳酸氢钠 3 ~ 5ml/kg 静脉滴注，使尿 pH 值 > 7.0；用 HDMXT 当天及后 3d 需水化治疗，每日液体总量 3 000ml/m^2。在用 HDMTX 同时，每天口服 6 – MP 25mg/m^2。

（3）颅脑放射治疗：颅脑放射治疗适用于大于 3 岁的高危 ALL，诊断时白细胞数大于 1 × 10^{11}/L，或有 t（9；22）或 t（4；11）核型异常，或有 CNSL，或因种种原因不宜 HDMTX – CF 治疗者。通常在完全缓解后 6 个月时进行，放射总剂量为 18Gy，分 15 次于 3 周内完成；或总剂量为 12Gy，分 10 次于 2 周内完成。

2. 中枢神经系统白血病的治疗　初诊时已发生 CNSL 者，照常进行诱导治疗，同时给予三联鞘内注射，第 1 周 3 次，第 2 和第 3 周各 2 次，第 4 周 1 次，共 8 次。一般在鞘内注射化疗 2 ~ 3 次后 CSF 常转为阴性。在完成诱导缓解、巩固、髓外白血病防治和早期强化后，作颅脑放射治疗，剂量同上。颅脑放疗后不再用 HDMTX – CF 治疗，但三联鞘内注射必须每 8 周 1 次，直到治疗终止。完全缓解后在维持巩固期发生 CNSL 者，也可按上述方法进行，但在完成第 5 次三联鞘注后，必须作全身强化治疗以免骨髓复发，常用早期强化治疗的 VDLDex 和 VP16 + Ara – C 方案各 1 个疗程，然后继续完成余下的 3 次鞘内注射。紧接全身强化治疗之后应作颅脑放射治疗。此后每 8 周三联鞘内注射 1 次，直到终止治疗。

（四）睾丸白血病（TL）治疗

初诊时已发生 TL 者，先诱导治疗到完全缓解，双侧 TL 者做双侧睾丸放射治疗，总剂量为 24 ~ 30Gy，分 6 ~ 8d 完成；单侧者可行切除术，亦可作双侧睾丸放射治疗（无单侧放疗）；与此同时继续进行巩固、髓外白血病防治和早期强化治疗。在缓解维持治疗期发生 TL 者，按上法予以治疗，紧接着用 VDLDex 和 VP16 + Ara – C 方案各 1 疗程。

（五）造血干细胞移植

联合化疗是目前根治大多数 ALL 和部分 ANLL 的首选方法。鉴于 HSCT 是一种高风险（移植相关并发症及死亡），高投入（经济承受力）的医疗手段，即使移植成功，仍存在着复发的可能性。因此，要严格掌握移植时机：①高危型（HR）ALL 首次缓解后，中危型（MR）或者标危型（SR）ALL 化疗期间复发，经重新化疗第 2 次缓解。②除外 M$_3$，M$_{2b}$，M$_4$EO 的 ANLL 第 1 次完全缓解。③M$_3$ 治疗 1 年后融合基因仍持续阳性，且复发者。

（梁　霞）

第五节 骨髓增生异常综合征

骨髓增生异常综合征（myelo dysplastic syndrome，MDS）是一组临床表现为难治性贫血、感染和出血，外周血常规表现为血细胞减少，骨髓为活跃或明显活跃增生，三系有病态造血，或原始细胞和早期细胞增多的综合征。各年龄组均可发病。1953 年 Block 等首先称为白血病前期（preleukemia），简称"白前"。但并非所有的"白前"均转化为白血病，"白前"的诊断仅合适于已转化为白血病的回顾性诊断，因此 1976 年巴黎会议建议将这一组疾病称之为骨髓增生异常综合征，并渐被广泛接受。

Hasle 等报告丹麦 1980—1991 年小于 15 岁的儿童 MDS 年发病率为 4/100 万，婴幼儿 MDS 的年发病率显著高于年长儿童，近 1/3 患儿伴发先天性或遗传性异常。

一、分类

2003 年，Hasle 等参照成人 MDS 的 WHO 诊断分型标准提出了一个儿童 MDS 的 WHO 分型标准（表 9 - 1），并提出了儿童 MDS 的最低诊断标准，认为至少符合以下四项中的任何两项方可诊断为 MDS。

（1）持续性不能解释的血细胞减少（中性粒细胞减少、血小板减少或贫血）。

（2）至少二系有发育异常的形态学特征。

（3）造血细胞存在获得性克隆性细胞遗传学异常。

（4）原始细胞增高（大于等于 5%）。

表 9 - 1　儿童骨髓增生异常和骨髓增殖性疾病的诊断分类

Ⅰ骨髓增生异常/骨髓增殖性疾病

　幼年型粒单核细胞白血病（JMML）

　慢性粒单核细胞白血病（CMML）（仅为继发性）

　BCR - ABL 阴性慢性粒细胞白血病（Ph - CML）

Ⅱ Down 综合征（DS）疾病

　短暂性异常髓系造血（TAM）

　DS 髓系白血病

Ⅲ骨髓增生异常综合征（MDS）

　难治性血细胞减少（RC）（外周血原始细胞 <2%，骨髓原始细胞 <5%）

　难治性贫血伴原始细胞过多（RAEB）（外周血原始细胞 2% ~19%，骨髓原始细胞 5% ~19%）

　转化中的 RAEB（RAEB - T）（外周血或骨髓原始细胞 20% ~29%）

按 FAB 标准诊断的儿童难治性贫血（RA）患儿与成人 RA 患者相比具有以下几点主要区别：①外周血贫血（Hb <100g/L）所占比例较低（46%），主要表现为中性粒细胞绝对值（ANC）减少（其中 ANC <0.5×10^9/L 比例为 27%）和/或血小板数减低（小于 1.5×10^{11}/L 比例为 75%）。②骨髓增生减低比例较高（43%）。③粒细胞系统和巨核细胞系统发育异常的细胞形态学改变与疾病演进和预后无相关性。

因此，采用难治性血细胞减少（RC）的定义而非 RA。RC 的确诊，特别是无克隆性染色体核型异常患儿，有时显得较困难。首先需能除外感染、代谢性疾病、营养缺乏症、药物。

二、临床表现

（一）MDS 的临床表现

通常起病隐匿，症状轻重取决于贫血、白细胞和血小板减少的程度和速度。有头晕、乏力、衰弱、食欲减退和长达数月至数年的贫血症，部分病例体重减轻。并发症以出血和感染多见，在未转变为急性白血病的病例中，大多死于这两个原因，两者的发生率约分别为 20% 和 39%。出血常表现为皮肤黏膜瘀点和瘀斑，重者反复鼻衄、牙龈渗血、血尿、消化道出血，甚至颅内出血，有出血表现者占 MDS 患者的 60%～80%。感染中以下呼吸道感染为多见，占 60%～70%，其他可表现为肛门、会阴部感染、脓疱症和败血症等。肝、脾大者较多见，但淋巴结增大者不多，5%～20%。还可有四肢骨关节酸痛。MDS 的病程长短不一，最短者 2 个月，较长者 8～10 年，个别可达 20 年，但大多在 2 年以下。

（二）儿童 MDS FAB 亚型的特异表现

儿童 MDS 与成人不同，以外周血细胞减少的增生低下型 MDS 多见，幼稚细胞增多向白细胞转化的 MDS 相对少见。幼年型慢性粒单核细胞白血病（juvenile myelo monocytic leukemia, JMML）是儿童特有的 MDS 亚类。MDS 有原发和继发于治疗相关 MDS 之分，儿童原发性 MDS 可进一步分为难治性血细胞减少症（RC）、难治性贫血伴幼稚细胞增多（RAEB）、难治性贫血伴幼稚细胞增多向白细胞转化（RAEBT）。新的 WHO MDS 分型是否适合于儿童患者一直受到质疑。

1. JMML 也称 JCMML 在临床血液学、细胞生物学和分子学等方面与成人慢性髓系白血病（CML）明显不同。JMML 主要发生在 4 岁以下的婴幼儿，男性较女性多见。皮肤损害症状明显，特别是面部皮疹是常见而重要的体征之一，多数患儿脾大，部分患儿肝脏和淋巴结增大。外周血中白细胞计数及单核细胞绝对数增多，贫血、血小板减少，血液中胎儿血红蛋白（HbF）持续性的明显增高，常大于 10%，骨髓增生明显活跃，原始细胞及单核细胞增多，巨核细胞减少，病态造血的特征常不明显，6%～24% 的患儿表现有 7 号染色体单体(-7)，体外培养 CFU-GM 呈自发性生长，对 GM-CSF 刺激敏感性增高，患儿对化疗反应不敏感，生存期短，但急性白血病转化率相对较低，多数患儿死于骨髓衰竭并发症。

2. 7 号染色体单体 是儿童 MDS 较多见的染色体异常变化。占原发性儿童 MDS 的 40%，伴发先天性或遗传异常的儿童 MDS 常出现 7 号染色体单体（-7）。男孩多见，男女比为 4.7:1。外周血白细胞和单核细胞增多，贫血，血小板减少，常见幼稚红细胞和幼稚粒细胞，骨髓呈增生性特征。患儿经常发生感染，肝、脾、淋巴结增大，多很快转化为 AML。7 号染色体单体（-7）在 MDS 发病中的作用机制尚不明。

3. 约 1/3 儿童 MDS 存在先天或遗传异常 如 Down 综合征、Fanconi 综合征、神经纤维瘤 I 型（NF-1）、Bloom 综合征、先天性中性粒细胞减少、血小板储存池病、家族性 -7 综合征、线粒体细胞病、非特异性免疫缺陷以及不能分类的其他先天性异常等，这些患儿发病年龄大多大于 2 岁，AML 的转化率较原发性儿童 MDS 为低。

成人 WHO MDS 诊断分型标准中按骨髓原始粒细胞比例将 RAEB 再分为 RAEB-I（骨髓原始细胞 5%～9%）和 RAEB-II（骨髓原始细胞 10%～19%）两型，此外，将 MDS 和 AML 骨髓原始细胞的分界降低为 0.20，取消了 RAEB-t 亚型，但现有资料表明这并不适合儿童 MDS。如果患者有原发性 AML 特有的染色体及其融合基因异常，如 t(8;21)/AML1-ETO, t(15;17)/PML-RARa, Inv(16)/CBFβ-MYH11, t(9;11)/MLL-AF9 等，不管原始细胞比例是多少均应诊断 AML。对于那些骨髓原始细胞比例在 20%～30% 的患儿，如无临床和儿童 MDS 特征性 7 号染色单体异常或前述原发性 AML 特征性染色体核型异常，应在几周后重复骨髓检查，如果骨髓原始细胞比例超过 30% 则诊断为 AML，如果骨髓原始细胞比例保持稳定则诊断为 RAEB-t。

三、诊断

1. 外周血常规 常表现为一系或一系以上血细胞减少，部分患儿网织红细胞百分率有增高。贫血一般呈正细胞、正色素性，红细胞大小不一，可见单个核或多核有核红细胞及卵形大红细胞。粒系形态变化较明显，核浆发育不平衡，可出现 Pelgen-Huet 畸形（分叶减少的中性粒细胞），也可伴分叶过多畸形，或中性粒细胞胞质中颗粒减少，或无颗粒以及其他的形态异常表现。单核细胞常可见增多。血小板及其颗粒常减少，可见大型血小板或形态异常，电镜下可呈空泡形成，糖原减少，微小管缺乏，小管系统扩张等变化。有些患儿血小板计数可正常，但有出血倾向，血小板对胶原、ADP 等诱导的聚集作用异常，黏附性降低。

2. 骨髓涂片 MDS 的骨髓象呈现病态造血的现象。1/2～3/4 患儿骨髓有核细胞增生亢进或正常，约 1/4 患儿骨髓增生减低，尤其是继发性 MDS 骨髓增生常低下，而骨髓增生活跃时常伴有纤维化，因此常出现骨髓不易抽出（"干抽"现象）。红系病态造血表现为，红系增生过多（大于60%）或过少（小于5%），多数患儿的幼红细胞有巨幼样改变，出现环状铁粒幼红细胞、多核红细胞、核分裂、核凹陷以至核分叶、胞质染色不均匀、多嗜性红细胞及点彩红细胞，尤其MDS转变为白血病前，上述变化为较突出的表现。粒系病态造血表现为，颗粒减少或缺如或过大，成熟粒细胞胞质仍嗜碱，呈核浆发育不平衡表现，细胞核分叶过少（Pelger-Huet异常）或过多。巨核系病态造血表现为巨核细胞减少，出现小巨核细胞、大单个核巨核细胞、多核巨核细胞、胞质中颗粒加大或形态异常。小巨核细胞及巨大血小板偶尔出现在外周血中。

3. 骨髓活检　除了观察骨髓中细胞学改变之外，还可见到下列主要的组织学变化红系前体细胞成熟过程障碍，常形成分化在同一阶段的幼红细胞岛，伴有早幼红细胞增多，骨髓中原粒细胞和早幼粒细胞离开骨小梁附近呈中心性簇生，这些异位的原粒和早幼粒细胞形成聚集（大于5个粒系前体细胞）或小簇（3~5个粒系前体细胞），称为异位的不成熟前体细胞（abnormal localization of immature precursor，ALIP），巨核细胞形态异常，表现为体积有显著的大小不一，细胞核呈低分叶的鹿角样和不规则的过多分叶，小型巨核细胞（体积仅为正常的1/6）普遍多见。骨髓组织内细胞增生活跃者（造血组织大于50%）60%~70%，部分患者增生正常（造血组织30%~50%），少数患者骨髓造血细胞增生减低（小于30%）。还可见骨髓组织中硬蛋白纤维增多的现象，但没有胶原纤维增多。上述变化中，尤其是ALIP不仅有诊断价值，而且对估计MDS的预后有价值，有ALIP的患儿约有40%可发展成急性粒细胞白血病，平均生存期16个月，无ALIP的MDS患儿仅10%发展成急性粒细胞白血病，平均生存期为33个月。

4. 细胞遗传学　较常见的染色体异常有5q-，-7，+8，+21，7q-，假二倍体，亚二倍体，超二倍体，21-4体及-5等。极少数可出现ph染色体。5q-综合征患儿均有第5号染色体长臂缺失（其断裂点位置常在2区或3区）。细胞遗传学改变对MDS预后方面有以下共同特点：①正常核型者比异常核型者好。②单一异常者比多种异常者好（-7或7q-例外）。③核型稳定者比核型演变者好。

5. 造血干细胞培养　一般采用Pike和Robinson建立的造血干细胞培养技术。MDS时有明显的粒细胞，单核细胞集落形成单位（CFU-GM）形成障碍。凡在琼脂中生长形成3~20个细胞的细胞团称为小簇，形成21~40个细胞者称为大簇，形成41个以上细胞者称为集落。正常人CFU-GM体外培养形成中性粒细胞、单核、巨噬细胞或粒细胞性混合集落，细胞分化和形态均正常。MDS的CFU-GM体外培养结果往往集落数低下，细胞集落和细胞簇中细胞成熟度及两者间比例显著低于正常对照组，为急性白血病相似的集落形成和细胞分化障碍。

6. MDS患者机体免疫功能　有多种变化，有体液免疫异常和细胞免疫异常的各种表现，但无特异性，提示有免疫功能紊乱，主要以体液免疫和细胞免疫功能降低为主。

四、治疗

支持疗法是MDS最基本的治疗措施，贫血严重者输血或少浆红细胞，感染时用相应的抗生素。造血干细胞移植是目前唯一可以根治MDS的治疗方法。

1. 造血干细胞移植　因造血干细胞移植唯一能使MDS治愈，如患儿一般情况好，应积极考虑作造血干细胞移植治疗，争取治愈。

大约50%的患者可以通过造血干细胞移植得到治愈，但不同的MDS亚型移植时机是不一样的，伴有幼稚细胞增多的MDS因为随时可能向白血病转化，且一旦转化成白血病治疗难度是很大的，所以应该尽早移植。不伴有幼稚细胞增高的MDS一般病情进展缓慢，有较长的稳定期，研究发现早移植与晚移植的疗效是没有差别的，所以一般不需要马上移植，只有当病情进展到反复输血依赖时才需要尽早移植。对于伴有-7染色体异常的MDS，因为其病情进展比较快，所以也应该尽早移植。

作为儿童MDS的特有亚型——JMML，造血干细胞移植前患者往往伴有明显肝脾大，对于巨大的脾脏是否移植前需要切脾有一定的争议，虽然切脾有助于植入、有助于减少血小板的输注，但来自欧洲EWOG-MDS 100例儿童JMML移植资料提示切脾并不能提高疗效，所以推荐移植前不必要切脾。

RAEBT 患者移植前是否需要化疗就有很大争议，临床实践中往往从两个方面可以帮助我们做出决定，第一我们可以看看这些患者有否非随机的染色体异常，如：t（8，21）或 inv16，如果伴有这样的染色体异常，即使幼稚细胞比例没有达到 30%，也已经是经典的 AML 了，也可以在严密观察下随访等待看幼稚细胞是否马上升高。第二就是看 RAEB、RAEBT 患者移植前化疗是否有助于提高疗效，来自欧美的研究并未发现这些患者在移植前接受化疗能提高疗效。因此目前一般认为伴有幼稚细胞增高的 MDS 患者不必要接受化疗，应该直接移植。

因为移植治疗是 MDS 患者获得治愈的唯一希望，其移植指针应该比任何类型的白血病还要强，所以一旦诊断明确，应积极寻找供体准备移植，为了防止病情变化，RAEB、RAEBT 患者不能花更多时间在选择供体上，即使是配型条件较差的非血缘相关供体甚至半相合供体都应积极考虑，以争取时间。

2. 化学治疗　如下所述。

（1）小剂量阿糖胞苷：剂量为 $10\sim20mg/m^2$，每日 $1\sim2$ 次，皮下注射 10d 至 10 个月，完全缓解者约 30%，部分缓解者约 30%，似乎延长存活期。

（2）小剂量三尖杉酯碱：$0.5\sim1.0mg$ 静滴，每日或隔日 1 次，$10\sim15$ 次为 1 个疗程，休息 $5\sim10d$，再接下 1 个疗程。不良反应是骨髓抑制。

（3）联合化疗：常用联合化疗方案有 HOAP、HA、VP–16＋Arc–C、COAP、DA 等。但联合化疗后骨髓抑制持续的时间比急性白血病化疗后骨髓抑制时间长，且不易恢复，病态造血也难以纠正，容易并发致死性的严重感染，故宜慎重。

3. 其他　包括免疫抑制药（环孢霉素、ATG）和 DNA 甲基化酶抑制药［5–氮杂胞苷（azacytidine，5AC）和地西他宾（decitabine，DAC）］，除有 ATG 治疗儿童 MDS 的小系列报道外，其他药物极少有用于儿童 MDS 的研究报道。全反式维 A 酸对 MDS 剂量为每日 $20\sim60mg/m^2$，1 个疗程 $1\sim9$ 个月。不良反应为皮肤黏膜干燥，ALT 增高，颅压增高等。

（邢　娜）

参考文献

[1] 苏林雁. 儿童神经医学. 长沙：湖南科学技术出版社，2014.

[2] 江载芳. 实用小儿呼吸病学. 北京：人民卫生出版社，2010：23－57.

[3] 吴希如，林庆. 小儿神经系统疾病基础与临床. 第2版. 北京：人民卫生出版社，2009：651－711.

[4] 叶鸿冒，虞人杰. 新生儿窒息复苏教材. 第6版. 北京：人民卫生出版社，2011.

[5] 许尤佳，罗笑容. 儿科专病中医临床诊治. 北京：人民卫生出版社，2013.

[6] 杨思源，陈树宝. 小儿心脏病学. 第4版. 北京：人民卫生出版社，2012：93－106.

[7] 洪庆成，王薇. 实用儿科新诊疗. 上海：上海交通大学出版社，2011.

[8] 中华医学会儿科学分会. 儿科心血管系统疾病诊疗规范. 北京：人民卫生出版社，2015.

[9] 中华医学会肠外肠内营养学分会儿科协作组. 中国儿科肠内肠外营养支持临床应用指南. 中华儿科杂志，2010，48（6）：436－441.

[10] 申昆玲，沈叙庄. 儿科学新进展. 北京：人民卫生出版社，2010.

[11] 中华医学会儿科学分会. 儿科呼吸系统疾病诊疗规范. 北京：人民卫生出版社，2015.

[12] 申昆玲. 儿科临床操作技能. 北京：人民卫生出版社，2016.

[13] 赵祥文. 儿科急诊医学. 第4版. 北京：人民卫生出版社，2015.

[14] 陈洁，许春娣，黄志华. 儿童胃肠肝胆胰疾病. 北京：中国医药科技出版社，2006.

[15] 黄红丽，沙卫红. 先天性肥厚性幽门狭窄的诊治进展. 中国消化内镜，2008（2）：33－36.

[16] 王小衡. 不容忽视的儿童血液病. 健康生活，2015（12）：18－20.

[17] 衣明纪. 维生素D对儿童骨骼外系统的作用. 中国实用儿科杂志，2015，30（12）：900－905.

[18] 李竹. 出生缺陷防治. 北京：科学出版社，2010.

[19] 丁媛慧，孙中厚. 维生素A缺乏与儿童感染性疾病. 中国儿童保健杂志，2016，24（1）：48－50.

[20] 杜文冉，王平，崔立华，等. 儿童佝偻病与微量元素的关系. 中国妇幼保健，2012，27（2）：231－233.

[21] 吴洁. 0～6岁儿童健康检查服务与管理. 江苏卫生事业管理，2015，26（1）：153－154.

[22] 中华医学会儿科学分会内分泌遗传代谢学组. 基因重组人生长激素儿科临床规范应用的建议. 中华儿科杂志，2013，51：426－432.

[23] 邵肖梅，叶鸿瑁，丘小汕. 实用新生儿学. 第4版. 北京：人民卫生出版社，2011：901－905.